中药
微生态学
ZHONGYAO
WEISHENGTAIXUE

主编◎严铸云

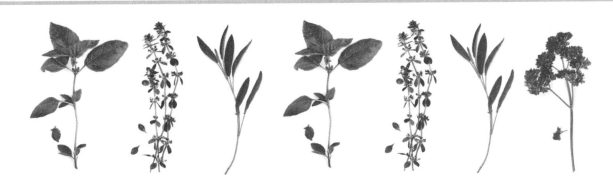

四川科学技术出版社

图书在版编目（CIP）数据

中药微生态学 / 严铸云主编. —— 成都：四川科学
技术出版社, 2023.12
ISBN 978-7-5727-1238-8

Ⅰ.①中… Ⅱ.①严… Ⅲ.①中药学 – 微生物生态学
Ⅳ.①R285.1

中国国家版本馆CIP数据核字(2023)第254638号

中药微生态学

主　　编　严铸云

出 品 人　程佳月
责任编辑　杜　宇
助理编辑　王天芳
封面设计　刘　伟
责任出版　欧晓春
出版发行　四川科学技术出版社
　　　　　成都市锦江区三色路238号　邮政编码　610023
　　　　　官方微博 http://weibo.com/sckjcbs
　　　　　官方微信公众号 sckjcbs
　　　　　传真 028-86361756
成品尺寸　185 mm × 260 mm
印　　张　18.25
字　　数　365 千
印　　刷　四川机投印务有限公司
版　　次　2023年12月第1版
印　　次　2024年1月第1次印刷
定　　价　65.00元

ISBN 978-7-5727-1238-8

邮购：成都市锦江区三色路238号新华之星A座25层　邮政编码：610023
电话：028-86361770

编委会名单

前　言

　　中药微生态学是近年发展起来的一门新兴学科。它是研究药用生物成药过程中正常微生物与微生物、正常微生物与药用生物体内环境、药用生物体与外界环境之间的相互关系，以及中药在发挥治疗和保健作用过程中的微生态关系，是具有细胞水平和分子水平的生命学科分支。由于其多学科交叉融合性十分明显，这给人们对中药微生态学的内容、地位、体系以及学科属性的认识带来了复杂性和艰巨性。

　　中药微生态学的建设依赖于完整的科学理论和知识体系的构建。尽管人体微生态学、植物微生态学和动物微生态学等学科已有 30 多年的发展历史，但中药微生态学是中药科学与它们交叉融合形成的新兴学科，在理论和知识体系上具有共同性和独立性。近 20 年来，药用生物成药的微生态关系以及中药发挥治疗和保健作用的微生态机制研究资料不断丰富，中药相关的微生态问题受到众多研究者的关注，这就迫切需要在中医药理论指导下，梳理中药科学中相关的微生态问题，构建其理论和知识体系。

　　在成都中医药大学的支持下，本书编委会组织一批从事科研、教学和临床药学的人员，系统地梳理了中药科学的微生态问题并编写了本书，一方面为了满足各高校、科研和医疗人员的需要，另一方面则为了反映国内外最新相关科技成果。我们在编写过程中特别注重系统性、科学性、先进性和实用性，力争使之能适应现代中医药发展的要求。本书理论新颖，内容简洁明了，重点突出，除适合高等医学院校中药学、药学、医学等专业使用外，也适合综合大学、师范院校等有关专业师生和科研人员、管理人员等参考。

　　本书在编写过程中，还得到西南特色中药资源国家重点实验室、成都大学和西南大学等单位，以及中药资源与开发专业建设经费的支持，在此一并表示衷心感谢。由于我们的水平有限，书中难免存在不足之处，诚望广大读者批评指正。

《中药微生态学》编委会

2022 年 2 月

目　录

第一章 绪 论

　　中医药理论认为天地是一个大宇宙，生命体是一个小宇宙，人和动植物是自然界的产物，生命现象是自然现象的一部分，只有同自然界的变化保持一致才能维持生命体健康、和谐、美好的常态关系，从而提出：人要顺应自然规律，主动地采取各种适应自然界变化的养生措施，以避邪防病、保健延衰的"天人合一"养生观；中药性效取决于地理、物种、生态环境和天地气运的"天药相应"性效观；中药性效是药用生物适应自然界变化的产物，采取这些产物可以纠正人体自身阴阳失调到阴平阳秘的"人药相应"用药观。这些有关生命现象的认识和思想与现代生命科学的认识不谋而合，生命是遗传与环境相互依存和相互制约的统一体，其发生发展与其生存环境（非生物环境和生物环境）密不可分。生命的本质是共栖（commensalism）和共生（symbiosis），生命发生瞬间就必须保持与环境的统一性，没有他种生命参与的生命不复存在，只有环境中的生命才是完整的生命。

第一节　中药微生态学的概念

一、生态学与微生态学

　　在地球生命演化过程中，生命与环境持续地相互塑造并融合成一个密不可分的整体，即生命是由细胞组织和各种微生物组成的一个生理共同体，也称全生物或超有机体或复合体。生命系统由分子、细胞、组织、器官、系统、个体、种群和群落、生态系统和生物圈等结构层次构成。自 1866 年德国生物学家恩斯特·海克尔（Ernst Haeckel）提出生态学（ecology）概念以来，其已发展成为具有 100 多个分支的庞大学科群。生态学是指研究生物与环境之间相互关系及其作用机制的学科，并将生物与环境的关系归纳为物质流、能量流和信息流。生态学研究关注点在个体以上层次，属宏观生态学范畴。而宏观生态学规律又必须通过微观生态学规律影响生命进程，驱动个体生命生存发展，使自然界的宏观整体得以延续。因此，宏观生态和微观生态相互依存，共同揭示生命活动的本质。

德国微生物学家沃尔克·鲁斯（Volker Rush）在 1977 年提出微生态学（microecology）并在 1985 年指出：微生态学是在细胞水平或分子水平的生态学，是研究人、动物、植物正常微生物群与其宿主相互关系的生命科学。康白教授认为微生态学是研究正常微生物群结构、功能以及与宿主关系的学科；何明清认为动物微生态学是研究正常微生物与微生物、正常微生物与动物体内环境、动物体与外界环境之间相互关系、多学科相互交叉的具有细胞水平和分子水平的生命学科分支；梅汝鸿认为植物微生态学是研究这些微生物的组成、功能、演替和它们之间的关系及其与宿主间相互关系的生命学科分支。我们认为生命协同演化过程包括分子、细胞、组织、器官、系统、个体和种群等层面，生物与环境在不同空间尺度上发生相互作用，微生物不仅参与着自然界物质循环，同样也参与着宿主生命个体的构成和生老病死过程。因此，微生态学是指研究微生物组驱动生命个体内部及其与环境之间的物质流、能量流和信息流相互交换规律，以及关联宿主生存和健康的学科。

随着科学技术的进步和认识生命本质的深化，微生态学和其他学科交叉融合，逐步形成系列分支学科，如医学微生态学、植物微生态学、动物微生态学、工业微生态学、农业微生态学，以及土壤微生态学、中药微生态学、药用植物微生态学等。

二、中药学与微生态学

中药学是指研究中药基本理论和临床应用，以保证中医临床用药安全、有效和有药可用的一门学科。研究对象是以药用生物为起点，人为终点。研究内容包括药用生物的成药规律，以及中药发挥治疗和保健作用的规律。然而，药用生物或人体都是自成一个生态系统的超有机体，个体的生老病死就是一个生态系统形成、演替和崩溃的过程。中医药理论有关"天人合一""天药相应"和"人药相应"的思想和认识，指出中医临床的实质是利用药用动植物个体生态系统的产物调整人体失衡，使生态系统重新回归生态平衡的过程。

在生命与环境相互塑造的过程中，人或其他生物都与环境融合形成具有个体或群体特征的微观生态系统。"天药相应"就是指特定环境塑造的个体微观生态系统决定中药的性效。动植物个体从发生开始就携带着母体的微生物，同时环境微生物也不断进出生物体并与宿主生物共同构成一个始终处于动态平衡中的生态系统，该系统中微生物组的组成、结构、功能和演替等变化调控着生物个体的生老病死。从药用动植物发生开始，直至其代谢产物进入和作用于人体的整个过程，都有微生物参与甚至是离不开微生物参与的过程。中药性效物质在药用生物体内形成和积累，以及它们在转递、转化和干预人体生理病理过程中，都存在微生物与植物（动物）的关系，微生物与微生物的关系，中药性效物质、微生物和人体机能的关系。这些生态关系是在中药发挥治疗和保健作用过程中客观存在的微观生态关系，由这些关系构成的有机联系就是中药微生态系统。而在这些微观生态关系中，中药微生态不同于人体微生态、植物微生态和动物微生态等仅关注宿主健康，而是更多关注中药性效物质形成、积累、转递、转化和作用的微观生态关系。

生物与环境微生物在长期协同演化过程中，形成的生态关系有共生、原始合作、共栖、寄生、竞争、附生、偏害共生和中性共生等。微生态系统中，表现有益的微生物约占15%，有害约占15%，中性约占70%，而"益"和"害"之间的界限是相对的并具有时空特性，没有一个绝对的界限。中药微生态研究更关注中药材产量和中药性效物质形成、积累、传递等。因此，中药微生态学是指研究中药性效物质形成、积累、传递、转化及其发挥治疗和保健作用的微观生态机制的学科。它是运用层次观和系统论的方法，研究药用全生物的组成、演化、功能以及与外环境之间的相互关系，属于细胞和分子层次的生态学。

三、中药微生态学研究的内容

中药微生态研究主要围绕中医临床用药安全、有效和有药可用的目标开展工作，研究内容包括中药性效物质形成、积累、传递的微生态机制，以及其转化、吸收和发挥治疗保健作用的微生态机制。主要有以下几方面相互交叉又互相联系的内容。

1. 揭示生物成药的微生态机制，保证中药安全有效

保障临床药物安全和有效是医药界长期孜孜不倦追求的目标。动植物药的安全性相对较高，但也出现过如马兜铃酸、龙胆泻肝丸、鱼腥草注射液等一系列涉及中药安全问题的事件，将中药安全问题推上了风口浪尖，引发上述事件的因素包括中药品种问题、药材炮制或煎煮不当、新剂型不成熟、用药不规范等方面。安全、有效是中医药走向世界和未来的必备条件，也是民众和医药界高度重视的问题。

中药中包括有效成分和内源性毒性成分，以及农药残留、真菌毒素和有害元素等外源性有害物质，它们都是药用生物或中药材微生态系统的产物，即宿主与微生物组之间、微生物与微生物之间相互作用和共同代谢的产物。因此，明确中药活性成分、毒性成分、农药残留和有害元素等与药用生物微生物组组成和功能的关系，以及中药材微生物组组成、功能同这些成分和真菌毒素的关系十分重要。在此基础上，通过人为干预药用生物或中药材微生态系统的微生物群落（microbial community）结构，就能实现保障中药材产量，保持活性成分含量，减少毒性成分、农药残留、真菌毒素和有害元素等的含量。要实现这一目标，首先要明确药用生物或中药材中微生物组调控中药有效性和安全性的机制，以及可利用的功能微生物群；其次是建立干预和调控的微生态工程技术。因此，运用中药微生态学的理论和知识，研究中药性效物质和有害物质产生的微生态关系，建立中药材栽培生产和储藏新技术和新方法，解决中药有效性和安全性问题，对中医药事业健康、持续发展有重要意义。

2. 重塑中药资源微生态环境，保障中医临床有药可用

保障临床有药可用是药物研究和生产的又一目标，在中药研究中尤为突出。在保证中药安全和有效的前提下，提高中药材产量一直是中药材种（养）植的重

要内容。随着中药材人工培育规模的不断扩大，种性退化、疾病频发和连作障碍等问题导致中药材产量和质量下降、重金属和农药残留超标等现象日趋严峻，不仅危害着中医临床安全性和有效性，也严重影响保障中医临床有药可用目标。中药在种植和生产中面临的上述诸多问题多源于环境微生态失调导致药用生物微生态失调，从而必须终结于微生态平衡。而解决这些微生态失调问题必须遵循生态学规律，运用生态学思想和方法，采用人工干预措施终结微生态失调，重塑中药资源生态环境的微生态平衡（microeubiosis）。

药用生物微生态失调的原因是其微生物组群落组成、功能等发生改变，通过有益功能菌群的回接，或施用功能菌群的有益物质（益生元）能重塑药用生物及其微生态环境的微生态平衡。例如，植物微生态系统中的丛枝菌根真菌（arbuscular mycorrhizal fungi，AMF）、内生菌（endophyte）和植物促生根际菌（plant growth promoting rhizobacteria，PGPR）能促进药用植物吸收水分、营养物质和生长发育；提高植物耐受非生物和生物胁迫，包括干旱、高温、重金属、盐分、营养亏缺或富营养等；增强抗病能力，以提高中药材产量；也能影响次生代谢产物的积累。若普遍采用增施化学肥料、农药和植物生长调节剂的方法，将导致上述问题愈演愈烈。

土壤微生态环境直接或间接影响药用生物微生态系统的组成、功能和演替，从而直接影响中药材的产量和质量。因此，明确环境微生物如何影响药用动植物微生物组，进而影响宿主营养吸收、物质代谢和生长发育，以及重金属、农药和其他污染物进入药用部位的过程，将肥料（或饲料）和土地持续高效利用，为实现中药材高效和安全生产提供新的线索和技术手段。运用中药微生态学的理论知识，研究土壤微生态环境、药用生物微生态系统组成和演替与中药材产量和质量相互关系，特别是土壤有益微生物是重塑中药资源生态环境，以解决由微生态系统失调引起系列问题的重要途径，从而建立中药材生产微生态环境恢复和重塑的新技术及新方法，在实现优质中药材持续高效生产、维持中医药事业持续发展等方面具有重要意义。

3.阐释中药作用的微生态机制，指导临床合理用药

人体自身基因组、人体共生微生物基因组与所处环境三者之间只有处于一个

动态平衡状态，才能维持人体的健康状态。人基因组大约编码 2.5 万个基因，肠道微生物在 1 000 种以上，它们能编码 100 多万个基因。肠道微生物组是控制人体健康的"人类第二基因组"。人肠道微生物不仅能通过调控能量代谢、异源物质代谢、肠黏膜上皮细胞修复、肠黏膜免疫激活、宿主行为等影响各项生理活动，并与肥胖、抑郁、糖尿病、癌症、肝代谢异常、慢性肝炎、肠易激综合征、心血管系统和神经系统等疾病存在明显联系。人肠道菌群还与进入胃肠道的药物发生相互作用，并影响这些物质的转化、吸收，进一步影响药物的生理活性和毒性。这也是除遗传因素外，肠道菌群可能是引起相同药物对不同人疗效不同的主要原因。

中药经口服后直接与消化道微生物接触，一方面肠道微生物代谢作用会将中药的化学组分转化成容易进入机体细胞组织的成分，或活性更强的成分，或毒性更强的成分，或无生理活性的成分；另一方面中药性效物质转移到消化道内会直接影响微生物的群落结构和种群结构，从而影响肠道微生物的功能。可见，中药、肠道微生物和机体健康之间存在复杂的生态关系，并直接或间接影响中药安全性和有效性。尽管，基于锁钥学说和诱导契合学说思路解释了中药作用的部分机制，但中药作用机制的黑箱问题还很多。因此，运用中药微生态学理论和知识，研究中药与消化道微生物相互作用，明确人肠道微生物组与中药发挥治疗和保健作用的关系，将有助于进一步揭示中药作用的机制，为实现安全、有效用药提供新线索和新技术手段，也能给疾病防治提供新的思路和方案。

第二节　中药微生态的发展简史

中药微生态学作为一门独立学科的时间较短，但有关中药微生态的理论与实践早已见于医药文献及其他学科，中医药界应用微生态知识和技术历史悠久，甚至早于微生物学，其发展历程大体可以划分成以下两个阶段。

一、启蒙时期

中医药理论在创立之时就融合了生态学思想，即人与自然同源、人与自然同构、人与自然同道的整体观，特别是天人合一、天药相应、人药相应等观点与现代生命科学的认识方法和规律不谋而合。中医药长期使用微生物发酵制剂等治疗疾病。例如，《黄帝内经》和《五十二病方》就记载有用酒、醴治病，《神农本草经》记载有夜明砂、燕屎、鸡屎白等的医疗用途，汉代用神曲治疗消化不良。

中医将肠道菌群的作用归于脾经和胃经的功能，它们是后天之本，气血生化之源。直到20世纪50年代，人肠道菌群和功能才得以被生物学家认识并提出菌群失调学说和生物夺氧学说。例如，魏曦在1950年指出：如果肠道菌群中有益菌减少，有害菌相对增加，肠道内环境被破坏，正常菌群和宿主间的相对平衡被破坏，对宿主产生有害作用，就是菌群失调，应利用宿主体内正常有益菌群的优势，来调整菌群失调，恢复平衡，以实现防治疾病的目的。康白在1981年提出利用非致病性需氧微生物（如蜡样芽孢杆菌等）暂时定植在肠道内，降低局部环境氧浓度，营造适合正常肠道内优势菌群——厌氧菌生长的微环境，最终恢复正常的微生态平衡，从此开始了人体和家畜益生菌制剂的开发、利用的实践和理论研究。

二、发展时期

在20世纪80年代，人和动物的现代微生态制剂得到迅速发展。例如，日本就有26种微生态制剂用于医疗与保健，韩国、法国、美国、英国、德国、意大利等国家也有多种微生态制剂投放市场。同期中国研制出能纠正微生态失调，调节微生态平衡，发挥治疗、预防、保健作用的微生态制剂。例如，促菌生菌剂（如蜡样芽孢杆菌等），酪酸梭菌二联活菌散（酪酸梭状芽孢杆菌、婴儿型双歧杆菌），双歧杆菌三联活菌散（长型双歧杆菌、嗜乳杆菌、粪肠球菌）、酪酸梭菌肠球菌三联活菌片（酪酸梭菌、糖化菌和乳酸菌）等相继投放市场；在养殖业中也研制出多种动物微生态制剂并相继投放市场，如NY10制剂（无致病性大肠杆菌和乳酸杆菌）用于预防仔猪黄痢，SY30（产大肠菌素而不产肠毒素的大肠杆菌）用于预防未吃初奶新生仔猪的仔猪黄痢。

随着对人肠道、口腔、阴道等微生态组成和功能的认识逐步深化，21世纪开始出现分析中医阴阳学说、天人相应整体观、正邪学说理论以及藏象学说与人体微生态之间的相关性。人们开始关注肠道菌群与中药作用机制的关系,并证实肠道微生物能将多种中药活性成分转化成活性更强的产物,延缓有效成分代谢排泄时间,减轻复方中毒性药物的毒性等。例如,黄酮类化合物经肠道微生物降解产生的脱氨基酪氨酸(DAT),虽不能直接杀死流行性感冒(简称流感)病毒,但却是开启机体免疫保护和增强抗病毒免疫反应的关键组分。补益药能提高肠道有益微生物种群数量和改善肠道微态功能,如党参、四君子汤、补中益气汤等能增加肠道乳酸杆菌、双歧杆菌、枯草芽孢杆菌的数量,减少肠球菌数量;香砂六君子汤、四君子汤能改善肠道微生态功能,提高机体免疫力。从此,中药作用的微生态机制研究进入快速发展时期。

药用植物与共存微生物的关系研究,直至 20 世纪 60 年代建立了 AMF 研究中"盆钵培养法"和"湿筛倾析法"等方法才使 AMF 的研究和应用得到快速发展,AMF 接种剂开始应用到园艺植物、农作物和药用植物栽培的生产实践中。20 世纪 80 年代,PGPR 的研究得到广泛关注,从中研发出用于栽培生产的抗生菌剂、磷细菌剂和钾细菌剂等,21 世纪出现了集造肥、促生、抗病、抗逆、改良土壤等多种功能于一体的微生物菌剂。目前应用最广泛的是根瘤菌(rhizobium,BNL)剂、AMF 接种剂,其次是抗生菌肥料和固氮菌剂,以及由多种有益微生物组成的复合菌肥;围绕药用植物连作障碍问题,研发出人参、三七、丹参、黄连等多种植物的微生物肥料,用于缓解栽培生产中的连作障碍问题。药用植物共存微生物与中药材产量和活性成分积累的研究逐步增多,药用植物微生态的问题得到广泛关注。

总之,中医药界从 21 世纪初开始关注微生物在中药性效物质形成、积累、传递、转化及其治疗和保健作用的研究,应用微生态学的理论和技术解释中医药相关问题的研究也得到迅速发展。随着中医药相关微生态研究的不断深入和积累,特别在中药生态生产技术,制定微生态治疗和保健策略,阐释中药作用微生态机制等方面的客观需求,将进一步推动中药微生态学的发展并逐步走向成熟。

第三节 中药微生态学的性质及其相关学科

中药微生态学是中医药学与现代生命科学发展过程中相互融合诞生的边缘学科。从发现微生物（1676年）到现在，有关中药微生态的信息大部分分散在边缘学科内，如人体微生态学、动物微生态学、植物生态学、根际生态学、微生物学、悉生生物学、微生物生态学、植物微生物学、土壤微生物学、动物营养学、传染病学、组织胚胎学、环境微生物学和中医药古籍等文献中。但中药微生态学有其自身的理论、方法和研究领域，它不仅需要综合本草学、中药学、生态学、微生态学、分子生态学等学科的知识，而且还与系统论、控制论、信息论等知识有着密切的关系。

一、中药微生态学的性质

中药微生态学是中药科学体系中的一门基础和应用学科，主要研究药用生物成药及其作用于人体的微生态机制。它关注用生态学观点认识药用动植物成药和中药作用于人体的生态机制问题，并为其他学科的发展提供微生态学相关的信息。同时，中药微生态学又是中药学庞大学科体系中一个融合生态学、医药学、生物学为一体的交叉边缘学科，解决其他学科不能解决的问题，内容独特又相对单一，是中医药科学和生态科学间一个独立领域。尽管，中药微生态研究的内容涉及面宽广而复杂，但保证临床用药安全、有效和有药可用是其永恒的研究主题。随着科学技术的发展，有关生命科学的新理论和新技术不断引入，将促进中药微生态学理论和应用研究的不断发展与深化。

二、中药微生态学的近缘学科

中药微生态学研究的理论方法和技术涉及中医药学、生态学、微生物学、生理学、生物化学、分子生物学等学科，与之有着密切联系的近缘学科主要有以下几种。

1. 生态学

生态学是研究生物与环境（生物的和非生物的）之间相互关系及其作用机制的学科。由于生态学研究的生命层次、生物对象、环境和生命过程等不同，以及同其他学科的结合，从而形成了分支繁多的学科体系。从这个概念上讲，中药微生态学应包括在生态学范畴内，其研究的生命层次主要是个体、细胞和分子（图1-1），研究对象是人、药用动植物及其环境相互作用的生命过程，涉及中医药学和生理学、生物化学等医学生命学科的内容。因此，中药微生态学的特性大于生态学的共性，而从生态学分化出是必然的发展规律。中药微生态学尤其与人体微生态学、动植物微生态学等的关系最密切。人体、动植物微生态学主要研究宿主与其正常微生物群的结构和功能间的关系，以及对宏生物的生理作用、生态平衡、生态失调和生态调整等。而中药微生态学侧重于研究微生态系统组成和结构对中药性效物质的影响，以及中药与人体微生态系统的互作机制。它们均属微观生态学范畴，理论基础相似，但侧重点等都不同。

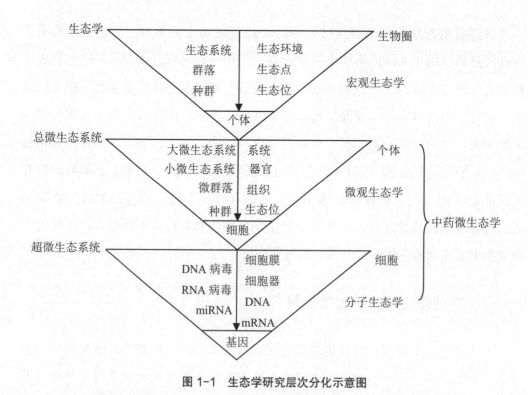

图 1-1　生态学研究层次分化示意图

2. 微生物生态学

微生物生态学（microbial ecology）是研究微生物群体（微生物区系或正常菌群）与其周围的生物和非生物环境之间相互关系的一门学科。这是按生物类型分出的生态学分支，研究的对象是微生物与外环境（生物和非生物）的关系，特别注意与非生命环境如大气、水和土壤的关系。尽管中药微生态学属宿主的微生态学也涉及微生物与人、动物或植物的关系，但二者解决的问题和研究目标、理论等都有所不同。

3. 土壤或环境微生物学

土壤微生物学和环境微生物学属应用微生物学，主要是利用有益微生物降解农药、处理污水、净化环境；或利用土壤有益微生物加速有机肥的分解或土壤改良等。它们通常不研究微生物与宿主的直接关系。而中药微生态学是以宿主为中心，研究微生物对人、动物或植物的有益或有害的生态关系，它们的研究目标和理论等不尽相同。

4. 病原微生物学

病原微生物学主要研究病原微生物的分离、培养、鉴定，以及它们对人、动物、植物的毒力、致病性及其防治等。而中药微生态学侧重于生态关系，主要研究生物个体生态系统中微生物的群落和种群组成与药用生物成药的关系，以及中药对人生态系统的调整等。

5. 中药药理学

中药药理学主要研究中药和机体相互作用规律及其作用机制，包括中药活性成分的药效动力学和药代动力学两个方面，也涉及中药对病原微生物的作用。而中药微生态学侧重于微观生态问题，主要研究中药与人肠道微生物间的相互作用，以及这些作用对中药发挥治疗和保健功能的影响。

三、中药微生态学与其他生命科学的关系

中药微生态研究中常要采用微生物学、生理学、悉生生物学、生物化学、分子生物学、遗传学、生物工程学等的相关技术和方法，而使这些生命科学产生密切联系。中药微生态学侧重研究中药性效物质形成、积累、传递、转化及其治疗和保健作用的微观生态机制，研究涉及宏生物与微生物之间的生理、代谢功能上的关系，也会研究病原微生物在宏生物生态失调和生态平衡中扮演的角色，以及由此影响宿主生理、生物化学、生长发育、营养利用和中药性效物质代谢等的情况。

【进一步阅读文献】

[1] SIVAN A, CORRALES L, HUBERT N, et al. Commensal Bifidobacterium promotes antitumor immunity and facilitates anti-PD-L1 efficacy[J]. Science, 2015, 350 (6264): 1084-1089.

[2] KOREM T, ZEEVI D, SUEZ J, et al.Growth dynamics of gut microbiota in health and disease inferred from single metagenomic samples[J]. Science, 2015, 349 (6252): 1101-1106.

[3] LI H, ZHOU M, ZHAO A, et al. Traditional Chinese medicine: balancing the gut ecosystem[J]. Phytotherapy Research, 2009, 23 (9): 1332-1335.

[4] LU Y M, XIE J J, PENG C G, et al. Enhancing Clinical Efficacy through the Gut Microbiota: A New Field of Traditional Chinese Medicine[J]. Engineering, 2018, 5 (1): 40-49.

[5] LIU H, ZHENG J, LAI H C, et al. Microbiome technology empowers the development of traditional Chinese medicine[J]. 中国科学: 生命科学 (英文版), 2020, 63 (11): 1759-1761.

[6] ZHANG R, XI G, BAI H, et al.Traditional Chinese Medicine and gut microbiome: Their respective and concert effects on healthcare[J].Frontiers in Pharmacology, 2020, 22 (11): 538.

[7] ZHANG X P, YANG Y N, ZHANG F, et al. Traditional Chinese medicines differentially modulate the gut microbiota based on their nature (Yao-Xing)[J]. Phytomedicine, 2021, 85: 153496.

【思考与探索】

1. 中药微生态研究对中医药发展有何意义？

2. 中药外源性污染有哪些？目前有何解决问题的措施？

3. 中药微生态研究对绿色中药材生产有何意义？

第二章　中药微生态学基础

　　人类防治自身疾病和动植物病虫害的过程，历经从祈天求神到科学防治的漫长过程，通过生物学、物理学和化学等方法的探索，并逐步学会利用自然规律和科学方法来解决所面临的问题。20 世纪以来，化学合成药物不断涌现和应用，各种动植物新兴抗性品种不断选育成功，在人类疾病和动植物病害防治中取得了丰硕的成就。然而，旧的问题解决后，新的问题又相继产生。长期大量使用广谱、高效杀菌剂也导致耐药菌株和病虫的出现。由于忽视了生态平衡关系，也影响了整个生态系统的演化进程，造成了顾此失彼的局面。

　　生命个体是由微生物及其宿主构成的生态系统，这些微生物与宿主的生老病死息息相关。而中医药学从一开始就将生态学思想融入医药学体系之中，从生态学观点认识中药性效形成和疾病防治的关系。例如，汉代张仲景《伤寒杂病论》中的方剂和药物在现今中医临床中仍然有效，没有出现耐药情形。因此有必要重新用生态学观点审视中医药理论中"天人合一""天药相应"和"人药相应"的思想和方法，阐释中药品质形成和治疗机制中涉及的微生态问题，实现中药品质控制科学化和资源可持续利用。

第一节　微生态环境

　　生态环境常是生态空间的同义词，微生态学的基本原理和术语与宏观生态学基本相同，但研究层次、内容和侧重点各不相同，从而微生态环境的内涵和外延也有所不同。宏观生态学通常以地球以下、个体以上各层次为研究对象，生态环境主要由太阳辐射、空气、水、岩层、土壤、海拔、地形、地貌等因素构成。微生态学则以个体以下为研究对象，生态环境常包括个体、系统、器官、组织和细胞等，甚至还包括原生质体、细胞器、质粒、基因等各个层次。

环境中影响有机体的各种环境条件称生态因子，常分成生命因子和非生命因子。微生态环境中的生命因子主要包括病毒、细菌、放线菌、支原体、衣原体、螺旋体、古细菌、真菌及原生动物等；非生命因子包括微生物及其宿主的代谢产物［初生代谢产物、次生代谢产物和非编码 RNA（ncRNA）等］和细胞崩解物，以及微环境的温度、生物化学与生物物理学特性、营养、水分、气体、酸碱度（pH 值）及氧化还原电势（Eh）等条件。这些生命因子和非生命因子共同构成微生物群的外环境，各种因子间相互联系和相互影响，并与各自相应层次的微生物综合构成生物与环境统一的联合体。这种联系是生物在长期进化过程中形成且不可分割的宿主生物体与微生态空间。

正常微生物群以宿主为环境，而宿主又以其所处宏观环境为外环境，宏观生态因子常通过影响宿主而间接影响正常微生物群。因此，宿主是正常微生物群的直接环境，而宿主所处的外环境是其间接环境，也说明微生态环境更为复杂。

一、微生态环境的层次

微生态环境的层次与中药相关的生态层次相联系，一定生态层次有一定生态空间，而一定微生态空间必有相应的微生物占据。生物体与生态空间是长期进化过程中形成的不可分割的统一体，而使微生态环境这种统一体联系更加紧密。例如，大肠杆菌在人或动物肠道（生态空间）内生存良好，但在动物所处的外界环境内或侵入动物体其他部位则很快就会死亡。尽管中药微生态研究的对象包括宏生物和中药材，但根据各微生态环境中生命因子和非生命因子的不同，微生态空间常分为 5 个层次。

1. 宿主个体

宿主个体（host individual）及其所携带的微生物群是微生态研究中最大的微生态系统，也称总微生态系统或个体微生态系统。宿主个体是最大的生态空间，常包括许多亚结构。例如，动物有不同系统、器官、组织等；植物有根、茎、叶、花、果实、种子等器官，以及木质部、韧皮部、薄壁组织等不同组织。尽管，这些亚结构存在生态学上的差异，但它们仅是个体生态空间的内部结构，共同构成个体整体的生态空间。

2. 生态区

宿主个体存在许多性质相异的亚结构系统，称生态区（ecotope）。生态区的上一层次是宿主个体，下一层次是生境。例如，植物包括根、茎、叶、花、果实、种子等器官，以及木质部、韧皮部、薄壁组织等不同组织；动物有不同系统、器官、组织等。这些亚结构整体上具有统一性，但各系统又有复杂的内部结构，这些内部结构中定居的微生物种类和数量各不相同，不同物种和不同部位也有较大的区别。从解剖结构来看，生态区是一个含有许多不同性质微生物定居的生态环境，也是一个含多种生态系的大微生态系统。通常宿主的解剖系统、组织和局部都可称生态区。例如，若将植物的根系划为一个生态区，其亚结构又可分成根尖、根组织和侧根等，而这些结构又有下一级结构，如根尖还可进一步划分成根冠、分生区、伸长区、成熟区等。若将动物消化道划为一个生态区，其亚结构可分成口腔、胃、十二指肠、空肠、回肠、回盲部、结肠和直肠等；而反刍动物的胃又有瘤胃、网胃、瓣胃和皱胃（又称真胃）之分。可见，生态区的概念具有相对性，其范围取决于微环境的生物化学和生物物理学特性，以及定居的微生物种类和数量等因素。

3. 生境

生境（habitat）是指物种或物种群体赖以生存的生态环境，又称栖境、栖息地或生长地。生境是一个相对的概念，它包括物理、化学和生物等各方面，生物适应环境的同时又在改造环境。微生态中的生境不同宏观生态的生境，微生态的生境具有特异性，同一生境对一些微生物是原籍生境（autochthonous habitat），而相对其他微生物就是外籍生境（allochthonous habitat）。例如，豆科植物根瘤是BNL的原籍生境，又是欧文氏菌的外籍生境；动物肠道是大肠杆菌的原籍生境，又是唾液链球菌的外籍生境；口腔是唾液链球菌的原籍生境，又是大肠杆菌的外籍生境。

4. 生态点

生态点（ecosite）是生境的亚结构，又称微群落生境，也是微生态环境的第四个层次单位。生态点是依据同一空间单位出现的、适应其非生物环境的微生物群进行划分。正常情况下，微生物在特定宏生物的分布格局具有特异性，在异常情况下才遭到破坏。生态点也是相对的概念，可以是肉眼可区分的空间环境，也可以是显微镜和电子显微镜下才能观察到的空间环境。例如，植物的维管束是一个生境，而根部的维管束、茎基部的维管束和茎顶端的维管束等不同区段就是不同的生态点；叶面是一个生境，则叶尖、叶脉和叶缘部位可划分成不同的生态点。若动物回肠肠黏膜是一个生境，则回肠上、回肠下和回肠末段可划分成不同的生态点，而同一肠段黏膜嵴部与黏膜皱褶底部又可划分成不同的生态点；在显微镜和电子显微镜下，正常肠黏膜的 Lieberkuhn 隐窝底部与肠绒毛顶部都有特异的微生物分布和定位，又可进一步划分成不同的生态点。

5. 生态位

生态位（ecological niche）是微生态环境的第五个层次单位，指微生物每个个体在种群或种群在群落中的时空位置及功能关系，又称生态龛。它是生物与环境统一体的层次，描述微生态系统中每种微生物生存所必需的生境最小阈值，生境仅是生态位的一部分。生态位具有极其复杂的生物物理学、生物化学和生物学结构，特别是多种微生物构成的生态位更加复杂。生态位内仅有一个因素决定物种生存时，称一维生态位（单维生态位），有两个因素时是二维生态位，有三个因素时是三维生态位，有多个因素时就是多维生态位。微生态学中的生态位通常都是多维生态位，这就决定微生态研究中生态位的复杂性。目前主要利用显微镜或电子显微镜观察和判定或评价生态位的意义。

生态位内没有任何竞争情况下，能被一种微生物利用的整组资源称原始生态位或基础生态位（fundamental niche）；存在种间竞争时，一种微生物仅能占据的部分资源称现实生态位或实际生态位（realized niche）。在生态位内微生物种类越丰富，竞争种类就越多，每个物种占有的实际生态位就越小；在同一微群落生境中，生态位相异物种可共存，相似物种则产生强烈竞争，完全相同的物种不能共存。

二、宏观生态环境、微生态环境、超微生态环境三者的关系

生物体的环境可分成宏观生态环境、微生态环境和超微生态环境。通常将生物个体以上的环境称为宏观生态环境，个体以下、细胞膜以上的环境称为微生态环境，细胞膜以内则称为超微生态环境或分子生态环境，三者的关系如图2-1所示。

宏观生态环境、微生态环境和超微生态环境都是一个完整的生态系统环境，宏观生态环境属个体的外环境。在中药微生态环境中，包含物理、化学、生物及组织结构方面的因素，这些就是中药微生态中微观环境研究的主要内容。

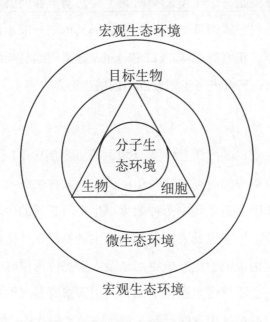

图2-1　中药生态环境的不同层次

三、微生态环境和分子生态环境

微生态环境主要包括物理、化学、生物及组织结构这四个方面的因素。微生态环境处于宏观生态环境与分子生态环境之间，连接宏观与分子环境，它们之间又内外交叉，相互渗透。微生态环境可看作一个具有独立地位和作用的生态环境。微生态环境中的目标生物与其生存环境中的其他生物、物理、化学、结构等

处于一种动态平衡之中，而影响这种平衡的因素主要是这四个方面。目标生物同其生态环境中的其他生物存在共生、中立、共栖、互生、助生、竞争、偏生、寄生、吞噬等复杂的相互关系。物理因素主要指温度、湿度，通常温度和湿度因素影响微环境而使目标生物个体内环境条件发生变化，或有利于病原微生物生长繁殖，使病害严重发生造成损失；或不利于病原微生物的生长繁殖，使宏生物免于发生严重病害或发病程度降低。因此调节物理因素来防治和减轻病害是药用生物病害防治的一个重要措施。化学因素内容较多，既有营养源及营养转化和协调方面的因素，也有生长刺激素、毒素及各种抑制物质的作用。目标生物个体的组织解剖结构也影响微生态环境，如茶叶施用增益生菌后，叶片的栅栏组织、海绵组织的细胞的排列层数、细胞形状、排列紧密度都发生一系列变化，从而改变了茶叶的品质。

分子生态环境主要包括细胞器、核酸、基因、蛋白质、小分子物质、矿质元素等，它也可视为一个具有独立地位和作用的生态环境。分子生态环境中细胞器的结构和功能、原生质构成的各种物质之间处于动态平衡中，影响该平衡的因素主要是各种小分子物质。分子生态环境中各组分间分子网络相互作用的生理平衡状态和病理失衡状态直接影响相关细胞的功能，改变目标生物个体内环境，进而影响生物体构成元件与其相关细胞之间的相互关系，从而阐明全生物的生物元件和功能的分子环境和环境分子的网络相互机制和原理，有助于在分子层次找到各种生态现象和问题的统一性和普适规律，提出维持生理平衡和防止病理失衡的措施和方法。

第二节　微生态组织

生命系统的结构层次是细胞→组织→器官→系统→个体→种群和群落→生态系统→生物圈，宏生物个体以上属宏观生态，以下属微观生态。微生态组织是指超有机体的组织结构，常分为总微生态系统（whole microecosystem）、大微生态系统（inegrated micropopulation）、小微生态系统（micro-ecosystem）、微群落

（microcommunity）和微种群（micropopulation）等 5 个层次。

一、微生态组织与空间的统一性

微生态组织的不同层次必须与相应微生态空间层次相结合，微生态组织与微生态空间的统一性见图 2-2，不同的生态层次之间按阶梯循序相联系。

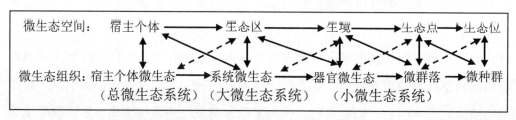

注：◀━━▶ 示必然联系，◀┈┈┈▶ 示偶然联系。

图 2-2 微生态组织与微生态空间的统一性

二、中药微生态系统

微生态系统是微生态研究中一个主要结构和功能单位，依据中药微生态研究的对象不同，中药微生态系统常主要包括药用植物微生态系统、药用动物微生态系统、中药材微生态系统和人体肠道微生态系统等；按照各系统覆盖面和特点，又可分成总微生态系统、大微生态系统、小微生态系统等。它们都是在一定结构空间内，正常微生物群以其宿主组织和细胞及其代谢产物为环境，在长期进化过程中形成并能独立进行物质、能量、信息和基因交流统一的生物系统。

1.依据研究对象划分

中药性效的物质基础是药用生物微生态系统的产物，其微生态系统组成、结构和功能不仅影响药用动植物的代谢、生长和发育，同时也影响中药材的产量和中药性效物质的产生和积累，即中药材产量和质量依赖于药用生物微生态系统的组成、结构和功能。中药材微生态系统组成、结构和功能关系着中药性效物质的保质和传递、微生物代谢毒性物质的产生，影响中药的有效性和安全性。人体肠道微生物群落结构直接影响中药性效物质的转化、吸收和代谢；中药通过影响人肠道微生物群，从而改善人体生理病理的生态关系。因此，中药微生态研究中，各种生态系统的结构和功能不相同，关注点也不相同。

（1）药用植物微生态系统：是指植物个体及其携带的所有微生物的统一体。太阳辐射是主要能量，二氧化碳（CO_2）和土壤元素是主要物质输入，环境各种胁迫产生信号输入。药用植物微生态系统中微生物迁入和迁出以及群落结构干预着植物的生长发育和代谢。药用植物的许多病虫害，如根病、叶病，苗期病害、成株期病害和储藏期病害等都与微生态系统失调或菌群失调相关。因此，药用植物微生态研究除关注影响宿主植物养分吸收、生长发育和抗性相关的微生物群外，还要重点关注影响中药材产量和质量形成的微生物群，即药用植物微生态系统的效益体现在中药材的高产和优质优效方面。

（2）药用动物微生态系统：是指动物个体及其携带的所有微生物的统一体。系统的物质和能量输入主要是食物中的有机物。环境微生物和物质输入影响肠道微生物的迁入和迁出，引起消化道微生物群落结构的变化，从而影响营养物的吸收、代谢和机体抗病，进而影响动物的生长发育和代谢。药用动物的很多疾病，如消化不良、肠炎等都是由于存在不同程度的肠道微生态系统失衡或菌群失调。因此，药用动物微生态研究除关注影响宿主动物营养物质消化、吸收、生长发育和抗性相关的微生物群外，也要重点关注影响中药材产量和质量形成的微生物群。

（3）中药材微生态系统：是指中药材及其携带的所有微生物的统一体。生态关系是微生物之间及其与环境（温度、湿度、含氧量和中药材物质组成等）之间的关系，环境温度、湿度是驱动微生物群落结构变化的主导因子；生物群落结构的变化引起中药材有效性的改变，也可能导致中药材微生物产生的毒性物质增加。因此，中药材微生态研究重点关注系统中产生毒素的微生物群，以及引起中药性效物质变化的微生物群。

（4）人体肠道微生态系统：人体微生态系统与药用动物微生态系统相似。人体肠道微生态研究重点关注人肠道微生物群落与中药性效物质的互作关系，以及其引起的中药性效物质转化、吸收、代谢和功能微生物群的变化。

2. 按系统覆盖面划分

根据中药微生态研究中各系统覆盖面和特点，可划分为三个层次。

（1）总微生态系统：是指药用宏生物个体或中药材携带的全部微生物群共同组成的微生态系统，它相当于生物圈或全球生物系统，也是微生态研究的最高微生态系统层次。

（2）大微生态系统：又称综合微生态系统，它属于总微生态系统的亚结构，并与相应微生态空间中的生态区层次相结合，它不是单一的微生态系统，而包括许多个微生态系。例如，植物的根系微生态系统、叶际微生态系统等属大微生态系统，而根系人微生态系统又包括主根、侧根、根毛等几个微生态系统。动物的消化道大微生态系统、呼吸道大微生态系统、泌尿道大微生态系统等，它们都各自包括多个微生态系统。

（3）小微生态系统：是大微生态系统的亚结构，理论上属单一的微生态系统。例如，植物的主根、侧根、根毛等常视为单一的微生态系统；动物口腔、胃、十二指肠、直肠等也常视为单一微生态系统。同样，小微生态系统也存在下一级结构，可以根据不同的研究目标进一步划分。

三、微群落

群落（community）是指相同时间聚集在同一区域或环境内各种生物种群的集合，它由系统发育和个体发育都处于不同水平的各种生物有机体组成，它们彼此之间相互依存、相互斗争而有序协调地生活在一起，构成特有的静态结构与功能，以及动态演替与发展。微群落是特定微生态系统的亚结构，具有特定的空间位置（生境）、特殊的结构和功能，能保持一定的独立性，但又与其他生态系统发生联系；微群落的亚单位是微种群。例如，动物肠道的空肠、回肠、回盲部和结肠等微生态系统的正常微生物群，尽管经常发生密切联系，但彼此都又保持着各自的独立性。又如，植物根际和根内的正常微生物群，经常发生密切联系，但它们彼此都保持着各自的独立性。

微群落间的相似性与环境梯度和环境连续性密切相关，空间环境愈接近，微群落愈相似，反之亦然。例如，人牙齿的微群落与舌的微群落差异较大，尽管舌各个部位的微群落不等同，但相似性更高；植株根部和茎的正常内生真菌菌群，较根部和叶之间的相似性高。微群落不仅存在器官、组织间的差异性，细胞间也有差异。例如，酵母菌与小鼠胃分泌区的壁细胞有亲和性，而乳酸杆菌则与非分泌区的鳞状上皮细胞有亲和性。微群落与生态空间关系受生态遗传规律支配，并在结构和功能上具有显著的特点。

1. 微群落结构

微群落结构（microcommunity structure）是指一个由物质、能量和信息联系起来的整体，包括空间结构、时间组配和种类结构。它仅是系统的生物部分，常用定性定量和分布特征描述微群落结构。

（1）微群落的定性：又称微群落丰度，即指特定微群落内含有微种群的数量。微种群数量越多，丰度越大，多样性越高，微群落的稳定性（stability）越高。稳定性是指微群落在一段时间内维持微种群间数量正常关系的能力，即在受干扰情况下恢复到原来平衡状态，维持微群落结构、功能及时间过程的稳定性及抗变的能力。微群落所含微种群数量越多，就意味着物质、能量和信息交流的途径越多。当某一条途径受到干扰时，其他途径就可以替代，即微群落就有一个能缓冲环境变化和微群落内部种群变化波动的反馈系统。例如，动物肠道内存在需氧菌、兼性厌氧菌与专性厌氧菌，其中兼性厌氧菌在氧分压波动时就起到很大的缓冲作用，在有氧或无氧条件下均能发挥生态作用。人和动物肠道各部位微群落中，以回盲与结肠多样性最高，常超过 1 000 个微种群，内容物中活菌体达 10^{11} CFU/g，该部位微群落稳定性也较高。在动物体内生理发生较大变化或使用抗生素时，该部位菌群多样性就会降低，微群落稳定性也会随之降低。植物体内正常菌群多样性丰富，常不会引起植株发病，如健康丹参根中有青霉属、镰刀菌属、枝顶孢属菌、拟青霉属和粉红粘帚霉等真菌，但单独回接试管苗，约 50% 的真菌会引起植株根部腐烂。说明当植物体内微生物群落多样性遭到破坏时，发生微生态平衡失调，植物就会发病。

（2）微群落的定量：包括总菌数和活菌数。总菌数是指一定生境内（重量或面积）所有可见的菌体数，该数值可反映生物量（biomass）和粗略的定量结果。在测定样品总菌数（CFU/g）的同时，还可测革兰阳性球菌、杆菌和革兰阴性球菌和杆菌、相对数值（%）。活菌数也是表征微群落中各微种群的数量指标，在定性的同时即可测出。总菌数测定是核实活菌数的参值，若活菌数超过总菌数提示测定方法有误，而与总菌数差别太大则说明测定活菌数的方法有缺陷。在正常情况下，各微种群的数量指标是长期历史进化过程中形成的生态学结构，不同种属、同种属不同解剖部位均构成独特的自身结构，而数量指标也是评价生态平衡与生态失调的重要指标。

（3）微群落分布特征：常用于描述微群落的空间结构。每个微群落都占据一定面积和体积的生境，每个种群又有各自特定的生态位，以及存在分层分布现象。无论在动物皮肤、黏膜，还是在植物根际、叶际，正常微生物群都有分层分布现象，即纵向分布。例如，在动物肠道和呼吸道黏膜，上层常常是需氧菌，中层是兼性厌氧菌，下层是专性厌氧菌；植物根际的外层是需氧菌，中层是兼性厌氧菌，内层则是专性厌氧菌多一些。微种群的分层分布不仅增大了单位面积上容纳的微生物数量，还使它们能多方面、更完全地利用环境条件，极大减弱它们之间竞争的强度，有利于正常微生物群的互助与相互制约，也有利于保持生态平衡。

微群落的物种组成在时间上也表现出分化和相互补充，即时间组配。在某一时间段，具有不同温度和营养需要的菌种组合在一起，从而实现微群落功能和宏生物生理、代谢和生长发育的匹配性。例如，1 周龄仔猪肠道内以乳酸杆菌、链球菌等菌群占绝对优势，断奶后小肠中乳酸杆菌数量减少到原来的 1%，而大肠杆菌则增加 50 倍。水稻各生长发育阶段，根系益生菌微种群明显不同。

2. 微群落功能

微群落功能（microcommunity function）是指微群落维持宏生物的正常生长发育的功能，主要体现在"三流"运转、生物拮抗和免疫刺激等三方面。

（1）"三流"运转：是指微生态系统中微生物之间、微生物与宏生物之间保持着物质流、能量流和信息流的运转关系。能源运转是指个体微生态系统中微生物之间、微生物与其宿主之间保持着能源交换和运转的关系。正常微生物群生存、生长繁殖所需的物质和能量均依赖于宿主生物，通过降解与合成进行物质交换，细胞裂解物与胞外分泌物可为微生物所利用，而微生物产生的酶、维生素、刺激素以及微生物细胞成分也会被宿主细胞所利用。例如，电子显微镜下可见，动物肠上皮细胞的微绒毛（microvilli）与细胞壁的菌毛（pili）极贴近，并见有物质交换现象；植物根瘤或菌根中宿主组织和微生物细胞融为一体，其间具有明显的物质和能量交换。在微生物之间（种间、属间）广泛存在基因和信息交换，如耐性因子（R因子）、产毒因子、菌毛等与正常微生物之间进行物质传递密切相关；微生物也可产生宿主生长发育所需的激素，刺激宿主生长繁殖。同时宿主与正常微生物群之间还存在miRNA传递，彼此互相干预对方的代谢活动，也存在功能基因的互相传递。

（2）生物拮抗：正常微生物群之间存在拮抗与互助是微群落自稳的重要机制。生物拮抗可抵御外袭菌入侵，增强了宿主的抗病性。例如，人或动物肠道内厌氧菌占绝对优势（95%以上）时，表现出一定的抗外袭菌（致病菌或非致病菌）在肠道内定植的能力。用抗生素消灭肠道内厌氧菌的动物或无菌动物，则抗外来菌定植能力下降，甚至消失。用大肠杆菌、乳酸杆菌或二者混合物处理的1日龄雏鸡能抵抗鼠伤寒沙门菌的感染，与单一处理相比混合物处理的效果更好。植物微群落也是如此，如在胡椒叶片上接种绿色木霉24小时后，再接种胡椒温病菌，胡椒叶并不发病，而二菌同时接种则呈现典型的胡椒温病菌症状。

（3）免疫刺激：动物体内存在的正常微生物群，可使宿主产生广泛的免疫屏障。正常动物的血清较无菌动物对许多微生物具有较高的免疫水平。植物施用一些微生物也能提高植物的抗病能力。

四、微种群

微种群是指在一定时间内占据一定空间的同种微生物个体有机组合成的统一体。个体是种群的下一个层次，但种群不是个体的简单相加，而是通过种内关系组成的一个有机统一体。它以非生命空间和与其密切接触的其他生物体（生物空间）为环境，具有独立的特性，也具有种群内部的组成特性。微种群数量受多种因素的影响，如大肠杆菌在营养充足的培养基内可无限增殖，而在动物肠道内常不超出肠道内总菌数的1%，通常认为这与厌氧菌的优势繁殖相关。在微生态学中，微种群可以是分类学上的种，也可是分类学上的科或更高分类等级。例如，肠道微生态中的肠杆菌种群，实际上是肠杆菌科，包括志贺菌属

（*Shigella*）和沙门菌属（*Salmonella*）等25个属的细菌。微种群内也可进一步细分到种、型或亚型等。同时，微种群的调查是测定菌群平衡和菌群失调的重要指标。

五、正常微生物群

健康动物、植物和人的体内及体表常存在一层微生物或微生物层，这些微生物常不会引起异常或致病现象，它们就是正常微生物群。正常微生物群是宿主必不可少的组成部分，不仅在营养和生物拮抗方面具有重要作用，还可增强宿主的免疫功能。正常微生物群是生物在进化过程中适应和自然选择的结果，微生物、宿主、外界环境三者之间形成一个相互依赖、相互制约而呈动态平衡的微生态系统，该系统由特定微生物在宿主特定解剖部位组成的互利统一体。脱离这个概念，它就不是正常的或可能是无关的，甚至是致病的微生物。正常微生物在宿主定植具有部位特异性，各种动植物不同器官的正常微生物群在种类和数量上差异较大。即使是同种生物，因年龄、性别、生活环境及饲料（或肥料）种类不同，正常微生物群的种类和数量也不一样。正常微生物可与定植位点的组织或细胞相互作用，形成一个生物学屏障，构成定植位点的定植抗力，阻止条件致病菌定植和入侵，还可合成多种蛋白质、维生素、激素等物质，供动植物吸收、利用。此外，正常微生物也是一种非特异性免疫增强剂，有促进动植物体免疫的作用。因此，正常微生物群与其宿主是一个相互依赖又相互制约的整体，它们在维护宿主正常生长、发育、繁殖和健康中发挥着必不可缺的作用。只有当宿主的健康状况不良、免疫功能降低、正常微生物群遭到破坏时才有可能表现致病作用。

1. 正常微生物群的演化

微生物在进化过程中不断发生基因突变和重组，在细胞结构、生理性能、生殖方式和生活习性等方面出现改变，以适应温度、pH值或渗透压等环境因子变化，从而增加了在生态系统内能保留下来的能力。生物之间从没有接触到有接触，相互间亲密性增加和种群数量发生变动后建立起共生关系，微生物进入一个生态系统能定居并成为正常微生物群，取决于微生物与宿主双方是否具有定植条件。定植是一定生境内正常微生物群与宿主在长期历史进化过程中所形成的一种共生关系。在各生态层次中如何保持正常微生物群生态平衡，除微生物与宿主的关系外，还必须考虑微生物之间的相互关系。

2. 正常微生物群的组成

生物个体从产生开始就处于微生物包围的世界中，它们与外界相接触或相通的部位均存在微生物，包括细菌、衣原体、支原体、立克次体、螺旋体、放线菌、真菌、病毒等。这些微生物中，有的仅停留片刻，部分则伴随宿主终身，宿主常携带种类繁多、数量庞大的微生物。例如，人体表面和体内定植的原核微生物就达 10^{14} 个；人体携带微生物的总重量约 1 271 g，其中肠道约有 1 000 g，皮肤约 200 g，肺、口腔、阴道各约有 20 g，鼻约 10 g，眼约 1 g。正常生物体内的正常微生物群以厌氧菌和兼性厌氧菌占绝对优势，并随品种、年龄、环境等不同，数量和种类差异很大。

3. 正常微生物群的确定标准

宏生物微生态系统经常有来自空气、水、土壤，特别是食物的大量微生物进入机体。其中那些找不到合适的生态点定植而被排出体外的微生物，即是过路菌群（transientflora）。部分在某些生境点定植持续繁殖而留在机体内的微生物，即是固有菌群（indigenousflora）。通常正常菌群绝大部分能在厌氧条件下生长，在成年生物体特定部位长期定植，在初级演替过程中定植于生境内并在成年期也保持一定的群落水平，在正常情况下它们对宿主健康有益，具有免疫、营养、生物拮抗和生长刺激等作用。这些特性就是确定正常菌群的标准。

第三节 正常微生物群与微生物

微生物在自然界极少单独存在，在复杂的微群落中常以微种群的形式存在，各种微生物之间相互作用。其中有的微生物使一方或双方受益，称正性相互关系；有的微生物使一方或双方受损，称负性相互关系。微生物之间的这些相互关系维持着微生态系统中微群落内部的生态平衡。

一、微种群内个体间的关系

微种群内个体之间也会发生正性或负性的相互关系，微生物个体间互相提供营养物质或生长因子的协作关系属正性相互关系，它在微生物形成克隆以及不溶性养料利用和遗传物质交换等方面发挥作用。例如，致病微生物依靠相互协作才能突破宿主的防御，并通过自身繁殖，达到感染的数量和致病力水平，从而引起疾病。微种群内个体之间在营养物质、氧、光等方面的竞争，以及有毒代谢物积聚对相互生长的影响属于负性相互关系。

微种群内个体间的相互关系存在有机联系，并受种群密度的影响。在种群密度极低时不存在任何相互关系，只有种群密度达到一定程度才能发生相互之间的影响。当种群密度低时常以正性相互关系占优势，密度高时则以负性相互关系占优势。随着种群密度的增加，正性相互关系使生长率在一定范围内增加，而负性相互关系使生长率降低。适应最大生长率的种群密度称最适种群密度，低于最适密度时主要受正性相互作用的影响，高于最适密度时主要受负性相互作用的影响。

二、微种群间的相互关系

微生态系统中微生物种群间常呈现复杂而多样的互作关系。根据它们彼此间使一方或双方受益，一方或双方受损，双方互不影响等关系，常人为划分成中立、共栖、互生、助生、竞争、偏生、寄生和吞噬等几种关系。

1. 中立

中立（neutralism）是指共同生活的两种或两种以上的微生物彼此间不表现出明显的利害关系，也称共处或中性共生现象，常见于营养生态位不重叠的微生物。例如，动物上呼吸道正常菌群在各自种群密度很低时，或处于生长静止期的微生物；又如肠道营养要求不同的乳杆菌和链球菌。中立关系具有相对性和条件性，微生物生长速度、种群密度等变化都可能打破中立关系。例如，细菌在热、干燥等环境下由繁殖体变为芽孢，此时两菌间表现为中立关系；一旦环境改善，芽孢转变为繁殖体后，相互间原有中立关系就可能发展为竞争或其他关系。

2 共栖

共栖（commensalism）是指共同生活的两种微生物间一种受益而另一种不受任何影响，又称单利共生或偏利共生或同住现象。它是一种单向的、非固定的相互关系，一种微生物给另一种微生物提供营养条件或环境条件等，这是微生物间最常见的共栖关系。

（1）营造生存的环境条件。兼性厌氧菌生长过程中消耗氧，从而给专性厌氧菌生长提供了厌氧环境，而且兼性厌氧菌也不受任何有害影响。例如，专性厌氧菌就是靠共栖关系在口腔、地表层等需氧菌占优势的环境中得以生存；又如硫细菌能够氧化环境中的硫化氢（H_2S），而使许多菌从中受益得以生长。因此，兼性厌氧菌能给专性厌氧菌营造厌氧环境的关系属典型的共栖关系，排除或中和有毒物质改善环境条件是微生物间建立的另一种共栖关系。

（2）提供生长因子。一种微生物为另一方提供维生素、氨基酸、生物素等生长因子。例如，海藻同细菌形成共栖关系就是这些细菌能给海藻提供生物素，海藻受益得以生长，若无这些细菌提供生物素，海藻就难以生长。又如维生素 B_1（又称硫胺素）是溶血性链球菌、布鲁氏菌等的生长因子，生物素是李氏杆菌等的生长因子，故溶血性链球菌、布鲁氏菌与能给其提供硫胺素的细菌之间，以及李氏杆菌与能给其提供生物素的细菌之间均属共栖关系。

（3）提供营养物质。一种微生物的代谢产物是另一种微生物的营养物质。例如，动物瘤胃中纤维分解菌产生的纤维素酶将纤维素降解成小分子的糖，从而给淀粉分解菌提供了新的能源，两者间建立的关系属共栖关系。共同代谢形成的共栖链是微生物间常见的共栖关系，即一种微生物利用某些物质在代谢过程中产生另一种微生物需要而又不能从周围环境直接获得的产物。例如，一些土壤厌氧菌分解多糖产生有机酸，另一些菌则利用有机酸产生甲烷，而嗜甲烷菌等又将甲烷作为碳源利用。

3. 互生

互生（synergism）是指两种微生物共同生活时可互相受益，又称原始合作。尽管，互生关系是极普遍的生态关系，但这种关系属比较松散的联合，联合在一起双方都有利，分开后双方又可单独生长繁殖。例如，土壤中的固氮菌不能利用纤维素，纤维素降解菌能利用纤维素并在分解过程中产生大量有机酸，造成不利于自身生长繁殖的环境条件；当固氮菌和纤维素降解菌生活在一起时，固氮菌不仅能利用纤维素降解过程中产生的有机酸，还能消除纤维素降解菌对自身造成的不利条件，同时固氮菌也为纤维素降解菌提供氮素营养，二者互为对方创造了有利的生长繁殖条件。

两种或两种以上的微生物协同进行某一代谢过程并互相提供所需的营养物质，这是另一种互生关系，称共养。例如，粪肠球菌或大肠杆菌均不能单独将精氨酸转化成腐胺，但粪肠球菌可将精氨酸转化成鸟氨酸，大肠杆菌能将精氨酸转化成鲱精胺（又称胍基丁胺）；在含精氨酸的环境中只有同时存在粪肠球菌和大肠杆菌时才能产生腐胺，这是由于大肠杆菌可将粪肠球菌产生的鸟氨酸分解成腐胺，腐胺进入动物血液并进入各种细胞发挥调控作用。此外，微生物间的互生关系还表现在共同降解有毒产物，以产生可利用碳或氮等营养物质。例如，土壤真菌能协同分解除草剂，并从中互相提供所需要的碳营养和能量等。

4. 助生

助生（mutualism）是指共同生活的两种或两种以上微生物之间互相受益的紧密互利关系，又称共生或互利共生。助生具有选择性，任何一方都不能由其他生物代替，故共生的微生物常作为一个功能整体而共同活动。例如，地衣是由绿藻或蓝藻和真菌形成的、最典型的共生例子，地衣中各种成分是特异的、固定的结合，在这类共生复合体中，藻类进行光合作用合成有机物供地衣共生菌利用，而真菌给共生藻类提供水分、无机盐和生长因子等，并将藻体包被其中以避免强光直射导致藻细胞因失水而死亡。

助生关系的形式有许多种，有时是不对称共生关系。有的共生生物需要借助共生关系来维系生存、生长繁殖，这种共生关系称专性共生（obligate symbiosis）；而有的共生关系仅提高共生生物的生存概率，而非必需的共生关系称兼性共生。草履虫和立克次体的生态关系属于内助生关系。体内含有立克次体的草履虫具有杀伤能力，体内不含立克次体的草履虫不具备杀伤能力，内助生关系增强了草履虫的竞争优势，而立克次体则从草履虫内得到三磷酸腺苷（ATP）。真菌细胞内也存在内助生的细菌，并赋予了真菌新功能，提高生存竞争和适应能力。

溶原性噬菌休和宿主菌的关系也是助生关系，噬菌体将其遗传物质结合到细菌染色体上，从而创造了其长期潜伏的有利条件；溶原性细菌则可产生一些特殊的酶类，给自身生长提供有利条件。例如，白喉棒状杆菌只有与溶原性噬菌体结合形成溶原性细菌，才能产生白喉毒素，白喉毒素每 50 ~ 100 ng/kg 就能杀死多种动物；但白喉棒状杆菌若未被携带毒素基因的噬菌体感染，则不产白喉毒素，也不引起疾病。

5. 竞争

竞争（competition）是指共同生存在一起的微生物发生争夺有限的能源、空间或生长因子等现象，又称拮抗共生。竞争关系使双方生长均受到抑制，有竞争排斥与和平共处两种表现。竞争排斥是指竞争双方不能长期共同在某一环境中生长，无论是空间竞争，还是营养竞争，结果必定是一方战胜另一方，失利者被排出该环境。例如，外籍菌群（allochthonous flora）与原籍菌群（autochthonous flora）间的生境竞争，最终外籍菌群会被排斥出体外；又如荧光假单胞菌是 PGPR，而代谢产物嗜铁素能螯合根际有限的 Fe^{3+}，引起缺 Fe^{3+} 而抑制致病菌的活动。

竞争双方出现和平共处是及时发生生态位分化的结果。例如，在初级演替过程中需氧菌与厌氧菌的竞争，先是需氧菌迅速生长，几天后因氧气消耗造成厌氧环境从而使厌氧菌生长并逐渐取代需氧菌的优势地位，这时竞争双方迅速分离，需氧菌主要占据黏膜表面，厌氧菌则占据黏膜深层，达到和平共处的平衡状态。

6. 偏生

偏生（amensalism）是指两种微生物共同生长时，一方产生抑制另一方生长的物质，而本身不受影响或能受益，而后者则受到抑制的现象，又称偏利共生或单害共生。例如，一些产生抗生素的真菌，抗生素能抑制或杀死其他微生物，而真菌生长发育未受到不利影响。

一些微生物代谢的产物改变了环境 pH 值、渗透压、Eh 等造成不利于其他微生物生长的环境条件，或产生脂肪酸、乙醇、乙酸等抑制其他微生物生长的物质，从而相互间形成了偏生关系。例如，在泡酸菜、青贮饲料生产过程中，乳酸杆菌大量繁殖产生乳酸，降低环境 pH 值，从而抑制大多数不耐酸菌的生长。又如，在酵母菌发酵生产乙醇过程中，乙醇积累能抑制多数微生物生长，若氧充足并存在耐乙醇的醋酸杆菌时，醋酸杆菌则将乙醇氧化成乙酸，出现"酿酒不成反得醋"的结果。

7. 寄生

寄生（parasitism）由宿主和寄生物组成，寄生物比宿主小，并从宿主细胞、组织或体液中获得营养。寄生物生活在宿主体表称外寄生（ectoparasitism），寄生物生活在宿主体内称内寄生（endoparasitism）。寄生物完全依赖宿主提供营养的类型称专性寄生，如病毒；寄生物仅将宿主作为获取营养的一种方式称兼性寄生，多数外寄生的微生物属于此类型。宿主表面与寄生物相适应的受体决定二者之间特定的生态关系。

微生物普遍存在寄生现象，常见宿主有细菌、真菌、原虫、海藻、动物、植物等，病毒是上述宿主体内最常见的一类寄生生物。例如，铜绿假单胞菌噬菌体寄生在铜绿假单胞菌体内，不断地在宿主体内繁殖，可使铜绿假单胞菌崩解，在烧伤患者因铜绿假单胞菌感染而病情加剧时，喷洒铜绿假单胞菌噬菌体可有效防止感染的发展。又如，蛭弧菌能游动，当接触宿主（革兰阴性菌）形成外寄生后，释放出毒性物质导致宿主细胞溶解死亡。

8. 吞噬

吞噬（phagocytosis）是指一种微生物吞入并消化另一种微生物的生态现象。前者称吞噬者，可从后者获取营养成分，后者称牺牲者，双方微生物体积无明显差别。常见的吞噬者有原虫、海藻、真菌等，牺牲者有细菌、真菌、海藻、原虫等。吞噬者和牺牲者都可具有一些协助其吞噬或逃避吞噬、消化的功能。许多吞噬者能主动追击吞噬对象，如一些鞭毛虫能利用自身鞭毛将细菌集中起来进行吞噬；而一些细菌进化产生的特殊结构能逃避被吞噬和消化，如细菌形成芽孢或荚膜后就不易被吞噬、消化。也有牺牲者即使被吞噬后亦不被消化，经过与吞噬者的长期协同进化，使原来的吞噬关系转变为内共生或其他生态关系。

第四节　中药微生态动力学

动态平衡与动态失衡是生态学的重要规律，微群落演替或发展就是由一种自然组合转向形成另一种自然组合的动态平衡。群落组合必然是动态过程，只有特定时空尺度下的菌群组合才是相对静止或稳定状态。这里介绍一些具全局性的、明显的动力学变化。

一、微生态演替

演替（succession）是指物种组成和群落结构及其功能随时间的顺序变化，它是生态学中重要现象之一，具有可预见性或可测性。微观生态中经常发生微群落演替现象，但群落演替的时间尺度较小，微环境条件改变更突出。微生态演替是指正常微生物群在宿主（植物、动物和人类）生理解剖部位的生态空间中发生、发展和消亡的过程。在个体生命周期中，微群落自然发生由一种组合转向另一种组合的自然演替和动态平衡。而动物在外科手术、抗生素和放化疗等干预，以及植物在病虫害侵袭、施肥、施用农药和农艺措施等人工干预影响下，通常会伴随微群落演替过程。微生态研究中不仅要关注微生物群落的自然演替，更应该重视人工干预下的微群落演替。

1. 自发演替

（1）原生演替（primary succession）：是指在没有任何生物生长的原生裸地上发生的演替，又称初级演替。然而，无论是植物种子还是新生动物（或新生儿）都存在少量共栖微生物，从而在微生态中缺乏宏观生态学中严格意义的原生演替，只有在无菌试管苗移栽和胚胎移植中才可能出现原生演替。

（2）次生演替（secondary succession）：是指在自然或人为因素干扰下，原生长生物完全灭绝成次生裸地，在次生裸地上发生的演替，即生态系统或群落的重建过程，也称次级演替。在自然条件下微生态中也缺乏宏观生态学中严格意义的次生演替，只有在人为干预下才有可能发生次生演替。

（3）生理性演替（physiological succession）：是指人或动植物在一切正常生理变化过程中所引起的正常微生物群改变。生理性演替是病理性演替研究的基础。它主要包括年龄、营养、生殖和老龄化等正常生理变化。例如，新生儿出生后肠道就有少量肠道菌，随后逐渐增多，达到第一次高峰阶段，最先定植的需氧菌和兼性厌氧菌在生长过程中消耗肠道内氧，创造出局部的厌氧环境，2天后厌氧菌即开始生长，5天后定植的厌氧菌则成为优势菌群，先定植的需氧菌和兼性厌氧菌则降为第二位；在动物中也观察到有同样的初建和后定过程。又如植物种子萌发过程中，在原有微生物竞争选择下，部分环境（土壤）微生物侵染进入植物体内，随着植物生长发育，这些进入植物体内的部分微生物发展成优势菌群。在正常情况下，尽管人或动植物个体发育过程中发生了微群落的演替，但它们通常只表现出生理性变化而不表现出病理性改变。

（4）病理性演替（pathological succession）：是指人或动植物在病理变化过程中所引起的正常微生物群改变。病理性演替是研究微生态防治策略的基础。病理性演替的特征是微群落演替引起人或动植物从正常生理状态向病理状态改变，正常微生物群由生理组合变为导致宿主病害的病理组合，病理组合不易恢复成生理组合就会造成宿主患慢性疾病。例如，在医疗中使用大量抗生素、激素、同位素以及机械作用和外科手术等，或在生产中施用化肥、农药、杀虫剂和除草剂等都可能引起人或动植物微生态演替。这种由于人类干预活动引起正常微生物群的演替称社会演替或人工演替。

2. 演替过程

群落演替过程中主要受到促进、抑制（竞争）和耐受过程的影响。促进是指生物群落在发展过程中产生的非生物环境变化，给其他物种入侵提供了条件。例如，新生儿肠道最先定植的需氧菌与兼性厌氧菌在生长过程中消耗肠道内氧气，给厌氧菌定植提供了非生物环境。抑制（竞争）是指一个演替阶段的物种抵制后来演替物种的入侵，以致入侵在受到干扰或死亡后才能发生。例如，植物只有在夏季湿热环境下干扰植物正常微生物群落组成，才能发生根腐病。耐受是指在演替后期入侵的物种能够忍受较低的资源水平和生态空间，并排斥早期演替的物种。例如，植物种子、新生动物（或新生儿）早期的微群落，演替后期入侵的微生物对比具有很好的耐受性。

在演替过程中，物种利用资源的策略以及在受到干扰后的恢复方法和面对竞争时的繁殖能力决定它们在演替中的位置和重要性，并可用以预测物种取代的顺序。在竞争环境中，不能生长繁殖或在受到干扰后能迅速恢复的物种通常出现在演替的早期，只有能够在该生境中慢慢繁殖的竞争性物种，最终才能形成优势种群。生物通常在竞争强度和定植能力之间存在一种权衡。例如，在早期植物土传染病的病原菌就定植植物体内，但当繁殖慢、种群丰度低时宿主健康，而当病原菌慢慢破坏宿主细胞组织造成营养物质外流以及在湿热条件下才大量繁殖引起植物病害。

3. 波动和顶极群落

群落演替从开始阶段到最后与环境达到稳定平衡状态时，演替过程达到高潮，速度变慢，在一定时间内呈持续的稳定状态称演替峰顶（succession climax），而这个最终的演替系列阶段称顶极群落或峰顶群落（climax community）。顶极群落只是处于相对稳定状态的阶段，具有种群多（多样性丰富）、质量增加、负反馈占主导、生理功能最佳、高度结构化和复杂程序化等特点，以致群落稳健并处于低熵状态。在宿主健康时，以宿主解剖部位为生境的正常微生物群，就表现为生理性峰顶（physiological climax）；当宿主机体异常时，就表现为病理性峰顶（pathological climax）。例如，健康人的结肠菌群常表现为生理性演替，而慢性结肠炎患者肠菌群就是其病理性峰顶。

微生态系统中，微群落消耗的能量都源自宿主合成或从外环境摄入的营养，能量消耗的大小直接与宿主营养效益有关。微群落初建时熵增加，峰顶时则降低，即在峰顶时能量损耗减少，处于最佳能量使用状态。因此，微群落在峰顶时达到能源利用最佳状态，从而处于顶极群落时宿主营养、免疫和生物拮抗等生理功能均处于最佳状态。顶极群落演替过程中，演进和衰退是两种可逆的状态。峰顶前期是上升过程的"衰退"，而后期是下降过程的"衰退"。顶极群落演进和衰退可概括如图2-3箭头所示的两个方向。

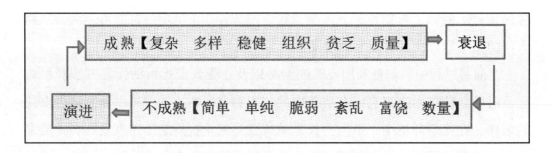

图2-3 顶极群落演进和衰退示意图

二、宿主转换

正常微生物群具有宿主的生物种属特异性，从而只有具体宿主的正常微生物。即甲种宿主的正常微生物群，可能不是乙种宿主的正常微生物群，甚至可能是致病的病原微生物。在系统发育和个体发育过程中，宿主之间普遍存在转换正常微生物群的现象，称宿主转换或易主（host transversion）。这种现象在微生态中具有重要理论与实际意义。

1. 转换方向

微生物从外环境微生物向宿主正常微生物群转换，以及从宿主正常微生物群向外环境微生物转换，这是微生物进行宿主转换的两个方向。

（1）外环境微生物向宿主正常微生物群转换，这是经常发生的宿主转换现象。例如，植物种子萌发时，经原有微生物的拮抗和选择作用，部分土壤微生物开始进入宿主或富集植物体表并逐步发展成正常微生物群，也有部分有害微生物进入宿主并形成微群落，外环境微生物在植物生长发育过程中不断出入宿主，从而使植物微生物群落不断发生演替。人类的正常微生物群中，除自身特异菌群外，还包含部分来自动物或植物的正常微生物群，如在人肠道内经常可发现弯曲菌等禽类正常菌群和耶尔森菌等啮齿动物正常菌群。

（2）从宿主正常微生物群向外环境微生物转换。例如，植物个体生命周期结束后，部分植物内生菌以各式各样的休眠体进入土壤，也有部分微生物转换到其他植物上。又如，人肠道内的大肠杆菌可在污染水源、土壤、植物等样品中检测到。在食物链传递关系中，外环境微生物可转移到植物，植物转移到草食动物，草食动物转移到肉食动物，或通过节肢动物在植物与动物之间以及不同种属动物之间传递。

2.转换方式

正常微生物群更换宿主与该宿主和其他宿主间的亲缘关系密切相关，宿主间亲缘关系愈近，出现宿主转换的概率愈大。例如，反刍动物自身之间较反刍动物和非反刍动物之间更易发生宿主转换。宿主转换途径有非介体传播和介体传播。

（1）非介体传播：主要包括气流、水和人类活动。气流转移是微生物在宿主间传播的重要方式，并能进行远距离的传播。例如，植物锈病的孢子通过气流能远距离传播，同时大风或动物造成的植物伤口也有利于微生物在植物间进行宿主转换。动物呼吸道的微生物群可通过气流转移，如流感、麻疹、水痘、风疹、流行性脑脊髓膜炎（简称流脑）、流行性腮腺炎、肺结核等都是气流传播。此外，细菌或真菌的黏孢子、游动孢子通过流水或溅起的水滴传播到附近的植株，动物接触和体液传播也属于该类型。人类的农事活动是正常微生物群传播的又一种途径，如嫁接可能帮助病原微生物（如病毒）的宿主转换，中耕除草、打尖、疏花疏果等造成伤口有利于微生物在植物间转换。

（2）介体传播：主要是虫媒传播。许多昆虫的体表、体内或细胞内存在正常微生物群，它们是宿主昆虫生长、发育和繁衍必需的微生物群落。在昆虫叮咬动物或咬食植物时，就会将其正常微生物群传递给它们，从而出现宿主转换现象。通常蚜虫、叶蝉、螨类和线虫等是植物间正常微生物群进行宿主转换的重要媒介，更是植物病毒传播的重要途径。在自然疫源地的节肢动物体内存在细菌、螺旋体、立克次体和病毒等微生物，它们可长期存在于宿主体内并不致病，常有益于宿主的生长发育和繁衍，甚至是必需的微生物。例如，全沟硬蜱、森林革蜱等能长期携带嗜神经性的森林脑炎病毒并经卵传给后代；蚊子长期保留有流行性乙型脑炎病毒等。昆虫依赖微生物的程度远远超过脊椎动物并形成特定的解剖结构、含菌体和含菌细胞，昆虫在叮咬动物过程中将正常微生物群流向脊椎动物宿主，而成为脊椎动物正常微生物群的主要来源之一。

（3）口传播方式：动物正常微生物群的宿主转换常通过口传播方式进行，草食动物取食植物，肉食动物捕食草食动物，人食用动植物的过程都存在正常微生物群的宿主转换，许多人畜共患疾病都是经口传播进行传染。尽管，人兽共有的肠杆菌科细菌、螺旋体、病毒与原生动物等都有一定的宿主特异性，但近缘种属动物间可经口传播。例如，轮状病毒（rotavirus）存在人群和许多动物中，50% 以上健康人群虽能分离出病毒，但腹泻患病率却很低。

3. 转换结局

正常微生物群具有宿主和部位（生境）的特异性，在特定宿主一定生境内的微生物群常可划分成原籍菌群和外籍菌群。它们发生宿主转换后，必须适应新宿主体内环境，耐受免疫屏障和原籍菌群的生物拮抗等，仅那些能与周围环境建立起稳定营养关系的微生物才能定植，否则被原籍菌群消灭或排出体外。正常微生物群宿主转换的结局常见有以下几类。

（1）微生物定居和繁殖，宿主存活，微生态平衡，宿主健康。例如，人工接种的植物增产菌或动物服用的益生菌都能在宿主体内定居和繁殖，促进宿主健康生长。

（2）微生物定居，宿主存活，微生态平衡，宿主无症状侵染。例如，杧果炭疽菌在开花和果期都可侵入，在干燥气候条件下，果实带菌但不增殖，果实无病害症状。

（3）微生物定居和繁殖，宿主患病，微生态失调。例如，根腐病病原菌感染川芎后，在湿热气候下根茎内病原菌大量繁殖，根茎腐烂坏死，植物呈患病状态。

（4）微生物死亡，宿主存活，微生态系统稳健。例如，水稻稻瘟病病原菌接种到水稻高抗品种上，病原菌对寄主不亲和而死亡，此时微生态系统稳健。

（5）微生物定居和繁殖，宿主死亡，微生态失调。例如，花生被青枯病病原菌感染后，此时微生态系统崩溃，整个植株死亡。

4.转换意义

微生物宿主转换是一种普遍生态现象，有助于认识正常微生物群的功能和微生物致病性的生态学本质。正常微生物群是微生物和宿主协同进化过程中形成的互利共生关系统一体，相对具有宿主和器官、组织部位（生境）特异性，即指特定的微生物种属，甚至是种或菌株。离开这些特定的范畴，它可能是无关的，甚至不是正常微生物群而是致病微生物群。例如，植物的正常微生物群也可能是动物的病原菌或有害微生物；节肢动物的正常微生物群也可能是脊椎动物或人的致病微生物群，动物的正常微生物群也有可能是人类的致病微生物群。同理，不同宿主生物也存在类似的问题，这种现象受遗传和进化规律所支配。

微生物的致病力存在种间，甚至菌株间的差异，有些具有荚膜，有的无荚膜，有些毒性强，有的毒性弱，侵袭力也各有不同。从微生物与宿主统一体以及病原微生物相对的概念而言，不存在对任何宿主的致病微生物。感染只是微生物与其宿主相互作用、相互制约对立统一的一种表现。在外环境条件影响下，致病微生物和宿主双方各自向其相反的方向转化，即微生物死亡，或宿主死亡，抑或两者处于对峙状态。例如，橡胶白粉病只发生在春季新抽叶片古铜色到淡绿色阶段，若遇到低温和多雨阴湿气候，宿主感病期延长并出现病原菌大量繁殖，从而造成大量叶片感染白粉病，重病叶片产生落叶现象；若春季新抽叶片遇到高温干燥气候时，感病期缩短，橡胶白粉病发生较轻。因此，致病微生物是正常微生物群在宿主转换过程中的一种微生态学现象，感染是普遍的生态学现象，而发病是偶然现象。微生物是致病微生物还是某一特定宿主的正常微生物群成员应从宿主转换的角度进行思考和探讨。

三、定位转移

定位转移（translocation）是指微生物由原籍生境转移到外籍生境或无微生物生境的一种生态现象，又称易位。正常微生物群易位是普遍发生的微生态现象，也是中药微生态动力学的重要内容。

1. 定位转移机制

微生物定位转移主要包括定植或定居、繁殖性和拮抗性等几方面的机制。

（1）定植或定居：指微生物在宿主个体一定生态空间或解剖部位建立起稳定营养关系并存活下来的状态。微生物定植不仅需要适宜的生态空间，还需具黏附宿主的能力。微生物定植的生态空间是进化的结果，并受遗传规律支配。微生物在原籍生态空间容易定植，在其耐受范围的外籍生态空间才能定植，否则不能定植。例如，定植在黏膜、皮肤、牙齿及毛发上的特异性微生物很难交叉定植。植物根际、叶际和体内各部位都有特定的微生物群落，不同植物的同一部位菌群也不相同，这些微生物是增产菌的来源，从而不同植物的增产菌有所不同，甚至增产菌在不同品种的效应也不同。因此，微生物能否定植成功，取决于其适应生态空间的范围。

微生物具多种黏附结构和特异的黏附性，如细菌有菌毛、糖萼、丝状物、定居因子和 K 抗原等，放线菌有类毛，真菌有类绒毛，病毒有刺突等。这些黏附结构主要由糖蛋白、多糖脂蛋白、类磷壁酸和蛋白甘露醇复合物等构成。人、动物或植物表面和体内均黏附有微生物，形成一个防止外来微生物侵犯的生物膜，微生物与宿主的遗传学机制决定哪个部位能黏附哪种微生物。例如，表皮葡萄球菌在皮肤，大肠杆菌在结肠黏膜，唾液链球菌在唾液和舌面部，血链球菌、变形链球菌及轻型链球菌在牙齿表面黏附。微生物黏附的特异性说明定位转移并非易事。又如，大肠杆菌的 I 型菌毛末端的蛋白质配体仅特异地与上皮细胞、真皮细胞和红细胞等表面的 D - 甘露糖受体相结合；肺炎支原体的末端结构（类菌毛结构）特异地与上皮细胞表面的 N - 乙酰神经氨酸受体相结合。

（2）繁殖性：微生物定植在新的生态空间后，第二步就是繁殖以增加数量。不仅要有适宜的微生态空间及其物理、化学性质，还要有适宜的宿主反应，二者兼备微生物才能繁殖。同时，在一段时间繁殖并形成优势种群后才能与其他微生物逐渐建立起平衡状态。在有微生物的生境里，还要抵抗其他微生物的竞争，以及耐受宿主免疫屏障；在无菌部位要适应生态空间、细胞与体液免疫等障碍。例如，真菌生长繁殖受到环境温度、湿度、光、营养物质等非生物因素的数量和质量以及环境中其他微生物相互作用等生物因素的影响。

（3）拮抗性：微生态空间中各种微生物间存在相互拮抗和相互制约的关系，微生物易位到新的生态空间后，在新的微生物群落中具有一定拮抗性才能生存下来。微生态空间原有微生物群落受到抗生素或农药等破坏后，就有利于外来微生物定植。例如，肠道微生物以厌氧菌占绝对优势（≥95%），但厌氧菌又依赖消耗氧气的需氧菌和兼性厌氧菌以保证其生长的环境条件，正常菌群中厌氧菌水平高，其定植抗力就强；特别是双歧杆菌与乳杆菌等厌氧菌是生理性细菌，能产生乳酸、乙酸等多种有机酸，可抑制多种致病菌与条件致病菌。又如，同时生长同一枚叶片上的白粉病、锈病、叶斑病之间就存在种间竞争关系。此外，微生物之间可相互寄生，如丝核菌被霉菌寄生，这种现象称重寄生（hyperparasitism）。重寄生有真菌寄生真菌、细菌寄生真菌、病毒寄生真菌或细菌等，又分为内寄生和外寄生。

（4）易位双相性：正常菌群易位同原生演替一样按时序进行，首先需氧或兼性厌氧菌定植生长以消耗局部氧气，当 pH 值与 Eh 下降到一定程度后，厌氧菌才能定植，并与先定植微生物构成统一的微生物群落，即正常菌群易位还存在一个时相机制。例如，腹腔感染和腹膜炎、腹腔脓肿、肝脓肿等，首先分离出兼性厌氧菌，随后才分离出厌氧菌。动物实验也证实厌氧菌感染存在易位双时相。

2. 定位转移诱因

正常微生物群发生定位转移的诱因主要有宿主和微生物两方面。

（1）宿主方面：宿主免疫功能下降或生理解剖学结构，物理、化学屏障等丧失常是诱发正常微生物群发生定位转移的重要原因。例如，因衰老、慢性病或使用激素、同位素、免疫抑制剂等引起免疫功能下降，出现免疫忍容性宿主时就容易发生正常微生物群易位；解剖结构畸形或外科手术、外伤等改变生态空间的结构后，势必引起易位在内的生态平衡失调。化学因素引起的胆汁分泌、胃酸分泌、肠道与胰液分泌异常也是引起微生物群易位的常见因素。例如，胆汁分泌出现数量或质量异常时，下消化道菌群可上行到上消化道定植，并引起小肠细菌过生长综合征等。

（2）微生物方面：抗生素或农药等物质能抑制敏感的正常菌群生长，而使耐药菌群发展成优势种群，扰乱生态平衡而引起易位。例如，在使用抗生素扰乱呼吸道正常微生物群的生态平衡后，肠道正常菌群的肠杆菌可转移到呼吸道，从而引起呼吸道感染；泌尿道也易发生类似情况。特别是抗生素扰乱原籍菌群的生态平衡后，过路菌群或外籍菌群生长繁殖并发展成优势菌群，就容易发生向外转移，如全身性白假丝酵母菌、铜绿假单胞菌或肺炎克雷伯菌的感染，通常与这些菌具有高度耐药性有关；医院感染或医院获得性感染也常是正常微生物群易位的结果。

正常微生物的遗传性改变后，易位性能也随之改变，原本难发生易位的种群转变成能易位的种群。在抗生素、外环境、食物等因素作用下，正常微生物群之间大规模发生耐性因子（R 因子）、产毒因子、黏附因子等质粒传递，从而改变了正常微生物遗传性和易位能力。例如，产毒因子可使白喉棒状杆菌、大肠杆菌产生外毒素等；沙雷菌、枸橼酸杆菌、天命菌、变形杆菌等易位而造成尿路感染。

3.定位转移的分类

正常微生物定位转移常依据生态空间划分为老区转移和新区转移两大类。

（1）老区转移：老区是指原本有正常微生物群定植的部位，在这类部位发生易位，主要有生态空间和微生物群落的因素。常又划分为横向易位与纵向易位，正常微生物群从水平位置向四周转移，称横向易位，如肠道菌群转向呼吸道或泌尿道，口腔菌群转向面部或呼吸道等。正常微生物群在原定位向纵深转移，称纵向易位，如肠道菌群引起的急慢性肠炎，鼻咽部菌群引起的鼻部感染。

（2）新区转移：新区是指原本无或稀有微生物群定植的部位，如血液、内脏、组织及体腔等，在宿主发生免疫功能下降或生理解剖学结构，物理、化学屏障等丧失时，常易发生新区转移。正常微生物群首先向邻近部位易位，其次向脑组织等其他部位转移，称远隔脏器转移，例如，肠道菌群向腹腔、泌尿道转移并定植，口腔、鼻咽部菌群向呼吸道转移。免疫忍容性宿主发生微生物侵入血流并定植，称血行感染。

四、中药微生态学模型

中药研究关注性效物质的形成、转移和作用，从药用生物形成中药材到中药进入人体发挥作用都涉及生态学问题，这些问题的中心是个体微生态系统的结构和功能，向上涉及种群层次，向下涉及分子层次，主要包括药用植物、药用动物、中药材和人体微生态系统。

1. 微生态系统和系统管理

中药微生态研究的对象包括药用植物微生态、药用动物微生态、中药材微生态和人体微生态等。尽管这些系统的具体组成和功能各不相同，但它们均由真核生物、原核生物和病毒组成，并与其环境不断进行物质、能量和信息交流的统一整体，即具有一定边界的自然或人为功能系统单位，具有输出和输入环境功能的开放系统（图2-4）。

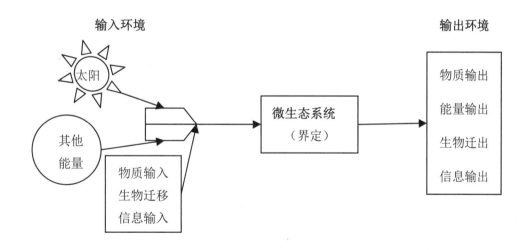

图 2-4　微生态系统内外环境统一的模型图

微生态系统存在不断地输出和输入，并在一定时间内外观和基本功能保持不变。尽管中药微生态各系统内部组成、能量流和物质循环等具有各自特点，但它们内部的能量、信息和物质流等动态变化基本相同（图2-5）。

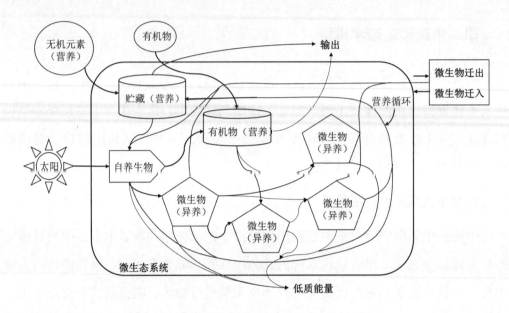

图 2-5　微生态系统内部能量和物质的动态功能图

2. 中药微生态系统组成和特点

中药性效物质的形成、转移和作用等涉及多种微生态关系，构成各类型中药相关的微生态系统（图 2-6），中药研究中对不同微生态系统的关注点也有所不同。

药用植物微生态系统由植物及其体表、体内微生物和环境组成。光、热是主要能量，CO_2 和土壤元素是主要物质输入。环境各种胁迫产生信号输入。系统中微生物的迁入和迁出以及群落结构干预植物的生长发育和代谢，系统效益体现在药用植物形成中药材的产量和质量。关注点是微生物影响宿主植物养分吸收、生长发育和代谢。

药用动物微生态系统由动物及其体表、体内微生物和环境组成。系统的物质和能量输入主要是现存有机物，环境微生物和物质输入影响肠道微生物的迁入和迁出，引起消化道微生物群落结构变化，从而影响营养物质吸收、代谢和机体抗病，进而影响动物生长发育和代谢，系统效益体现在动物健康状态和中药材产量。关注点是有益微生物影响动物消化吸收营养物质以及生长发育、代谢和抗病性。

中药材微生态系统由动植物药用部位保留的微生物和存放环境的微生物以及其中药材表面与内部环境组成。系统中的生态关系是微生物间以及他们与环境

（温度、湿度、含氧量和中药材物质组成等）之间的关系。环境温度、湿度是驱动系统中微生物群落结构变化的主导因子。系统中生物群落结构的变化引起中药材有效性的改变，也可能导致中药材表面或内部的微生物产生的毒性物质增加。

人体微生态系统组成特点与药用动物微生态系统相似，在中药微生态研究中主要关注中药与人肠道微生物相互作用而引起药物吸收代谢、有益菌群和人体健康的关系。

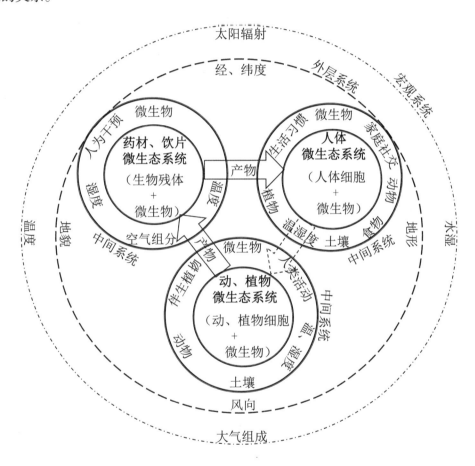

图 2-6　中药微生态系统及其三个主要的子系统

3. 中药微生态模型

中药性效物质的形成、转移和作用等涉及多种微生态关系，如何来处理这个纷繁复杂的关系系统，需要将一些最重要或者最基础的特征和功能进行简化，用模型（model）来反映真实客观事件。即建立模拟真实世界某种现象的公式，并通过它进行预测。中药微生态研究只有建立统计学和数学分析的精准模型，才能合理量化预测结果。例如，建立模拟微生物群结构、种群数量变化并能预测某一时刻种群数量或中药性效物质的数学模型，才可能具有重要的经济应用价值。

　　模型中的参数发生变化，或增加新的参数，或去除旧的参数时，计算机模拟的模型能够预测出可能产生的结果。通过计算机运算对数学模型进行"校准"，以提高与真实事件现象的吻合程度。首先，模型进行被模拟情形所了解的内容概括，进而需要新的或更好的数据，或新的原则界定模型外相。当一个模型不能很好地模拟客观事件时，计算机运算通常可提供需要改进或变化的线索；模型一经证明能有效地模拟，就可以引入新的因子或者干扰来查看它们对系统的影响。模型一般始于图表构建，又称"图解模型"，该类模型通常是箱式模型或分室模型。如图 2-7 所示，图中特性 P_1 和 P_2 相互作用产生或者影响特性 P_3，在一种能源 E 所驱使下系统产生 5 个流动途径 F，F_1 代表输入，F_6 代表输出。通常一个有效的微生态模型至少要有 5 个要素或组分，包括：①一种能源或其他外界强制函数 E；②状态变量 P_1，P_2……P_n；③流动途径 F_1，F_2……F_n，表示连接特性间或特征与强制因子的能量流动或物质传输；④相互作用，强制因子和特性之间相互作用，修正、放大或控制流动或产生新的"涌现性"；⑤反馈环 L。图 2-7 也可以用于模拟根际营养模型。P_1 代表根际土壤元素的总量，P_2 代表可活化元素的微生物量，二者都源于根际土壤。在根际分泌物驱动下，微生物与土壤元素相互作用产生可被植物吸收形态总量 P_3。在这个例子中，相互作用具有促进或者增强作用，相较药用植物而言 P_3 比 P_1 或者 P_2 更有意义。

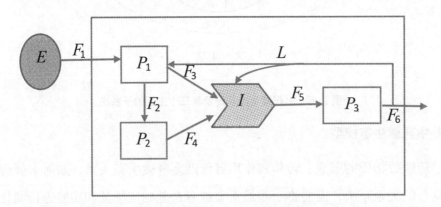

注：E 为能源（强制函数）；$P_1\sim P_3$ 为状态变量；$F_1\sim F_6$ 为能流途径；I 为互作函数；L 为反馈环

图 2-7　模拟微生态系统的五个重要基本成分的分室图

宏观生态学研究中基于数理模型方法、生态控制论和灵敏度模型、系统动力学模型、多目标规划法等建立了许多生态系统的动力学演化模型。目前，微生态学研究的模型相对匮乏，但宏观生态学模型建立的理念和方法都值得借鉴。开发中药微生态系统动力学演化模型在于开展不确定性问题的定性、定量分析，而多模型的耦合和集成将是中药微生态模型发展的必然趋势。

第五节　微生态平衡与失调

微生态系统是生命系统的主要结构和功能单位，也是空间尺度最小的生态系统，是生态系统中不可缺少的重要部分。在生态系统中的物质流、能量流和信息流中起着不可替代的作用，同时可独立于宏观生态而存在。目前人类已注重保护赖以生存的地球环境，而人类活动造成的微生态环境破坏还远远没有引起人们的足够重视。微生态系统在个体生命系统中具有重要的地位和作用，易遭到破坏且不可逆。因此，微生态平衡是个体生命系统功能正常的基础，也是生态平衡的源头，保护生态平衡不等于保护微生态平衡。

一、微生态平衡

微生态平衡是指宿主所处空间内的微生物和环境之间、微生物各种群之间，通过能量流动、物质循环和信息传递，使宿主达到高度适应环境的动态生理性组合，这种动态不会引起疾病。微生态平衡包括微生物群落和生理功能平衡，但不同学者理解微生态平衡的侧重点有所不同。微生物的宿主性是生物协同进化的结果，寄生性是因绝大多数微生物属兼性寄生性，只有部分微生物才能进化成专性寄生微生物。微生态学的研究目标是个体生命系统的生理和功能。微生态平衡包括微生物与微生物、微生物与周边环境（包括寄主）之间的平衡关系。微生态平衡是微生物及其宿主在不同生长发育阶段的生理性组合，是个体生命系统正常生理状态或高度适应环境状态，即以宿主个体生命系统最佳生理状态为特征。不同种、同种不同品系或不同发育阶段的生物，在不同生态环境中都有其特定的微生态平衡，即有特定生理组合式样。

1. 微生态平衡的指标

微生态系统通过宿主生理状态来表征系统结构和功能，微生物种群结构不仅能表征环境的状态，同时也影响宿主的生理状态。常通过微生物群定性、定量、定位及机体反应性等指标来衡量微生态平衡。

（1）定性分析：微生物的定性分析就是利用微生物培养分离技术、核酸分析技术等方法来确定微生态系统中微生物的种群结构。研究对象包括系统内细菌、病毒、真菌以及一些小型的原生生物、显微藻类等微生物成员，力求反映客观系统中微生物的全貌。定性分析是制定微生态平衡指标的基础，只有明确微生物所有种类组成，才能客观和正确进行定量。

（2）定量分析：微生物的定量分析就是测定微生态系统内微生物总菌数以及各种菌群的活菌数，这是衡量微生态平衡和进行微生态学研究的关键。在生物体的不同器官中都可检查到多种微生物，定性分析很难确定它们的价值和意义。例如，在呼吸道中检查出大肠杆菌，若数量少则正常，数量较多或为优势菌群，才可能是引起宿主发病的因素。在微生态系统共存微生物种类繁多，只有进行定量测定和统计分析才能获得各种菌群数值以及种群间的比例关系，通过比较其正常值才能判断该系统是否处于平衡状态，进而探究植物、动物和人类的生理和代谢功能是否发生了变更。

（3）定位分析：定位分析指明确微生物种群在宿主中存在的空间位置。同一种微生物在原位称原籍菌，属正常微生物群，离开原位而在其他位置定植称外籍菌。原籍菌与外籍菌的生物学意义相同，但生态学意义则不相同。例如，大肠杆菌在肠道中属原籍菌，在口腔中则属外籍菌，若原籍菌脱离正常存在的空间位置（细胞、组织、器官）变为外籍菌，则可能引起宿主生理功能改变甚至引起机体发病。

微生态平衡指标具有种族性、空间性、恒定性和相对性。在恒定宿主（种类、品系、年龄、性别等）健康状态下，统计处理所获得的微生物种类和数量，才能确定该宿主相关部位的微生态平衡指标。在健康正常的机体内，某一生境的微生态指标虽处于相对恒定状态，但并不代表机体的健康状况，过高或过低都表示机体处于非正常状态。微生物群种类和数量受到宿主种类和生理状态以及环境、气候、食物等变化的影响。因为微生物群在一定幅度内变化，加之不同的分析方法获得微生物群种类和数量也存在差异，所以微生态平衡指标具有相对性。

（4）定性定量指标：微生态研究中常采用菌群密集度、菌群多样性、优势菌群和机体反应性等描述微生物群的定性定量指标。这四个指标能较准确地反映一个菌群的整体标准或整体性质以及相关微生物生境的特征，还能在一定程度上反映出机体生理功能的变化与机体内菌群演变的因果关系。具体有直接涂片染色观察、半定量培养和菌落计算，以及高通量测序、宏基因组（metagenome）、宏转录组（metatranscriptome）和代谢组（metabolome）等技术方法。上述指标中，前三个指标能反映出某一菌群及其微生境的总体特征，第四个指标主要反映菌群的致病性或机体对菌群的炎性反应。描述任何一个菌群，至少应按上述四个指标，在这些指标的基础上，根据菌群的特征性菌（包括致病菌）、微生境特征、生理代谢特点以及在机体内的分布和对机体生命活动的影响等，再进一步对特定菌群进行鉴定、定型。

菌群密度是指标本（微生境）中细菌分布、排列密集度，结合标本微生境容积大小，可以反映出某微生态区域中菌群总生物量大小。直接涂片观察是检查菌群密度的基础，具有培养法不可替代的价值。菌群密度可用光学显微镜观察涂片染色标本中的细菌分布、排列来直接进行判断、分级，或用不同培养基和菌落计数方法来检查各类微生物的密集度。

菌落多样性是指微生态系统中所有微生物种类的多少，主要反映菌群所处微生境选择能力的大小。菌群多样性高，组成复杂的菌群，不同微生物之间关联度高，微生物间的相互作用在维持种群结构菌群稳定方面起着决定性的作用，从而使菌群具有较强的自身稳定性，能在一定程度上拮抗微环境参数的变化，也有很强抗外源性微生物的定植作用。菌群多样性低或简单时，不同微生物之间的相互作用弱，菌群稳定性低，随某些微生境中参数的周期变化容易发生周期性的剧烈变化。涂片染色镜检是全面反映微生物多样性最简单的方法，以观察微生物形态作为多样性判定的基础。培养和菌落计数方法可进行多样性监测，供微生物定性和定量检测。

优势菌是指菌群中生物量或种群密集度大的菌种，它决定和影响着整个菌群的功能，对宿主的生理、病理具有重要意义。优势菌与微生境的特征密切相关，以厌氧菌为优势菌的菌群，一般生活在清除速率较低的微生境，且菌群的密集度和多样性高；以兼性厌氧菌为优势菌的菌群，常生活在清除速率高的微生境，其菌群密集度较低。通常正常的微生境中密集度高的优势菌具有较为重要的生理功能，而非优势菌具有较为重要的病理意义。明晰优势菌与非优势菌转化的条件对动物感染或植物病害的防治具有重要的现实意义。常采用选择培养基与涂片染色相结合进行优势菌群的分离、鉴定及定量。

机体反应性：观察局部病变情况。动物常观察局部有无炎症，观察指标为有无白细胞、脓细胞渗出以及有无吞噬现象等；植物常观察局部细胞壁的完好状况。

2. 影响微生态平衡的因素

微生态系统因外界环境不断变化会对其产生直接或间接影响，当这些因素在一定的范围内波动时，微生态系统的优势菌群和系统功能保持不变，仍然能维持微生态平衡。当这些影响因素超过微生境内各微生物群，特别是优势菌群的承受能力时，则出现微生态失调。微生态失调可引起机体生理和代谢改变，甚至产生疾病。当机体发生疾病时会导致微生态失调，反过来微生态失调将进一步加重机体的疾病。影响微生态平衡的因素很多，主要有宿主及其所处外界环境、特定部位的微生物群失调。

宿主生物处在外界环境中，气候、阳光、辐射、温度、水、饲料或肥料等因素首先是宿主生存条件，也直接或间接影响微生物群。环境决定着生物分布，生物选择着环境，不同的外界环境生存着不同的生物。环境因素会影响机体的生理功能和健康状况，进而影响正常微生物群结构。因环境改变引起宿主出现生理功能紊乱，势必导致微生态系统的紊乱。加之化肥、农药、工业废弃物等的影响，特别是农药和抗生素的应用造成微生态菌群紊乱到前所未有的程度。这使得机体抵抗力减弱时，外源性病原体侵入，使正常菌群难以保持平衡而遭破坏，导致机体发病。

宿主生物种类与品种（或品系），以及同一个体的不同系统、器官和组织，其微生态系统的微生态区系不同。随着宿主的生理功能和状态以及生长发育阶段不同，相关微环境中微生态区系也不同，微生态平衡的指标也不同。宿主的免疫识别能排斥和消灭外来的微生物，维持微生态平衡。各种物理因素（射线照射等）、化学因素（致癌物质等）和生物因素（致癌病毒等）造成机体免疫功能下降或免疫缺陷，不能有效排斥和消灭外籍菌或外来菌时，反而会助长这些菌繁殖，导致正常菌群平衡的打破，发生疾病。此外，微生态系统中微生物群间的关系也是影响微生态平衡的重要因素，微生态平衡是宿主处于健康状态下，或中药材处于保质状态下，各微生物群之间以相应的比例组成一个复杂的群体，它们之间既相互依赖，又相互竞争而组成一个动态平衡体。当微生态条件处于有利于某类菌群生长时，该类菌群就繁殖、扩张，从而使正常生理条件下优势菌群演替转变成病理条件下的微生态失调。

二、微生态失调

微生态平衡是相对的、动态的，系统内各组成成分之间保持一定范围比例关系，能量、物质的输入与输出在较长时间内趋于相等，结构和功能处于相对稳定状态。在外来干扰程度超过微生态系统的阈值范围，即系统内各组成成分之间的比例关系超过正常的波动范围，原有平衡状态被打破，出现微生态失调，引起宿主呈现病理状态。在一定程度上微生态失调也是一种平衡状态，只是处于一种相对宿主而言的病理性不协调的平衡之中。微生物与宿主之间的微生态平衡与失调可通过外环境相互转化，转化的步骤是互生、抗生到偏生。这种转化过程如图 2-8 所示。

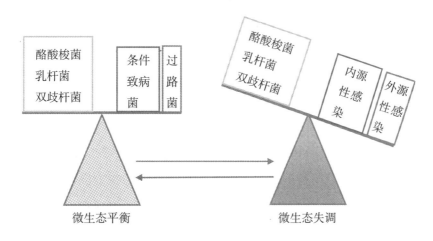

图 2-8 微生态平衡与微生态失调转化过程

1. 微生态失调分类

微生态失调的分类方法有生态学分类、临床学分类和综合分类。

（1）生态学分类：从微生态学的理论和实际出发，微生态失调可分为菌群失调、定位转移、血行感染和易位病灶等四类。菌群失调是指在原生境的正常微生物种群结构发生量的变化，又称比例失调。根据失调的程度又可分为一度失调、二度失调和三度失调，一度失调通常是定量分析发现有变化，一般没有临床症状表现或症状轻微，常可自然恢复。二度失调是微生物与宿主间的生理组合转为病理组合关系，短期不能自然恢复，需通过治疗矫正，如慢性肠炎、慢性肾盂肾炎等。三度失调是指过路菌或外袭菌代替了常居菌，或某种常居菌极度繁殖，在临床上表现为急性感染状态，如白假丝酵母、铜绿假单胞菌等引起的局部炎症和全身感染等。菌群定位转移也称菌群易位，又分为横向转移和纵向转移，常表现出明显的临床感染症状。血行感染在临床上表现为菌血症与败血症两种，特别是脓毒败血症是严重感染性疾病。易位病灶常在远离的脏器或组织形成病灶，如脑、肝、肾、腹腔、盆腔等处的脓肿，这种病例多与脓毒败血症连续发生或同时发生。

（2）临床学分类：A. Bilibin 教授将微生态失调分为潜伏型、局限型和弥漫型三类。潜伏型是有一定菌群改变，但无临床症状表现；局限型是正常菌群在原位发生生态学分类比例失调表现；弥漫型包括血行感染与易位病灶。

（3）综合分类：微生态失调联合临床表现考虑，显性失调有临床表现，也有菌群改变。而隐性失调则有两个亚型，A 亚型有临床表现，无菌群改变；B 亚型无临床表现，有菌群变化。

2. 感染与微生态失调

医学上的感染是指细菌、病毒、真菌、寄生虫等病原微生物侵入人（或动物）体所引起的局部组织和全身性炎症反应。微生态学中，感染是指微生态系统中的正常菌群（原籍菌群）发生易位、数量增减或易主，机体从微生态平衡转变为微生态失调的状态。引起感染性疾病的病因学主要包括宿主免疫功能低下或原籍菌群定植抗力下降，病原菌的致病因素（如毒素、荚膜、菌毛等），以及病原菌与共生菌的协同作用。可见，感染性疾病是微生物与宿主相互作用的结果之一，没有感染就没有免疫，也就没有生命的存在和延续，感染是因，免疫是果。感染和免疫都是生理性功能，在一定条件下可由生理性转化为病理性，即由生态平衡转化为生态失调。

（1）感染的类型：微生物与宿主个体、微生物与宿主细胞都表现为感染现象，而微生物与微生物群落也表现为感染现象。感染可划分为内源性感染、外源性感染和污染等三种类型。内源性感染是正常菌群易位（横向或纵向）的结果，外源性感染则是易主的结果，这个易主既包括同种属之间，也包括异种属之间的易主；污染是指外籍菌在正常微生物群落的定植，也是微生态学上的感染，是易位或易主的结果。

（2）感染的原因菌：微生物引起机体发病的原因是微生物、机体和环境三者相互作用引起生态失调的结果。例如，大肠杆菌、葡萄球菌、梭菌、过路菌、L型菌和病毒等常常是动物的原因菌；而植物的原因菌种类较多，如镰刀菌是常见原因菌。

（3）感染与正常菌群的关系：正常菌群一般由原籍菌群、外籍菌群和共生菌群三部分组成，它们不仅能保证和增强宿主生物合成、转化、吸收和利用营养物，而且在维持机体的免疫功能方面具有积极的作用。例如，人类和动物的原籍菌群以专性厌氧菌为主，这类菌不具或具有极低的致病性，宿主对其无免疫原性或低免疫反应；外籍菌群和共生菌群包括原因菌或外袭菌，以需氧或兼性厌氧菌为主，对宿主有免疫原性。

正常菌群可排斥外源微生物侵入或定植，这种定植抗力也是机体非特异性免疫和健康的标志。正常菌群中多种微生物之间存在相互制约关系，若因某种因素使各菌群间的正常比例遭到破坏也能引起疾病。例如，内源性感染是微生态失调的原因，也可以是微生态失调的结果。

3. 抗生素与微生态失调

抗生素主要用于治疗各种细菌感染或致病菌感染的疾病。目前发现有上万种抗生素，用于治疗人类或牲畜数百种传染病。抗生素在杀灭某些病原菌的同时，也使正常菌群受到抑制，非敏感菌则趁机大量繁殖，正常微生物群之间的平衡被破坏，使外源致病菌易于定植或增殖，导致集体易感性升高，从而引起菌群失调。在临床上控制原发性感染的同时，很容易导致机体正常菌群的紊乱，微生态平衡的失调，从而产生继发性感染。抗生素的使用也加速微生物，尤其是细菌的变异，耐药菌株不断增加，耐药谱加宽，耐药性问题愈来愈严重。抗生素大量应用导致耐药菌及其内毒素越过肠道屏障进入肠壁组织、肠系膜淋巴结、静脉及其他脏器，从而产生严重感染。可见，抗生素滥用不仅破坏了微生态平衡，也已成为严重的流行病学及公共卫生问题。

三、真菌毒素与微生态失调

真菌毒素是指某些真菌在生长繁殖过程中产生的有毒次生代谢产物，目前已知真菌毒素在400种以上，有150余种真菌能产生真菌毒素，主要真菌毒素有黄曲霉毒素、玉米赤霉烯酮、脱氧雪腐镰孢霉烯醇、蛇形毒素、串珠镰孢霉菌素等200余种。动物摄入这些毒素污染的食物后导致急性或慢性中毒，真菌毒素还与人类恶性肿瘤发生有关，在致癌的真菌毒素中，黄曲霉毒素是已知致癌性最强的真菌毒素，尤以B_1毒性最强，它主要以损伤肝脏为特征，长期食用含黄曲霉毒素的食物可诱发肝癌以及胃腺癌、肾癌、直肠癌、乳腺癌、卵巢癌等。真菌毒素也是中药外源性污染物的重要来源。

真菌毒素产生菌通常也是植物正常微生物群的成员，食物、饲料或中药材普遍携带有这类真菌，其繁殖和产毒与气候条件有关，真菌毒素含量具有明显的地区性和季节性。因此，真菌毒素产生也与微生态失调相关，环境温度和湿度驱动微生态失调，导致这类真菌繁殖和产毒。

真菌毒素不仅能造成动物的直接伤害，还可以在生物体之间通过食物链传递。真菌毒素产生菌生长常消耗食物或饲料中的营养物质，也会损害中药材的外在和内在品质。同时，动物采食真菌污染的饲料时，摄入或吸入畜舍空气的孢子，这些产毒真菌就在肠道中大量繁殖并产生真菌毒素，抑制正常菌群的生长繁殖，引起菌群失调，表现出一系列临床中毒症状。例如，体重降低、母畜产仔数减少、后代畸形、产蛋产乳量下降等慢性中毒症状。急性中毒常严重降低生产性能，损害器官，并造成出血、假发情、神经功能障碍、肿瘤、免疫功能受损等。这些真菌孢子及其毒素进入人类肠道后不仅引起正常菌群变化，破坏肠道屏障成分，可使肠通透性增高，真菌毒素越过肠道屏障进入肠壁组织、肠系膜淋巴结、静脉及其他脏器，或因菌群变化促进细菌酶的增加，酶再使前致癌物质转化为致癌物质。

【进一步阅读文献】

［1］胡坤坤, 李玉娟, 刘威, 等. 无菌果蝇模型的改进与酵母促进果蝇发育 [J]. 湖北大学学报（自然科学版）, 2017, 39（5）: 468-473.

［2］RAWLS J E, SAMUEL B S, GORDON J I. Gnotobiotic zebrafish reveal evolutionarily conserved responses to the gut microbiota [J]. Proceedings of the National Academy of Sciences of the United States of America, 2004, 101（13）: 4596-4601.

［3］朵建英, 王荫槐, 魏强. 悉生蚕的研究与应用 [J]. 中国比较医学杂志, 2012, 22（8）: 68-73.

［4］LESCAK E A, MILLIGAN-MYHRE K C. Teleostsas Model Organisms To Understand Host-Microbe Interactions[J]. Journal of bacteriology, 2017, 199（15）.

［5］BHATTARAI Y, KASHYAP P C. Germ-Free Mice Model for Studying Host-Microbial Interactions[J]. Methods Mol Biol, 2016, 1438: 123-35.

［6］FARZI A, FROHLICH E E, HOLZER P. Gut Microbiota and the Neuroendocrine System[J]. Neurotherapeutics: the journal of the American Society for Experimental NeuroTherapeutics, 2018, 15: 5-22.

［7］KUTSCHERA U, KHANNA R. Plant gnotobiology: Epiphytic microbes and sustainable agriculture[J]. Plant Signal Behav, 2016, 11（12）.

［8］BAI Y, MULLER D B, SRINIVAS G, et al. Functional overlap of the Arabidopsis leaf and root microbiota[J]. Nature, 2015, 528（7582）: 364-369.

【思考与探索】

1. 中药微生态研究包括哪些内容？在中药材生产和应用中有何意义？

2. 中药微生态组织有何特点？正常微生物研究有何意义？

3. 微生态系统中微生物之间有哪些相互关系？在微生态演替中有何意义？

4. 如何开展中药微生态研究？有哪些研究内容？

5. 微生态平衡和失调的意义？调整微生态失调有哪些措施？

第三章 药用植物微生态学

在长期协同进化选择过程中，植物与多种微生物形成一种复杂的生理和生态功能共缔合单位，并在维护植物健康和提高生产力方面发挥着重要作用。植物体表和体内不同生态环境给微生物的生长和繁殖提供了许多生态位，这些微生物包括细菌、真菌、原生生物、线虫和病毒等，在功能上包括有益、中性和有害的微生物，它们总称植物微生物组（microbiome）。尽管微生物组在营养和能源上增加了植物的负担，但微生物组携带远较宿主植物基因组大的信息量，增加植物体基因组总量并成为植物的"第二基因组"，赋予植物新的功能或增强部分功能，从而增加植物适应环境的能力和分布范围。

植物光合固定碳 5%~21% 通过根系分泌作用进入土壤，给土壤微生物提供了能源和碳源，并在根表面出现微生物丰富的狭窄土壤带，这些微生物在促进养分吸收、分泌激素类物质、阻止病原菌侵染等方面发挥着有益作用。环境中的部分微生物附生或寄生在植物地上部分表面，也发挥阻止病原菌侵染、分泌激素类物质或参与气孔关闭等作用。植物的非生物环境和生物群落之间复杂的多边互作关系决定着药用植物微生物组的群落结构和种群结构。药用植物受到非生物或生物胁迫时会产生和分泌一系列化学物质从环境中招募有益的微生物，或在生理状态改变后导致原有微生物群落结构的变化，以增强其抵御不良环境的能力。药用植物的部分活性物质本身就是植物微生态系统失衡的病理产物。同时，植物根际和叶际是两个独特、复杂的微生态系统，具有丰富的微生物类群，在现代农业生产和稳定、修复生态环境中作用显著。可见，药用植物微生态系统直接关系到药用植物的产量和中药材的质量，从植物胁迫、信号传导和微生物组之间的相互关系，利用植物微生物组有助于减少化肥、农药的使用，保证中药材产量和质量。

第一节　微生态环境和组织

药用植物不同细胞组织间隙和器官表面形成营养条件和环境条件各异的生态空间，这些生态空间生活着种类多、功能复杂的各种微生物。在植物个体发育不同时期都有大量的微生物出入植物各层次各类型的生态空间，在植物水分和营养吸收、生长发育、繁殖、代谢和抗性等方面，以及地球物质循环中都有重要作用。从而药用植物微生态系统的组成、功能以及演替直接影响到中药材产量和质量。

一、药用植物微生态空间

药用植物微生态空间是指具有自然属性并主导植物药用部位产量和质量的植物个体空间，包括根、茎、叶、花、果实或种子等器官表面及其内部的细胞组织间隙等。微生物群的生态空间有宿主个体、器官、组织和细胞等，包括生命因子和非生命因子，生命因子有细菌、真菌、病毒、衣原体、螺旋体、原虫及原生动物等；非生命因子包括微生物和宿主的代谢产物、细胞崩解物，以及这些微环境的温度、营养、水分、气体、pH 值及 Eh 等生物化学与生物物理学特性。宏观生态因子通过影响宿主而间接影响微生物群，从而影响植物生长发育和代谢，进而影响中药材产量和质量。

药用植物微生态系统中最大的生态空间是宿主个体。个体生态空间中环境相近而又性质迥异的器官或组织等称生态区，被子植物常可划分成根系和叶际两大生态系。每类下面有许多亚结构，根系又可分成根际和根内，根内还有木质部、韧皮部、木栓层等亚结构；叶际还可分成茎、叶、花、果实等亚结构。茎内生态区又可进一步细分成木质部、韧皮部、木栓层生态区；叶生态区又可进一步细分成叶面和叶肉生态区；花生态区又可进一步细分成花萼、花冠、雄蕊、雌蕊等生态区；果实又可进一步细分成果面、果肉和种子生态区等。

药用植物微生境是指微生物和宿主相应环境相互作用统一体的微空间层面，

如植物微生物的生境就是宿主植物，根系微生物的生境则是根系；根是一个生境，根面、根围、木质部、韧皮部、木栓层或皮层等则是不同的生态点；叶是一个生境，而叶面、叶肉、叶背等则是不同的生态点。生态位包括物理的微空间、微生物的作用以及微空间与微生物之间的相互作用等全部内容，微生态学中常常是多物种构成的多维生态位，生物物理学、生物化学和生态学结构极复杂，生态关系也十分复杂。例如，植物根尖的菌膜结构中，在根表面主要是专性厌氧菌，远离根表面是需氧菌，而中层是兼性厌氧菌等。植物不同部位的微生物群落之间存在明显差异，在属和种水平上宿主不同部位、环境因素和宿主基因型共同决定微生物群落的组成，而不同部位是决定微生物群落的主要因素，但真菌在根际和根内定植受随机变化影响。

二、药用植物微生态组织

植物的微生态组织结构包括微生态系统、微群落、微种群三个层次，微生态系统的范围可大可小，相互交错。个体是最大的微生态系统，包含许多不同等级的次级微生态系统。每个次级微生态系统占据一定的空间（器官、组织、细胞），其中的生物和非生物相互作用，并通过物质、能量及基因相互交流而形成具有一定结构和功能的统一体。药用植物按器官、组织、细胞层次进行划分，各次级微生态系统由于生境、生态点和生态位不同，定植的微生物群落和微种群也各不相同。根据植物微生物生态位不同常分成内生菌和附生菌，内生菌指定植在植物器官内的微生物，附生菌指栖息在植物器官表面的微生物。根据植物微生物存在的生态空间不同可分为根际微生物、根内微生物和叶际微生物等，根际微生物指定植在根系表面和根际土壤的微生物；叶际微生物指定植在植物地上部分（主要是枝叶）的微生物，包括地上部分内生菌和附生菌；根内微生物指定植在植物地下部分的微生物，包括内生菌和附生菌。本书主要介绍植物内生微生物、菌根生态、根系微生态和叶际微生态等与药用植物关系密切的次级微生态系统。

三、药用植物与微生物组

药用植物个体发育不同时期都有大量的微生物出入植物体内和体表，植物通过不同的策略控制其不同生长发育时期和各生态空间中微生物的组成和组合式样，其中根系分泌行为和免疫系统是其主要控制策略。植物微生物组在分类上包括细菌、真菌、原生生物、线虫和病毒等，从功能上又包括有益、中性和有害微生物，从它们存在的部位上包括根际微生物、根内生微生物、叶际微生物。在受到非生物或生物胁迫时植物产生并分泌一系列化合物，从环境中招募有益菌，以增强抵御不良环境的能力。

1.药用植物微生物组

非生物环境和生物群落之间复杂多变的互作关系决定着药用植物微生物组的群落结构和种群结构。植物生活史就是由共栖微生物介导的物质循环过程，微生物不仅参与植物的物质吸收、合成、代谢和分泌，还有提高植物抵御不良环境和病原菌侵害的能力。植物与周围环境之间以及微生物之间的相互作用决定植物各生态空间中微生物群落结构和种群结构，以及植物微生物组的组成和动态变化。

（1）药用植物微生物组的来源：植物微生物组主要来源于种子（繁殖材料）和土壤微生物组。种子微生物组包括长期栖息繁殖材料上的微生物，以及在生长环境新栖息的微生物，前者长期固定存在并与植物形成稳定的、紧密的关系，后者是临时获得的，而且与植物的关系松散，这种简单松散栖息关系也能逐步转变成固定紧密的关系。土壤微生物组借助土壤、空气、雨露、昆虫、花粉等媒介，实现土壤—植物、大气—植物、植物—植物、昆虫—植物的传递过程。在植物分泌行为和免疫系统等的选择作用下，部分环境微生物在特定时期和特定生态空间定植成为植物微生物组成员，仅少数能经繁殖材料传递到子代。植物繁殖材料上稳定存在的微生物属常驻菌，个体发育不同时期从生长环境中新进入微生物组的成员是植物特性和种子微生物组共同选择的结果，它们处于不断变化的动态平衡中，属植物暂居菌，但在植物个体发育中发挥着重要的作用，直接决定着药用植物健康状态和生产力，以及中药材产量和质量。

（2）药用植物微生物组的组成和动态：在门水平上，根际细菌群的丰度和分布与土壤相似；根际、根内和叶际细菌群落组成差异较大，根内生菌在变形菌门（Proteobacteria）和厚壁菌门（Firmicutes）的相对丰度常是根际的两倍或以上，而酸杆菌门（Acidobacteria）、浮霉菌门（Planctomycetes）、绿屈挠菌门（Chloroflexi）和疣微菌门（Verrucomicrobia）的相对丰度则较根际低两倍以上；叶际以变形菌门（占50％）、拟杆菌门（Bacteroidetes）、厚壁菌门和放线菌门（Actinobacteria）为优势菌群。植物微生物组中主要是子囊菌门（Ascomycota）和担子菌门（Basidiomycota）真菌，二者在根际的相对丰度高于土壤，内生子囊菌较根际丰富。

在属和种水平上，植物部位、环境因素和基因型决定微生物组成员，而叶际微生物组随着时间推移而主要由生境选择；植物部位（生态空间）的选择作用，使不同部位微生物群落存在明显差异；基因型主要影响根—土壤和根—芽界面，从土壤到根，然后到芽和花的多样性迅速丧失；内生微生物群与植物系统发育明显相关。微生物网络复杂性从土壤到根际、根内、叶内和叶际降低；细菌多样性以根际最高，叶际次之，根内和叶内也高于土壤；土壤和叶际的真菌多样性远高于其他部位，根际和叶内又高于根内。

植物地上部分处于快速变化的外部环境中，接种源包括气溶胶、昆虫、土壤、花粉和其他植物组织迁移的微生物，从而微生物组的可变性更大。尽管，植物根微生物组中细菌和真菌的群落装配不同于地上部分，但它们都是土壤微生物的子集，表明土壤是植物地上和地下部分微生物组的共同存储库，而其他来源是叶际真菌群落的重要储集库。植物生长过程中还受到病毒、线虫和原生生物等的直接影响，尽管病毒、原生生物和线虫在土壤中微生物群落组装和更新中起着至关重要的作用，但它们在植物微生物组的组装和更新中发挥的相关作用和功能尚不完全清楚。

（3）植物微生物组的核心菌群：指在特定植物持久存在的微生物群，这些菌群携带有宿主适应性所必需的功能基因。在田间条件下，不同地理位置的大麦、水稻、甘蔗、葡萄、柑橘、大豆和拟南芥等植物的根际微生物，在门和科水平上相似；在属水平上，不同物种的核心微生物群成员相同，都有假单胞菌属（Pseudomonas）、农杆菌属（Agrobacterium）、甲基杆菌属（Methylobacterium）、鞘氨醇单胞菌属（Sphingomonas）、欧文氏菌属（Erwinia）、枝孢属

（*Cladosporium*）、盾壳霉属（*Coniothyrium*）、油伏革菌属（*Resinicium*）和镰刀菌属（*Fusarium*）微生物。说明微生物对植物环境的保守适应，这些核心细菌属的多个成员通过产生激素、营养转移和/或保护植物免受生物或非生物胁迫。从而，鉴定植物相关核心微生物是研究如何构建合成微生物组，操纵植物—微生物组相互作用，促进植物生长和提高生产力的起点。在核心微生物群中，少数成员（如中心节点微生物）不是依靠高丰度，而是通过与宿主或其他微生物间的相互作用影响微生物群落结构。它们可能是直接或间接地影响微生物组组装的关键物种，并介导植物及其相关微生物组之间相互作用。这些中心物种变化明显影响植物微生物组组装，并不受外部因素（如位置和采样时间）的影响。同时，植物基因组中参与碳水化合物代谢和逆境应答的基因组区域控制着中心微生物的数量，中心微生物可能通过选择性装配和募集而将植物相关微生物组组织呈网络关系，从而协调宿主—微生物组的相互作用。在药用植物微生态研究中，除要重视促进植物生长和提高生产力的中心物种外，还需重视与药用植物活性成分形成和积累相关的中心物种。

（4）药用植物微生物组的动力学：植物生命周期中微生物组的群落和种群结构一直处于动态变化过程中，微生物组装配是由物种相互作用、环境和宿主共同决定的一个连续多步骤过程。植物早期定植的微生物常是经种子途径继代传播，这些微生物具有植物生态空间（种子解剖结构）差异选择的特征。种子发芽后，种子微生物优先与植物地上组织结合，而源自土壤的微生物则主要与根系关联。在植物生命周期中根际和根内微生物组可能是被动态募集和装配，而在不同地理位置该微生物组的时间变化具有一致性。植物营养生长阶段早期的微生物组成员处于高度动态变化中，在整个营养生长过程中逐步收敛，并在生殖生长阶段趋于稳定。在植物发育过程中，植物相关微生物群的组成随时间而变化，但部分核心微生物群始终保持较高的相对丰度。而提高植物耐旱性和抗病性等的特定微生物群可从母代传给子代，表明宿主基因和宿主相关微生物组之间的相互联系在植物微生物组装配中具有重要的作用。

2. 药用植物定植和微生物组装配

植物种子或其他繁殖材料长出的根伸入土壤后，土壤微生物就感知根系分泌物中有机酸和/或糖等植物源信号，通过鞭毛向根系移动并附着在根表面形成生物膜。在植物根、茎和叶微生物组中，具有编码有关细菌趋化性、鞭毛组装、运动性、生物膜形成、细菌分泌和双组分信号转导系统（two-component signal transduction system，TCS）蛋白质的基因远较土壤丰富。在营养丰富的植物相关环境中，有利于富含底物转运蛋白的变形菌门和厚壁菌门的细菌形成优势菌群。同时，微生物通过存在于根际界面的精氨酸和腐胺等多胺类信号分子感知植物存在，并促进微生物群附着和形成生物膜。植物微生物组成功定植后，植物信号传导途径的激活和/或营养胁迫介导的根系结构改变，导致各种微生物种群产生不同的生态位定植模式。

（1）微生物感知植物和定植：植物微生物组的选择性装配存在植物—微生物和微生物—微生物之间多种复杂的相互作用，其介导微生物定植有关的过程、途径和蛋白质，主要包括代谢和运输、微生物间相互作用、趋化性和细胞运动、生物膜产生、效应因子介导的定植和应激反应等。植物通过根系分泌的有机酸、糖类、次生代谢产物和 miRNA 等与微生物相互作用。土壤微生物在降解、利用和代谢不同根系分泌物的潜力各不相同，而一些富含转运蛋白库的微生物更有选择性优势，随后通过菌株特异性产物和抗菌分子感知介导微生物之间激烈相互作用形成微群落，微生物群体感应（quorum sensing，QS）或 TCS 信号在不同微种群之间和种群内通信中都起着关键作用。CRISPR 相关基因提供针对噬菌体的适应性免疫，并且在植物相关微群落中面临强大的选择压力。植物与微生物之间复杂的信息交流介导微生物群落的进一步定植，并在植物表面形成生物膜。不仅植物产生的化合物和信号诱导形成生物膜并影响其结构，细菌双组分、三组分或多组分信号转导系统也通过微生物途径调控生物膜形成的整合和协调。在胁迫条件下，可改变植物分泌模式，以选择性地募集有益"耐胁迫微生物组"。例如，在铁或磷胁迫条件下，转录因子 MYB72 和 β-葡萄糖苷酶 BGLU42 诱导香豆素合成而分泌莨苕亭，并选择有益菌改善胁迫压力。总体而言，植物微生物组与宿主之间的相互作用非常复杂，远未得到充分阐明。

（2）微生物摄取植物代谢物：植物代谢形成不同的化学环境，以及环境中有关微生物生长和存活需求的核心功能性状呈现过度表达。植物积极选择携带有参与碳水化合物代谢和运输的基因以及这些基因转录调控因子的微生物类群，植物相关的细菌和真菌可共享进化距离很远的碳水化合物代谢和运输相关酶。植物环境中富集的 α-变形菌门（Alphaproteobacteria）和 γ-变形菌门（Gammaproteobacteria）的快速生长细菌具有大量总转运蛋白（包括 ATP 结合盒、磷酸转移酶系统和药物/代谢物转运蛋白等），可摄取利用或产生各种化合物。植物提供稳定和可用的代谢物，可降低微生物组的选择压力，从而维持各种基本化合物的生物合成能力。植物分泌的氨基酸丰富时，特定的氨基酸营养缺陷菌株具有选择和适应性优势，如全球柑橘根际稀有携带氨基酸生物合成基因的微生物。铁载体在铁生物地球化学循环、病原体竞争、促进植物生长和跨界信号传导等各种生态现象中发挥着重要作用，在大麦、柑橘和葡萄根际富集产生铁载体的基因簇，美洲黑杨和水稻根内较根际富集更多产生铁载体的基因。可见，微生物跨界间相互合作有利于促进它们在植物生境的成功定植。

（3）微生物逃避植物防御：微生物逃避或抑制植物免疫系统不仅是病原体能成功侵染的必要条件，也是非病原体在植物不同生态位定植的关键。植物微生物组必须应对宿主识别微生物相关分子模式（microorganism-associated molecular patterns，MAMPs），如鞭毛蛋白、脂多糖、几丁质和土霉素衍生肽等。植物感知 MAMPs 包括产生活性氧（ROS）、丝裂原活化蛋白激酶（MAPK）的激活，以及水杨酸（SA）和茉莉酸（JA）信号通路诱导等。微生物分泌效应蛋白以逃避宿主植物的免疫监视，在植物微生物和根微生物组的细菌基因组中，类似植物和根的结构域（PREPARADOs）基因高度丰富，PREPARADOs 是植物微生物的一种"伪装"策略，通过与细胞外 MAMPs 分子（如甘露糖）结合而逃避 MAMPs 触发的植物免疫识别和应答，植物与植物微生物组中的真菌、卵菌和细菌之间共有大量的 PREPARADOs 结构域。分布在全球的健康柑橘、大麦根际样品中富集了涉及寄主—病原体相互作用［如三型分泌系统（T3SS）、毒力调节、侵袭和细胞内抗性］、微生物—微生物相互作用［如Ⅵ型分泌系统（T6SS）］和细菌—噬菌体相互作用（如噬菌体整合和转座因子）的几个因素，这些积极选择的现象是根际中植物—微生物组协同进化的证据。植物微生物中逃避植物防御的另一种机制可能是在触发植物防御反应后，从定植初始位点迁移的能力。

（4）微生物之间的相互作用：植物环境中活跃和/或富集的几种微生物基因，在微生物组各成员间的协同或竞争中发挥着作用。植物相关细菌生物合成不同类型天然产物的遗传潜力会影响微生物—微生物和微生物—植物的相互作用，微生物组中许多细菌基因组编码种间和种内杀菌机制（如抗生素），通过这些机制它们可以调节植物内其他微生物种群的分布、丰度和多样性。根内微生物组的病原体诱导、几丁质酶基因和编码非核糖体多肽合成酶（NRPSs）、聚酮化合物合成酶（PKSs）的基因簇是根内生微生物组抑制疾病功能的原因；而叶内生细菌的生物合成基因簇（BGC）可能参与着微生物与微生物间的相互作用和生态位适应。

QS 是一种细菌细胞间的通信机制，涉及酰基高丝氨酸内酯（acyl-homoserine lactone，AHL）、自体诱导肽（autoinducing peptides，AIP）和自体诱导物 II 类分子（autoinducer-2，AI-2）等信号分子的产生和感应。不同细菌类群可产生相同类型的信号分子，从而能与其他无关的类群进行协作或干扰。QS 分子也参与着跨界间的相互作用，植物感知 AHL 后将调节其代谢、免疫反应和根发育。例如，QS 介导穆子内生菌 Enterobacter sp. M6 向侵殖镰刀菌的根聚集，并在多层根毛堆叠形成物理屏障，阻止病原体进入和 / 或捕获病原体并将其杀死。从植物环境中分离的细菌中有 40%~50% 表现出 AHL 活性，近 50% 的分离菌株携带编码萜烯合酶的基因，而萜类化合物具有多种生物学和生态功能，萜烯还参与着界间信号传递。

细菌 T6SS 基因簇通过毒性效应因子及其同源免疫蛋白抑制竞争细胞。在大麦、柑橘、小麦和黄瓜根际微生物中发现多个 T6SS 基因富集，其中 T6SS 效应因子家族——Hyde1 能特异性抑制噬酸菌属的植物病原体。尽管，细菌间广泛存在 T6SS 杀伤机制，但其生态作用研究很少。可见，植物微生物组成员在植物环境定植可能需要包括资源获取、活动性、生境改变，以及各种微生物—微生物或植物—微生物相互作用的大量性状特征，但现有认识大部分未考虑整体论概念下的模块相互作用和协同相互作用。

3. 药用植物微生物组的功能

药用植物的生老病死就是植物微生态系统不断演替更新和解体的过程。宏观生态因子驱动药用植物微生态系统的演替更新，影响宿主适应性和生理生态功能。植物微生物组通过各种直接或间接机制给植物提供益处，主要发生在地下部分并通过植物运输或信号传递到其他部位。这些益处主要包括促进植物生长、缓解植物环境胁迫压力、防御病原体和害虫等方面。可见，植物微生物组在植物的水分和营养吸收，以及生长发育、繁殖、代谢和抗性等方面都发挥着重要的作用。

（1）微生物改善植物获取营养：植物微生物组直接通过固氮、释放无机盐中必需养分，以及增强植物吸收土壤水分、养分的能力，从而改善植物营养。AMF、BNL和非共生促生细菌能提高不溶性无机盐的生物利用率，改善宿主植物的根系结构，从而提高根系吸收水和无机盐的能力。植物外生菌根（ectomycorrhiza）真菌和内生菌根（endomycorrhiza）真菌不同的定植是植物有关养分利用效率的性状，外生菌根具菌定植是植物保存养分的策略，而AMF定植则需要获得养分。植物根系微生物通过铁螯合铁载体的溶解、矿化或分泌，给植物提供不易获得的无机磷酸盐和铁等营养物质。磷酸盐饥饿介导植物免疫反应的抑制可促进植物真菌建立共生关系，从而增加植物吸收无机磷酸盐。从而植物营养和免疫状态间的相互作用调节着微生物群介导的有益功能。

（2）提高植物抗病力：植物微生物组在植物防御和维护植物健康中发挥着重要的影响。植物根系分泌物刺激、富集和支持微生物在根表面形成菌膜结构，成为植物防御土传病原体的第一道防线。若病原体破坏了根际菌膜结构防线，则内生微生物组通过选择性富集拥有产生针对病原体的酶和次级代谢产物的微生物组成员以提供额外的保护层来保护植物。虽然这些微生物群与特定病原体之间相互作用的生物学机制复杂，但不同细菌属分泌抗真菌代谢物和挥发物是它们相似的机制。在抑制土传病的土壤中MAMPs触发的免疫途径被诱导到更高的水平，而放线菌门和厚壁菌门微生物大量存在可视为土传疾病抑制性的土壤预测标记。

植物微生物诱导系统抗性（ISR）的作用促进了抗菌化合物香豆素和苯并噁类等的分泌，从而增强了ISR菌株的募集。植物微生物组通过产生抗生素、裂解酶、挥发性物质和铁载体等保护植物免受病原体的侵害。微生物通过各种结构（如分泌系统、鞭毛和菌毛）以及蛋白质（如效应蛋白）触发ISR响应间接提高植物的防御能力，铁载体介导的共生体和植物病原体之间营养竞争也可减少病原体的效价。微生物组界间和界内的相互作用维持了微生态系统的平衡，从而保护植物免于生态失调。

（3）增强植物抗逆性：植物微生物组能改变植物个体基因型的适应性及其相关植物性状的表达，如自然或人为地改变微生物组可以改变植物开花时间1~5天。在非生物或生物胁迫条件下，植物常选择能提高胁迫抗性的微生物组，植物适应不利条件下（如干旱等）的性状可能取决于植物微生物组的群落演替和更新。干旱诱导植物产生的脱落酸会减弱植物免疫反应，从而有助于根部内生菌群落的重组，根部内生菌的群落演替可能通过产生植物激素和/或改变寄主的生理、生化活动实现减轻干旱损害。根际微生物组在利用根际分泌物中色氨酸和其他小分子物质过程中，产生生长素、赤霉素、细胞分裂素和植物激素类似物以刺激植物生长。同时生长素还诱导乙烯的直接前体乙酰辅酶 A 羧化酶（AAC）合酶的转录，以催化形成 ACC，ACC 经细菌 ACC 脱氨酶降解，从而缓解非生物胁迫。

（4）影响植物形态建构和生殖：在植物发育的过程中，植物微生物组介导信号调控或免疫应答对植物细胞组装做出适应性表型明显的调整，包括虫瘿等病理性形态和生理性根瘤等。微生物与植物表面接触并黏附后随即进入侵入阶段，植物在应对微生物入侵的进化过程中，其角质层、气孔和周皮、木栓层、表皮细胞等有关抗微生物侵入的结构也发生了适应性改变，如富含几丁质和类脂物质等，从而有助于引起植物相关免疫应答反应。微生物在引起植物组织适应性变化的同时，也引起植物器官表型改变，但这些常属于病理性改变。微生物在多大程度上影响花性状的进化以及影响花卉访客的适应度及其变化的反应等尚不完全清楚。

第二节 药用植物根系微生态系统

根系（root system）是一株植物全部根的总称，植物通过根系吸收养分和水分，固定地上部分，从而使植物地上部分能完善地生长。土壤是植物根生长的高度不均一介质，根系在生长过程中不断受到土壤水分、养分、有害物质和微生物等胁迫，从而在根系形态、吸收功能、分泌功能、根系微生物群落和种群等方面都会发生适应性改变。根系生物学过程推动着植物与土壤及其微生物之间的物质、能量和信息交换，这是植物在长期演化过程中形成的根系、微生物与土壤系统间的生态关系，即由根系及其周围土壤微域各个因子之间相互作用构成根系微生态系统。

根不仅是植物的吸收、代谢或储藏器官，也是分泌器官。根系通过呼吸和周转消耗光合产物并向土壤输入有机物，据测算仅直径小于 2 mm 的细根每年周转 1次就要消耗全球陆地生态系统净初级生产力（NPP）的 30%~50%。同时，根系主动或被动地向生长土壤中释放质子、离子和有机物等根系分泌物，使植物光合固定碳的 5%~21% 经根系分泌进入土壤。根系分泌过程一方面改善根际养分环境提高其生物有效性，另一方面提供了土壤微生物向根聚集信号分子和丰富的营养物质。根系分泌在离根轴表面数毫米范围之内形成了一个在物理、化学和生物学性质上不同于土体的微域环境，即根际。根际是植物—土壤—微生物三者相互作用最活跃的场所，根际微生物在植物根际营养中发挥分解有机物、释放与储蓄养分等作用。根系生物学过程深刻地影响着生物、地理、化学循环以及植物生长和植物对生物、非生物胁迫的耐受性等，从而根系微生态关系成为食物链污染、粮食安全、生态退化、全球气候变化等重大环境生态过程的关键因素，也是保证优质中药材生产的重要因素。

一、药用植物根系微环境特征

药用植物根系微生态环境，根据解剖结构分为成熟根和根尖，根尖又分成根冠、分生区、伸长区和成熟区，从外到内又分为表皮、皮层、维管柱等，成熟根和根尖又可划分成根内、根表和根际环境等。这些微环境的物理、化学和生物学性质不同。

1. 根系的物理环境

植物根系有直根系和须根系两类，直根系的主根发达，由主根不断发生的各级侧根组成根系，如裸子植物和大多数双子叶植物的根；须根系的主根不发达，由胚根以外部位不断发生新根而形成根系，如单子叶植物和少数双子叶植物的根。根尖吸收和分泌活动、根冠细胞不断脱落和更新以及根木栓层细胞的不断脱落，从而改变着根表面数毫米范围内土壤的物理、化学和生物学性质。因此，根系的物理环境可划分成根内、根表和根际环境；根据解剖结构分为成熟根和根尖，成熟根主要承担支持、固着、代谢、物质合成和物质储藏等功能，根尖是植物吸收和分泌以及根土互作最活跃的部位，又常分为根冠、分生区、伸长区和成熟区，成熟区从外到内又分为表皮、皮层、维管柱，表皮细胞排列紧密而无细胞间隙，外皮层和皮层细胞间隙明显，维管柱的细胞排列紧密。同时，成熟区不仅是吸收活动最活跃部位，也是土壤微生物侵染和进入植物体的主要部位，进入植物体的微生物沿胞间隙移动，定植在植物体的各生态空间。成熟根的外层为周皮，木栓层细胞壁上填充有木栓质且细胞排列紧密，栓内层和韧皮薄壁细胞的胞间隙明显，次生木质部细胞排列紧密。同时，成熟根和根尖除根内解剖结构不同外，其根表和根际环境也不同，植物整个根内、根表环境几乎是厌氧环境。

根际环境是植物根表面数毫米范围内的土壤微域空间环境，它是土壤—根系—微生物三者相互作用中物质循环、能量流动、信息交换最活跃的场所。根际的温度、湿度、pH值、土壤团粒结构、土壤通气性等都不同于土壤其他区域，土壤温度、湿度较高，pH值低，从根表面的厌氧环境向外氧浓度逐渐增加，大分子物质也逐步减少。

2. 根系的化学环境

根内环境从根尖的根冠、分生区、伸长区和成熟区以及成熟根段各部位的物质组成和化学性质存在差异，从下到上无机离子浓度逐步下降，有机物浓度逐步增加，化学环境也逐渐稳定。成熟区从外自内无机盐的浓度依次降低，而有机物的浓度也依次增加。从而植物根系各类物理环境中的差异也表现出化学性质的差异。

植物整个根内环境系从土壤中选择性地吸收离子或水分导致离子在根际土壤的消耗或积累，以及根系分泌和细胞死亡脱落等的影响，在根际形成了不同于土体土壤的化学环境。根系分泌的 H^+ 和 CO_2（HCO_3^-）、有机酸、氨基酸、糖类和蛋白质改变根际土壤的 pH 值，从而土壤无机营养元素和有害元素的生物有效性不仅有利矿质养分的吸收，也导致植物吸收有害元素增加。根系消耗或释放氧气而改变根际 Eh，从而改变有毒物质生物有效性形态的浓度，而根际土壤较高的 Eh 能降低土壤溶液中 Fe^{2+}、Mn^{2+} 及 H_2S 等有毒物质的浓度。例如，水稻根系泌氧维持较高 Eh，降低 Fe^{2+}、Mn^{2+} 浓度的同时伴随着 H^+ 的产生，导致土壤 pH 值降低；淹水植物供应铵态氮时会导致 H^+ 净分泌增加，使根际土壤酸化，从而增加土壤可溶性磷量。

植物根系由于吸收、分泌、代谢、物质合成和物质储藏等能力的差异性，而在不同解剖部位（物理环境）出现不同的化学环境。从根表到根际，H^+、营养元素离子和有机物的浓度逐渐降低，而因植物吸收较少的无机离子，故无机离子的浓度逐渐增加。从下而上有机物浓度总体上是逐步降低，根尖部位根际土壤中主要是有机酸、多糖、蛋白质和部分细胞壁组分，成熟根段的根际土壤中主要是细胞壁组分和部分植物次生代谢产物。

3. 根系的生物环境

植物根系生态空间提供了微生物定植和繁殖的不同环境和营养条件，从而植物根内和根际都存在大量的微生物，它们在根际生物学过程中发挥着重要的作用，根际效应不仅影响着药用植物生长发育和代谢过程，还影响着药用植物的经济产量、质量和有害物质的吸收积累。无论根际还是根内都存在数量庞大和关系复杂的细菌、放线菌、真菌、病毒、古菌和原生生物等。这些微生物的群落和种群组成与丰度受宿主植物基因型、土壤和环境条件的影响，它们与根系不仅影响物质吸收和植物生长发育，也影响根系不同分枝等级个体根的数量、直径、长度、比根长、表面积、氮含量、呼吸速率等，进一步影响植物生长、营养与健康。根系环境根据生态位特性可划分成根际、根表和根内三个不同的生态位，也可根据成熟根和根尖，再进一步分成根际、根表、根内不同的生态位，进一步还可以划分成根冠、分生区、伸长区和成熟区等。现依据根系生态位、生态功能并结合生产应用的特点，主要介绍根瘤、菌根、根际和内生菌。

二、药用植物的菌根

菌根是指植物根系与某些特定真菌形成的共生体。陆生维管植物中80%~90%的种类会与菌根真菌形成互惠互利的菌根共生关系，这种共生关系可为植物提供所需营养中80%的氮源与磷源。共生体中真菌菌丝体与寄主植物组织相通，又向根围土壤延伸扩展，从而扩大根系吸收面积。菌根真菌还将群落中不同植物联系起来形成共生网路，介导生态系统中养分的循环与分配。植物给菌根真菌提供其不能生产的碳水化合物，菌根真菌则提供植物不能直接吸收或吸收能力较弱的矿质元素。例如，菌根能活化吸收土壤中 Ca2-P 型、Ca8-P 型、Fe-P 型和 Al-P 型等磷酸盐中的磷，但不能活化 Ca10-P 型磷酸盐；真菌分泌的磷酸酶能作用于磷酯键，降解、活化土壤有机磷（占土壤全磷 20% ~ 50%），但不能活化利用根际外的有机磷；同时促进植物微量元素的吸收。菌根通过提高植物土壤养分、水分利用率和 CO_2 固定、光合效率，以及增进植物系生长及根系活力，促进植物生长，提高植物抗病与抗逆境的能力。同时，在自然生态系统中，同种和异种植物的根系间通过根外菌丝形成菌丝桥，在植株间进行养分传递以调节生态系统中资源配置和生态系统养分循环，以及维持系统物种多样性，在植物群落发生、演替和区系组成等方面也发挥着重要作用。

菌根真菌是一类专性活体营养微生物，不能单独进行培养。根据菌根真菌的系统发育、形态学特征及其宿主种类常可将菌根分为丛枝菌根（arbuscular mycorrhiza）、外生菌根、水晶兰菌根（monotropoid mycorrhiza）、兰科菌根（orchid mycorrhiza）和浆果鹃类菌根（arbutoid mycorrhiza）、欧石南类菌根（ericoid mycorrhiza）等类型。植物形成的菌根类型常取决于植物种类（科、属水平上），如兰科植物与菌根真菌共生具有一定的专一性，尤其在种子萌芽阶段；丛枝菌根和外生菌根的植物种类依赖性关系则更为复杂。其中，最普遍、经济价值大并与药用植物密切相关是丛枝菌根、兰科菌根，以及与树木、灌木共生的外生菌根。

1. 药用植物的丛枝菌根

丛枝菌根又称泡囊—丛枝菌根（vesicalar arbuscular，VA）是指 AMF 与植物根系形成的共生体系，AMF 也是植物成功登陆和维持生态系统多样性的重要伙伴。丛枝菌根的根外菌丝有两种类型，即厚壁的粗菌丝和薄壁的细小分枝菌丝，在粗菌丝上还可形成薄壁小囊、厚垣孢子、接合孢子等。AMF 具有高度的寄主和生境类型多样性，迄今报道的 AMF 仅有 3 纲 5 目 14 科 26 属约 250 种。植物根系向土壤分泌的分枝因子（BFs）能促进 AMF 孢子萌发和繁殖大量的菌丝，形成庞大的菌丝体表面积，增加了植物与真菌接触面积；AMF 也释放出一种可扩散的"Myc 因子"（MF）信号，并通过真菌细胞内 Ca^{2+} 介导，诱导寄主根系相关基因的表达，二者进而形成共生关系。AMF 不仅能有效地促进植物吸收水分和矿质元素，还促进根际固氮菌、磷细菌生长和共生固氮结瘤，提高植物抗逆性。

AMF 定植无宿主专一性，同种 AMF 能定植在多种植物，促进植物吸收利用土壤水分、磷等无机盐，同一植物的根系上能维系多种 AMF 共存。尽管，植物与 AMF 之间无明显的选择特异性，但二者之间存在亲和力差异，AMF 外部菌丝连接着不同种或同种植物的根系，影响着植物间营养元素分配和信息交流。菌根植物每单位根段的磷吸收率为非菌根植物的 2~3 倍，在磷缺乏土壤中，AMF 对植物磷吸收的贡献率可为 30%~75%，最高可达 90%。AMF 主要依靠磷酸盐转运蛋白（Pht）完成磷酸盐的吸收，低磷胁迫下，Pht1 表达常显著上调，从而增强磷酸盐吸收转运能力。AMF 也能促进氮素营养吸收，在氮缺乏土壤中，AMF 会加速侵染植物，促进宿主植物吸收氮素。植物吸收的总氮中约 30% 来自 AMF 菌丝吸收的氮，AMF 还能促进豆科植物 BNL 的生长，增加 BNL 的固氮作用。AMF 通过谷氨酰胺途径将土壤中有机氮转变成富氮的精氨酸，并以氨基酸形式在菌丝中运输，运输至植物根表面后，由根内菌丝以无机氮的形式运输到植物体内以参与植物体内的氮素循环。

AMF 侵染药用植物后，一方面能改善植物营养条件，提高植物在干旱、缺营养和重金属、盐碱等环境胁迫下的生存能力，从而有助于保证中药材产量。例如，在高浓度铅胁迫下，罗勒接种根内根孢囊霉可保证其产量和质量；万寿菊或积分别接种缩球囊霉、摩西球囊霉、地表球囊霉、透光球囊霉，均可提高两种植物的抗旱性。另一方面，AMF 能促进植物活性物质（如萜类、酚类、醇类等）的生物合成和积累。例如，白术接种摩西球囊霉可显著提高萜烯类活性物质含量；聚生球囊霉接种则能提高阿育魏实、胡荽、茴香中麝香草酚、香叶醇、芳樟醇、茴香脑的含量；黄芪接种摩西球囊霉能提高黄酮类化合物的含量；甘草接种摩西球囊霉、地表球囊霉能显著提高甘草酸的含量；长春花接种球囊霉属等不同 AMF 后，能大幅提升根部酚类物质的含量；丹参分别接种 5 种 AMF 或其不同组合，根部产量、丹参酮类和丹酚酸类含量出现明显差异，有些 AMF 或不同组合能提高产量和活性成分含量，有一些则降低，而大部分接种类型没有统计学差异。因此，AMF 菌株必须经过选择，才能在中药材安全、有序和有效生产中发挥着重要作用。

2. 兰科菌根

兰科菌根是指兰科植物与真菌形成的共生联合体。兰科菌根真菌（OrMF）是内生菌根真菌，主要侵染兰科植物种子或植物新根形成共生关系，并能明显影响兰科种子萌发和植株生长发育等生命活动过程。兰科植物多达 28 484 种，但 OrMF 侵染和兰科植物建立共生关系与宿主无关，具有非特异性而呈强烈的地域特色。OrMF 主要属担子菌和半知菌，少数属子囊菌，常见有半知菌的丝核菌属（*Rhizoctonia*）和伏革菌属（*Corticium*），担子菌的亡革菌属（*Thanatephorus*）、角担子菌属（*Ceratobasidium*）和胶膜菌属（*Tulasnella*）等。

兰科植物种子微小，胚未分化完全，不含胚乳，在自然环境中无法依靠自身营养物质完成种子萌发。兰科植物原球茎（早期幼苗）阶段必须依赖真菌获得营养，不仅通过消化菌丝获取碳、氮等营养物质，真菌也将营养物质经形成的菌丝团和植物细胞界面传递给原球茎。OrMF 是兰科植物种子萌发和幼苗建成重要的营养来源，必须依赖 OrMF 提供的营养才能萌发并形成幼苗。在光合自养型和异养型兰科植物的种子萌发及幼苗形态建成中，OrMF 发挥的作用存在差异，部分光合自养型兰科植物种子必须依赖真菌侵染才能萌发，而白芨等一些光合自养型兰科植物的种子在拌菌播种和无菌条件下都能正常萌发，但拌菌播种萌发的幼苗分化率和生长速度明显加快。同时，通常从兰科的成年植物根中分到的真菌并不支持种子的萌发，这可能是因为萌发菌不仅为种子提供碳、氮等营养物质，还提供酶、维生素和激素类等一些涉及促进种子萌发、幼苗分化有关的物质。目前报道的兰科植物萌发共生真菌包括 35 属，分属担子菌门和子囊菌门，其中主要是丝核菌类。萌发菌多属腐生微生物，一方面能分解有机物，另一方面通过菌丝高效地将营养物质传递给种子，有效促进种子萌发和幼苗建成。

兰科药用植物属菌根依赖性植物，特别是种子萌发必须依赖 OrMF，从而人工引种栽培兰科药用植物时，最重要的工作就是筛选有效的 OrMF。例如，石斛 OrMF 的发现促进了试管苗大面积生产中药材；在天麻有性繁殖中，广泛应用促进天麻种子萌发及其生长的真菌，并有效地改善了天麻的产量及质量。

3. 外生菌根

外生菌根的特征是真菌菌丝不伸入根部细胞而蔓延于外皮层细胞间，并紧密地包围未木栓化营养根表面而形成菌套，菌丝伸入周围土壤而代替根毛的作用，使根系吸收范围扩大60倍以上，有效扩大根系养分吸收空间，宿主植物吸磷总量的90%源自外生菌丝吸收的磷。多数木本植物具有外生菌根，外生菌根由菌套、哈蒂氏网、外延菌丝、菌索以及菌核等部分组成。菌套包围在植物营养根周围，通过吸收营养、储藏营养以及有效隔开病原微生物与植物营养根等方式增强宿主植物抗病性、抗逆性；哈蒂氏网是菌套内层菌丝从幼嫩根表层细胞进入皮层细胞并在皮层细胞间延伸形成的网状结构，增大了菌丝与植物表皮细胞的接触面积，也是真菌与植物间物质交换的重要场所；外延菌丝是菌套表层菌丝向土壤环境延伸并形成庞大的菌丝网，从而提高了植物利用土壤养分、水分的能力，同时也将生态系统中同种和不同种植物个体有机联系在一起，从而实现土壤养分、水分、能量的重新分配和信息交流。

三、药用植物根际微生态

植物根系分泌物的化学组成复杂，包括氨基酸、有机酸、葡萄糖、果糖、蔗糖、木糖等单糖和低聚糖类，硫酸酶、转化酶、淀粉酶、蛋白酶等酶类和蛋白质、多糖，以及生物素、硫胺素、烟酸、胆碱、RNA和黄酮类、苯丙素类、乙酰配基类、萜类、甾类、生物碱类等植物次生代谢产物。这些物质不仅是根际微生物的信号物质、碳源和能源，也是植物自毒物质和化感物质。由于土壤中的细菌、真菌、病毒、古菌和原生生物等利用根系分泌物能力的差异性，所以根际微生物是由不同种群构成的有机集群。根际微生物在利用根系分泌物过程中也分泌一些特定物质改变根系的代谢、生长、发育、分泌及根形态和结构，改善根际营养的有效性，提高植物根系吸收土壤养分和植物抗逆的能力。从而根际是土壤中化学和生物学过程中最活跃的区域，以及土壤微生物活动特别旺盛的区域，根际细菌数量达 10^9 CFU/g，放线菌达 10^7 CFU/g，真菌达 10^6 CFU/g，常是非根际土的1~100倍，它们主要来自土壤微生物。因此，根际微生物与根系组成一个特殊的生态系统，即根际微生态系统。除菌根和根瘤外，这里主要介绍细菌、放线菌、真菌和原生生物等。

1. 根际细菌

根际细菌多数属厚壁菌门、放线菌门和 α - 变形菌纲。它们在植物根际环境中不仅丰度高，而且部分菌群在根表面形成菌膜结构，常常是植物有益菌或中性菌；菌膜内层通常是厌氧菌，中层主要是兼性厌氧菌，外层主要是兼性厌氧菌和好氧菌。例如，自生固氮细菌和根际共生联合固氮细菌等可将固定的氮素迅速转移到宿主植物，增加植物氮素的利用；植物根分泌物又为根际固氮细菌提供营养来源，维持固氮细菌生长繁殖所需。通常将定植于根际并能促进植物生长或发挥保护作用的细菌称为 PGPR。PGPR 能直接改善植物根际营养环境，促进植物吸收利用矿质营养和水，产生铁载体以及多种生理活性物质刺激作物生长；或抑制根际有害微生物生长等间接发挥促生作用，而 PGPR 的有益作用常是多种效应的综合结果。

PGPR 常以自生固氮、共生固氮和联合共生固氮等方式，给植物生长提供氮元素，发挥改善植物氮素营养的作用。例如，麦冬、当归、丹参等药用植物根际均存在氨化细菌、亚硝化细菌、好氧固氮菌、厌氧固氮菌和假单胞菌等。PGPR 通过释放有机酸或分泌胞外磷酸酶，将土壤中不溶性无机磷或有机磷转化成能被植物吸收和利用的有效磷。药用植物根际都存在有机磷分解菌、无机磷分解菌、硫化细菌等。PGPR 通过分泌植物生长素、赤霉素、细胞分裂素、脱落酸、乙烯等协调地调控植物生长发育的生命活动过程。例如，PGPR 中的肠杆菌、BNL、固氮醋酸杆菌分泌植物生长素。PGPR 通过分泌抗生素、水解酶等或竞争病原微生物所需物质，从而发挥生物防治作用。例如，荧光假单胞菌能分泌 2，4- 二乙酰基间苯三酚（2，4-DAPG）、氰化氢和藤黄绿菌素等抑制致病真菌生长的物质，假单胞菌能分泌溶解腐皮镰刀菌菌丝的几丁质酶和昆布多糖酶。PGPR 通过分泌铁载体与根际病原微生物争夺铁营养，进而达到抑制病原微生物生长繁殖的目的。

目前，许多粮食作物、经济作物和药用植物的 PGPR 都进行过分离鉴定，证实许多根际微生物具有显著的促生作用，主要有假单胞菌属、芽孢杆菌属（*Bacillus*）、固氮菌属（*Azotobacter*）、固氮螺菌属（*Azospirillum*）等 20 多属，其中荧光假单胞菌在大多数植物根际和根面都占了绝对优势，比例为

60%~93%。药用植物 PGPR 除具有促生作用外，还有促进植物次生代谢产物合成及提高产量和改善中药材质量的作用。尽管，植物 PGPR 制成的各种菌剂在农作物和经济作物生产中都取得了显著增产和生物防治效果，但由于 PGPR 的繁殖和活性受到土著菌的竞争和土壤环境因子的影响，从而导致 PGPR 田间应用时效果不稳定或不明显。

2. 根际真菌

根际真菌的数量庞大，种类多样，包括外生菌根真菌、AMF 和非菌根真菌等类型。非菌根真菌包括植物的有益菌、中性菌或致病菌，它们通过固氮、溶磷、产生嗜铁素和调控激素，以及通过竞争和诱导抗性提高植物的抗病能力。

3. 根际放线菌

根际放线菌数量大，如凤丹根际放线菌有 5 纲，5 目，34 科，96 属，1 000 多个操作分类单元（OTUs）。放线菌通常产生抗生素、有机酸、生物碱等重要的次生代谢产物，这些产物是抗癌药、新型抗生素、植物促生剂、生物农药、纳米新材料等的重要来源。植物根际放线菌也通过固氮、溶磷、产生嗜铁素、调控激素和拮抗病原微生物等发挥有益作用。同时，放线菌是生态农业、食品工业、制药工业和环境治理等方面的重要微生物资源。

4. 根际原生生物

根际原生生物主要来源于土壤，它们是单细胞生物，具细胞核和细胞器。类似藻类者是含有叶绿体并进行光合作用的自养类型，类似菌类者是吞噬有机物或分解并吸收有机分子的异养生物，类似动物者是吞噬大食物的异养类型。根际原生生物是提高作物产量的主要功能微生物类型，但在根际微生态系统中的生态功能了解较少。

四、药用植物根内微生态

植物根系各组织细胞间隙中都定植有大量的微生物，它们包括细菌、真菌、原生生物和病毒等，并依存于植物体内环境并处于动态平衡中，而且与宿主之间存在复杂的动力学关系。根系内部的微生物群落组合取决于植物与周围环境之间的相互作用，并通过根系分泌行为及其免疫系统等不同的策略控制。这些内生微生物属于植物正常的微生物群，从发芽、生长到成熟过程中许多微生物都有可能进入植物体内，多种微生物进入植物体后在营养和能源上增加了植物的负担，同时也增加了植物体内的基因组总量，给植物带来了新功能或增强部分功能，增加了植物适应和传播范围。根内生微生物的种类多、功能复杂，它们不仅参与着植物的物质吸收、合成、代谢、分泌等重要的生命活动过程，还参与抵御不良环境和病原微生物的侵害，并增加了宿主植物的耐盐性、耐热性、抗病性，以及产生植物激素促进宿主植物生长等作用。同时，根内生微生物能产生与宿主植物相同或相似的成分以及新的生物活性成分，从而在医药、农业、生物新型材料和环境修复等方面都是重要的微生物资源。目前研究较多的类群主要有根内生真菌、细菌和放线菌。

1. 根内生真菌

根内生真菌主要来自土壤微生物，少数来自繁殖材料；大多数属子囊菌和半知菌，少为担子菌。它们也具有固氮、溶磷等功能以提高植物的水肥利用效率，分泌植物激素促进植物生长，以及提高植物耐盐性、耐热性、抗病性等。植物益生菌是目前根内生真菌研究的热点。药用植物的根内生真菌的兴起于 1993 年，发现红豆杉根内生真菌能产生紫杉醇，迄今已开展过 500 余种药用植物内生真菌的研究，并从内生真菌中分离出近 10 000 种天然产物，其中有一些结构新颖、活性较好的化合物。同时，药用植物内生真菌都存在一些能产生与宿主植物相同或相似的化合物。也发现了一些能提高药用植物产量和活性成分的内生真菌。这些说明主要有内生真菌具有多种生态功能，特别是真核生物，基因组种类多，携带有药用植物缺少或效能更高的基因簇，不仅赋予药用植物新的适应功能，更重要的是赋予植物新的代谢、合成能力，从而与中药道地性的形成密切相关。

2. 根内生细菌和放线菌

根内生细菌和放线菌主要来自土壤微生物，相较根内生真菌的研究相对较少，它们在药用植物微生态系统的功能与根际细菌和放线菌相似，能直接改善植物根际营养环境，促进植物吸收利用矿质营养和水，产生铁载体以及多种生理活性物质刺激作物生长；或抑制根际有害微生物生长等间接发挥促生作用。根内生细菌中的益生菌称胞内根际促生菌（intracellular PGPR，iPGPR）。

3. 根瘤

根瘤是指 BNL 寄生在豆科等植物根组织中建成共生关系而在根系上生长的特殊瘤状物。BNL 是土壤中的革兰阴性杆菌，在适宜条件下能侵染豆科等植物并与之进行共生结瘤固氮，将空气中游离态氮气转化成植物可以利用的化合态氮。BNL 与豆科植物共生是最强的生物固氮体系，约占生物固氮总量的 65%。目前，描述的 BNL 属于变形菌类，共计 17 属，100 余种。尽管，非豆科植物（如禾本科作物）接种 BNL 不形成类根瘤，但能提高非豆科植物吸收氮、磷等元素，提高根呼吸强度和光合效率，调节激素水平，从而增强植物的抗逆性。

豆科药用植物有 109 属，600 余种，其中《中国药典》（2020 年版）收载有 31 种常用中药材。这些药用植物的根部都能与 BNL 共生形成根瘤并发挥固氮作用，形成根瘤不仅影响生物固氮和氮肥利用，同时也影响中药材产量和质量。例如，广金钱草结瘤植株的总黄酮约是未结瘤植株的 1.5 倍，组成成分也会发生改变；甘草接种 BNL 后能不同程度改善各项生长性状。可见，利用 BNL 接种豆科药用植物形成共生固氮效应的根瘤，或接种非豆科药用植物，不仅能满足药用植物的氮素需求，减少氮肥施用量，还能提高产量和改善中药材的质量，对中药材生态生产具有重要意义。

五、根系分泌物与微生物

根系分泌物是指植物生长发育过程中，根系通过各种途径不断向周围环境分泌质子、离子和有机物等的总称，包括健康植物组织释放进入根际土壤的各类物质，以及植物根脱落组织或根的分解产物。分泌物根据来源可分为：①从根细胞中自由扩散出来的小分子有机物，即渗出物。②由根细胞分泌到根际土壤的各类物质，包括小分子有机物和大分子多糖、蛋白质，即泌出物。③根脱落组织或根系残体的降解产物，即分解物。根据化学成分可分为碳水化合物、氨基酸、有机酸、肽、维生素、核苷、脂肪酸、酶类等和有害毒素。根系分泌物是根际微生物营养物质的主要来源，直接影响根际土壤内细菌、放线菌、真菌、藻类和原生动物等微生物的生长繁殖（图3-1）。同时，根际微生物又会反作用于根系分泌物，通过各种途径影响分泌物的产生和组成。

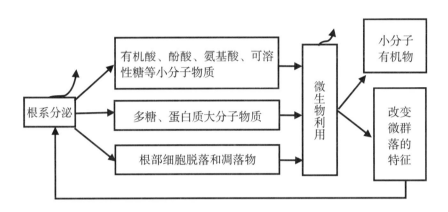

图3-1 根—根系分泌物—根际微生物间的相互作用

六、连作障碍与根系微生态

连作障碍（succession cropping obstacle）是指连续在同一土壤上栽培同种作物或近缘作物引起的作物生长发育异常。连作障碍常表现为植株生长发育不良，产量、质量下降；极端情况下局部死苗，不发苗或发苗不旺；受害植物根系多数发生褐变、分支减少，活力低下，分布范围狭小，导致吸收水分、养分的能力下降等。大多数药用植物均存在或轻或重的连作障碍，易发生严重连作障碍的药用植物主要集中在茄科、豆科、十字花科、葫芦科和蔷薇科等。尽管，连作障碍的发生有养分过度消耗、土壤理化性质恶化、病虫害增加和有毒物质（包括化感物质等）的累积等多种原因，但前茬植物根系分泌物刺激某些有害微生物的生长和繁殖，在这些微生物抑制下茬作物的生长是造成连作障碍的重要原因。例如，大豆根系分泌物能促进大豆常发主要病害——大豆孢囊线虫的孵化；大豆连作3年以上土壤细菌数量减少，真菌数量增加，土壤由高肥力"细菌型"向低肥力"真菌型"转化。可见，药用植物发生连作障碍的主要原因是根系微生态失调，从而解决连作障碍的策略就是重建恢复药用植物良好的根系微生态系统和土壤微生态系统。

第三节 药用植物叶际微生态系统

叶际是指植物叶、茎、花、果等植物地上部分的表面和内部空间环境，这些生态空间及其生长的各类微生物构成了植物叶际微生态系统。叶际微生物组来源于土壤、种子和空气等。在自然环境中，根际和叶际微生物组可能相互影响，并通过风、雨水飞溅或昆虫爬行等进行微生物的交流。叶际生境大，叶际定植的微生物在宿主植物抵御病虫害、促进生长和固氮等方面发挥着重要作用。

一、药用植物叶际微环境特征

叶际是一个营养不均衡的生境，叶际表面和内部环境的差异较大，外部环境条件也处于不断变化之中。由于植物个体发育中，地上部分发生的先后时序不同，导致各部分接受的微生物接种源不同，同一器官在不同时间和外部环境条件下也存在不同的接种源。从而导致叶际微生物群落的变化和波动较大。叶际微生物群除来源于种子和土壤外，还有来源于其他动植物的微生物。

1. 叶际物理和化学环境

植物地上部分处于环境的温度、湿度、光、浮尘和气体组分处于不断变化中，从而植物的叶、茎、花、果等部分外部环境条件和表面的物理、化学环境几乎相同。器官表面细胞排列紧密，在叶表面的气孔、叶脉突起和茸毛等构成微生物的生存空间，叶表面常具有角质层；茎表皮有气孔、茸毛或皮孔等是微生物的生存空间，表皮具有角质层，或木栓细胞填充有木栓质。叶际表面温湿度随空气变化而变化，稳定性差，紫外线辐射大，CO_2 和 O_2 充分，小分子有机物和糖类、蛋白质等的含量低。

植物的叶、茎、花、果等器官在植物个体发育中出现的时序不同，导致它们表面和内部物理结构、物质组成和化学性质存在差异。根据植物地上部分的物理和化学性质可划分成叶、茎、花、果等环境，叶又分成叶面和叶背环境，花又分成花萼、花冠、雄蕊、雌蕊等，果又分成果皮和种子等环境，它们都还可进一步划分。植物地上部分的内部环境条件也存在差异，叶片上表面的叶肉细胞通常排列紧密，下面的叶肉细胞排列疏松，细胞间隙大，CO_2 和 O_2 充分，水分、小分子碳水丰富；茎、花、果等的内部环境条件类似，细胞排列疏松，细胞间隙大，水分、小分子碳水丰富。

2. 叶际的生物环境

叶际微生物主要来源繁殖材料的微生物、空气微生物和其他动植物微生物，种子微生物随地上部分生长发育主要定植在叶际内部环境，空气微生物在雨露帮助下附着在植物体表面并在适宜生态空间定植，或通过叶片气孔进入植物体内环境中。其他动植物微生物经动物（主要是昆虫）传播后在适宜生态空间定植。土壤微生物也可通过植物根际进入植物系统中，通过植物内环境转运至叶际定植。叶际各生态空间都栖居有大量的细菌、真菌、病毒和原生动物等微生物。尽管，土壤、根际、叶际和空气之间存在数量较大的共享微生物群，但它们的微生物群落结构之间存在显著区别，叶际微生物多样性及丰度远不及根际和土壤环境。

叶际是一个营养不均衡、环境波动性大的生境，叶际表面和内部环境的差异较大。由于外部环境条件波动性大，导致叶际表面的微生物呈现季相变化，而叶际内部较表面环境的微生物群落和种群结构稳定，叶际内部和早期表面的微生物群落主要受到基因型、繁殖材料和土壤的影响。叶片微生物群叶片后期在周围相关环境选择压力下形成特定的微生物群落结构，并由植物基础免疫和叶片水分平衡通路控制、维持叶际微生物群稳态，叶际微生物群失衡会破坏植物健康。同时，植物地上各部分发生发育时间序列不同，导致各部分的微生物群落和种群结构差异也大，花萼、花瓣、雄蕊、果实表面和叶片表面的微生物呈现季相变化的特征。叶片微生物群落结构主要影响植物营养健康，果和种子的微生物群落结构还会影响植物繁殖和后代生存，这也是叶际微生态关注的重点。

二、叶片微生态

叶片是一个营养不均衡的生境，叶表面和内部环境的差异较大，叶上表面和下表面的环境差异也大。叶片表面蜡质是限制叶微生物利用水分和营养物质的重要因素。叶表面的水分和营养物质主要分布在叶片表皮细胞间和受损的细胞表面，微生物主要分布在气孔、毛状体、叶片纹理和表皮细胞间凹槽内。微生物在叶定植初期会分泌化学物质以获取足够的营养和水分，促进自生细胞生长和繁殖。例如，叶面约12%的细菌能够分泌表面活性剂类化学物质，以适应叶际生境获取水分和营养物质。叶片定植的细菌为 $10^5 \sim 10^6$ cells/（g·FW），包括生防细菌、产生长激素细菌及固氮菌等有益菌，其中苏云金芽孢杆菌可达 10^4 cells/（g·FW），固氮菌可达 10^6 cells/（g·FW）；叶片定植的真菌可为 $10^3 \sim 10^4$ cells/（g·FW），存在一些碳、氮等营养物质循环，以及提高植物的抗病性的有益真菌，从春天到秋天真菌群落组成发生巨大变化，酵母菌丰度增加，病原真菌减少。植物通过 CAD1、PTI 途径和 MIN7 途径共同调控叶内微生物数目和多样性，阻止菌群失调以维持植物健康。

叶片微生物群中一些拟杆菌能释出蛋白酶溶解病害菌的菌丝，提高植物防御酶类的活性，诱导作物产生系统抗病性。丝状真菌能产生对白粉菌有害的胞外脂肪酸，能自然嵌入白粉菌体内破坏其细胞。苏云金芽孢杆菌是传统生物杀虫剂，可以保护植物免受草食昆虫的侵害。肠杆菌能产生植物生长激素和细胞激动素，促进植物叶和茎干生长。叶片上还有大量固氮细菌能提供氮素营养。此外，叶片微生物群还能利用农药或空气中挥发性有机化合物作为营养物质，以及参与植物光合代谢过程。可见，叶片微生物组通过提高植物抗病性、抗虫性及分泌激素以促进植物生长、固氮提供氮素营养、降解有害有机分子等，从而发挥保护植物健康的作用。其中苏云金芽孢杆菌是目前研究和利用最广泛和深入的叶片有益微生物。

三、种子微生态

种子是植物微生物群的初始接种体，参与着植物微生物的代际传递，决定早期植物微生物组装和组合式样。种子微生物群主要来源于母株、花途径和接触污染的微生物，母株来源的微生物包括上代的种子微生物和部分土壤环境微生物经植物内部的木质部或非维管组织传递。花途径传递的微生物包括来源于花粉、柱头等微生物。接触污染是种子成熟后定植的各种环境微生物。种子微生物组既是种子微生物群落组装的终点，又是新的幼苗微生物群落组装的起点，种子携带的病原菌也可能造成流行病，从而其组合式样不仅影响种子质量，还进一步影响植物适应性和植物生产力，从而它是植物适宜性的关键组成部分，在可持续性农业系统中发挥着至关重要的作用。

　　种子微生物群包括细菌、真菌、病毒和原生动物等微生物，从数十种至上千种不等，细菌主要来源于变形菌门、放线菌门、厚壁菌门和拟杆菌门，真菌主要来源于子囊菌门和担子菌门。总体上原核生物占 50% 以上，是种子微生物群的优势菌群，但不同植物种子之间原核生物丰富度和真菌丰富度的比例变化较大。尽管，世界各地的种子样本中检测到微生物群差异非常大，但植物物种之间共享大约 30 个细菌和真菌类群，特别是泛菌属（*Pantoea*）、假单胞菌属（*Pseudomonas*）、枝孢菌属（*Cladosporium*）和链格孢属（*Alternaria*）是不同物种种子之间共享微生物群。种子中卵菌、原生生物、病毒等认识较缺乏。随着种子微生物组的研究和认识不断深入，它将是种子创新的关键生物技术资源，设计有效的微生物组工程，开发微生物生物刺激剂或生物防治剂，以解决药用植物生产中种子退化、连作障碍等问题，降低应用成本和环境负面影响，促进植物健康和提高药用植物生产力。

第四节　药用植物免疫微生态

　　药用植物体内、体表和其相关环境中存在各种各样的微生物，许多微生物进入机体要在适宜条件下才能繁殖，同时机体也会启动各种防御机制进行对抗，保持机体内、外环境平衡，该过程和反应称免疫。病原微生物侵入机体并在体内生长繁殖，引起机体一系列病理过程称感染。从微生态学角度，感染则是指在一定条件下机体内正常微生物群发生易位、数量发生增减或易主。免疫是机体的一种生理功能，机体依靠该功能识别"自己"和"非己"成分，从而破坏和排斥进入机体的抗原物质（如病菌等）或机体本身所产生的损伤细胞以维持机体的健康。

植物生长的环境条件是影响药用植物产量和质量的重要因素，特别是植物病害是影响药用植物产量的重要因素之一。植物适应各种不利环境条件的能力称植物抗性（plant resistance），表现在避性、御性和耐性。避性是指植物在生长发育过程或其特定阶段避开逆境发生的时期。例如，沙生短命植物和喜温植物在低温到来前结实等，这是植物接触逆境，而生理特性与无抗性植物没有差异。当逆境出现后，植物形态结构和生理功能不发生与之相应改变的能力称御性。植物体内发生与环境变化相应改变以减少或不受这些变化伤害或能修复所受伤害的能力称耐性。御性和耐性是植物抗性的重要组成部分，但都有一定限度，超过该限度，植物体不可避免地发生不利变化，以致受到伤害，甚至死亡。植物的抗旱性、抗涝性、抗冷性、抗热性、抗盐性、抗冻性、抗污染性常与植物营养和水分条件等有关，将在营养微生态部分讨论，这里仅在植物微生态范围内讨论药用植物抗病性相关问题。植物受到病原微生物侵染不仅会引起减产，还会出现形态结构、代谢产物改变，进而直接影响中药的安全性和有效性。部分中药材或有效成分形成与病原微生物侵染直接相关，因此植物免疫微生态在保证药用植物生产中具有重要的价值。

一、植物的抗病机制

植物在长期抵御病原微生物入侵的过程中，进化出了一套非常复杂的免疫系统，植物免疫机制是药用植物遗传改良工作的重要理论基础。植物直接抵抗病原微生物入侵的能力称植物抗病性或植物免疫，包括抗侵入、抗寄生及抗再侵染等特性。植物常见的抗病机制包括预制结构和化合物以及诱导型感染后植物防御类型，它们又可分为物理防御和化学防御两类（图3-2）。第一种抗病机制是：植物长期进化形成具有抵抗病原微生物入侵的形态结构和化合物，包括植物表面的角质层、蜡质层、木栓层和特化细胞壁等结构，抗生素、糖苷、皂苷等次生代谢产物，抗菌蛋白、酶抑制剂、降解病原微生物所产毒素的酶，以及感知病原微生物存在并激活可诱导的植物防御的受体等。第二种抗病机制是：植物接触病原微生物后诱导植物产生的物理防御和化学防御，包括在病原微生物入侵点附近薄壁细胞的细胞壁添加纤维素、木质素、木栓质、细胞壁蛋白等，形成大量厚壁细胞以限制菌丝蔓延伸展，或组织迅速木质化、木栓化甚至坏死以断绝入侵病原微生物的营养来源，或迅速产生过氧化氢、过氧亚硝酸盐活或次生代谢产物等能杀死病原微生物的特殊抗生物质，以及防御素、硫蛋白或 PR-1 蛋白等植物抗病相关蛋白，或几丁质酶、β-葡聚糖酶或过氧化物酶等抗菌酶，或诱发由"抵抗基因"介导与防御相关的快速宿主细胞死亡反应。从微生态学的角度，植物微生物组中，一些有益微生物或非致病性微生物，不仅预先诱导植物物理防御和化学防御，还能对抗病原微生物定植或杀死病原微生物，这是植物第二种抗病机制，即植物免疫微生态机制。

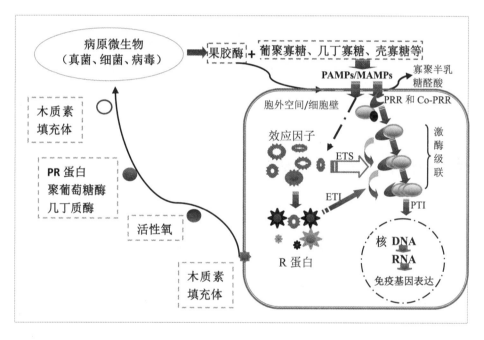

注：PGMPs/MAMPs 为病原体或微生物相关模式；PRR 为模式识别受体；Co-PRR 为 PRR 辅变体；ETS 为效应器触发的感染；ETI 为效应因子触发的免疫；PTI 为 PAMPs/MAMPs 触发的免疫。

图 3-2 植物的抗病机制示意图

二、正常微生物群的免疫反应

植物微生物组中的微生物可分为两类，一类是习居菌或原籍菌，另一类是外袭菌或外籍菌。植物正常微生物群不易引起宿主产生抗体，但能诱导植物免疫反应的发生，并与植物体内组织、器官和细胞间相互协调、相互配合、相互应答共同构成植物微生态环境，精巧地调控着植物免疫机制的正常进行。植物正常微生物有的能直接产生抗生素抑制病原微生物；有的迅速繁殖占领病原微生物易侵染点；有的能在病原微生物上重寄生以降低或失去致病力等；也有的单独或联合作用诱发植物的免疫力；或病原微生物间的交互保护，以及其他环境因素引起直接或间接的微生物控制等。

植物的习居菌和外袭菌是微生态学上的分类，不是生物分类。外袭菌容易引起植物产生抗性和过敏反应，若外袭菌不引起植物伤害而诱发其化学性防御或其他抗性时，这类外袭菌可能会赋予或强化植物抗性性状，或提高药用植物次生代谢产物的含量，也是药用植物微生态研究中必须关注的类群。植物正常微生物群除与营养共生关系外，还具生防作用。目前植物的益微系列产品大多数来源于植物正常微生物群。因此，研究药用植物正常微生物群既可了解它们的生态功能，又可筛选出环境友好的微生物资源，在发展绿色生态中药生产中具有重要理论意义和实际意义。

三、植物免疫系统和免疫反应

植物在同病原体的生存战争中进化出一个两层的免疫系统，由 MAMPs 或病原体相关分子模式（pathogen associated molecular pattern，PAMPs）触发的免疫（PAMP-triggered immunity，PTI）和效应因子触发的免疫（effector-triggered immunity，ETI）组成，以抵御病原体。PTI 通过细胞表面驻留的模式识别受体（PRRs）触发，包括受体激酶（RKs）或受体类激酶和受体类蛋白，它们感知 MAMPs/DAMPs 并赋予对各种病原体的抵抗力。一些适应性强的病原体通过向宿主细胞输送效应因子来干扰 PTI 或植物生理，成功地逃避了植物抗性。细胞内核苷酸结合的富含亮氨酸的重复受体（NLRs）直接或间接地感知效应因子并触发植物的 ETI，通常导致比 PTI 更强的反应和局部细胞死亡的过敏反应。PTI 和 ETI 由不同的免疫受体激活，PTI 赋予宿主植物低水平的基础免疫力，对非适应性病原体有效，而 ETI 赋予针对宿主适应性病原体更强大的免疫力，PTI 和 ETI 相互增效。植物 miRNA 途径则通过 RNA 沉默方式参与病原微生物的抗性反应。大多数病原体带有多种效应因子，病原体和非病原体都具有 PAMP，从而植物免疫系统对真菌、卵菌、细菌等感染都有免疫反应。

植物免疫力的激活会导致细胞膜 ROS 产生、细胞膜 Ca^{2+} 升高、激酶级联激活，以及过敏反应的局部细胞死亡。免疫激活赋予植物抵御入侵病原体的能力，但构成性的免疫反应阻碍了植物生长和环境适应性。因此，植物免疫需要精确的调控，以便在病原体感染时做出快速反应，同时在正常条件下尽量减少对植物生长的影响。这在药用植物栽培生产中特别重要，因为它们不断受到各种病原体的挑战。一个高能效和灵活的免疫系统才有利于植物的生存和药用植物的生产，了解药用植物如何在不同的环境中微调免疫平衡，这对药用植物生产的优质、高产至关重要。

1. 植物免疫系统

植物抗病基因（resistance gene）和病原微生物无毒基因（avirulence gene）存在对应的识别关系，二者间的遗传关系决定了植物的抗病或感病，这就是基因对基因假说（gene-for-gene hypothesis），也是理解病原微生物与植物互作的经典理论模型。Jonathan D. G. Jones 和 Jeffery L. Dangl 提出植物免疫系统的概念，第一阶段，PAMPs 或 MAMPs 被跨膜 PRRs 识别，引起 PTI 以中止病原微生物进一步繁殖。第二阶段，成功定植下来的病原微生物利用产生病原微生物毒性的效应器干扰 PTI，导致由效应器触发的感染（effector-triggered susceptibility，ETS）。第三阶段，某特定效应器被细胞内抗病蛋白（NB-LRR）特异性识别，引起 ETI，可以是 NB-LRR 直接识别或效应器间接识别。ETI 是加速放大 PTI 效应而产生抗病性，通常导致感染区的过敏性细胞死亡。第四阶段，自然选择驱使病原微生物避开 ETI，要么去除被识别的效应器基因，或被识别的效应器基因多样化，或获得能够抵制 ETI 的效应器。自然选择产生新的抗性，结果 ETI 又能被再次触发。选择有利于形成识别那些新获得的效应器的新植物 NB-LRR 基因片段，产生新的 ETI。在 PTI 和 ETI 之外，还通过感测与损害相关的化合物（DAMP）激活植物防御，如在病原体感染过程中释放的部分细胞壁。PTI 和 ETI 受体激活反应包括离子通道、氧化爆发、细胞氧化还原变化或蛋白激酶级联反应，它们直接激活细胞变化

（如细胞壁特化或产生抗生素），或激活基因表达变化，进而增强其他防御能力。

依据免疫反应发生的位置，常将植物的免疫系统分为两个层次，这两层免疫系统检测不同类型的病原体分子和植物受体蛋白类别，它们都能感知病原微生物并通过激活被感染细胞和邻近细胞做出抗菌防御反应，有些防御激活信号会传递到植物其余部分甚至邻近的植物。第一层免疫系统常是感测细胞外分子，主要由PRRs控制，PRRs通过识别进化上保守的PAMPs或MAMPs，如鞭毛蛋白、细胞壁多糖等激活，PRRs的激活导致细胞内信号传导，转录重编程以及限制殖民化等复杂输出反应的生物合成，即PTI；第二层免疫系统是感测细胞内的分子，主要由R基因产物控制，细胞内的NB-LRR识别病原菌分泌的效应因子触发诱导的ETI，NB-LRR调节能高效抵抗只能生长在寄主组织或活体营养的病原菌，但不能抵抗在繁殖阶段杀死寄主组织的病原菌。植物免疫信号传递网络中，PTI与ETI这两类免疫反应具有许多相似的下游免疫信号传递途径，如病程相关蛋白的诱导表达、SA的合成等，PTI与ETI具有相互加强的作用。ETI可通过促进PTI信号传递途径中关键蛋白的表达来提高PTI，如BIK1、BAK1、MAPK3和RBOHD。由flg22或nlp20诱导的PTI也可显著提高TIR类NB-LRR的表达。此外，EDS1-PAD4-ADR1与EDS1-SAG101-NRG1这两个免疫信号传递单元同时参与了PTI与ETI。植物免疫反应的关键信号传递蛋白EDS1还可与SA受体蛋白NPR1在核内形成蛋白复合体，并参与调控植物免疫反应下游基因表达。

2. 病原微生物的致病性

植物病原微生物侵染、寄生和致病过程，也是寄主植物抗病的过程。病原微生物进攻或侵袭植物的方式有：①病原微生物菌体对植物组织、细胞施加的物理机械力；②病原微生物分泌的酶、毒素和激素类物质危害寄主植物；③病原微生物从寄主植物夺取营养物质。而后两种情况是病原微生物进攻或侵袭植物的主要方式。病原微生物分泌的酶常有胶质酶、纤维素酶、木质素酶等细胞壁降解酶类以及淀粉分解酶、脂肪分解酶等消化细胞内物质的酶类，而病原微生物分泌的角质酶能降解角质层从而给病原微生物侵入寄主植物创造了条件。同时，植物病原微生物还能分泌一些浓度很低就能引起植物细胞毒害的代谢产物——毒素，毒素可改变或破坏原生质膜，或抑制寄主酶的活力或破坏相应的酶促反应，也有的毒素抑制寄主植物合成正常生活所必需物质。病原微生物既可产生激素而提高寄主植物的含量，也可影响寄主植物正常激素的合成，或产生寄主体内的"新"激素。但无论哪种机制，病原微生物最终的结果均是损害寄主植物的正常生理活动。

3. 微生物模式和植物模式识别

病原微生物激活易感寄主植物的抗病性称基础抗病性，它是 PTI+ 弱 ETI-ETS，PTI 是由细菌鞭毛蛋白刺激的防卫反应。NB-LRR 依赖的信号和 MAMPs/PAMPs 介导的信号需要不同的部分组件，MAMPs/PAMPs 诱导可促进进一步的防卫反应。植物病原微生物的效应器成功抑制 PTI 后，一些效应器可能发挥结构上的功能。例如，真菌和卵菌感染过程中，在吸器外基质中形成效应器，也可促进营养物质损失和病原体的散播。植物病原菌的每个菌株发出 15~30 个效应器到寄主细胞中，效应器常通过模仿或抑制真核细胞功能而产生毒性。病原菌成功定植后的三型效应器能高效抑制 PTI，以保证细菌繁殖。同时，由 miRNA 起部分调节 PTI 涉及抑制植物生长素反应，也能诱导脱落酸介导的应激反应。许多病原微生物产生的细胞分裂素能延缓感病叶片的衰老，PTI 与常规激素信号的互作也被病原微生物模拟植物激素产生小分子的效应器。

ETI 比 PTI 的更快、更强，常在植物过敏反应中达到顶点，过敏反应常不在感染细胞区域外扩散，但能妨碍病原微生物生长。NB-LRR 被激活在各响应路径间形成一个干扰网络，以区分活体营养和腐生的病原微生物袭击，并由 SA 之间的平衡维持，能够促进对腐生型病原微生物的防御，在被感染区域和全身诱导有差异的依赖 SA 或 ROS 的反应。大多数植物抵抗大多数病原微生物的感染，至少有两种机制调控这些非寄主的抗性能。微生物适应 ETI 反应导致 NB-LRR 两个极端的进化，不易产生重复的 NB-LRR 基因的进化相对缓慢，其他基因进化更加快速。在病原微生物种群中，效应器基因的频率有利于提高毒性，降低寄主植物识别能力。

病原微生物在宿主植物定植期间，效应蛋白分子能抑制植物有益生物，导致植物微生物组紊乱或菌群失调，以便病原微生物能完成其生命周期并产生能传播和新侵染的后代。在植物病害不同阶段，病原微生物分泌不同效应分子操纵植物健康微生物组，以致微生态失调引起病害。

四、植物微生态系统中的抗病因素

植物与微生物的免疫关系可从以下几方面分析：①机械障碍抗性，植物表面角质层加厚或细胞壁增厚可阻挡微生物的侵入，水孔、气孔的密度、构造和开闭习性也同病原微生物侵入数量有关；植物中存在的部分微生物能促进维管组织细胞的愈合。这是植物长期进化过程中形成的抗性。②生理作用与植物免疫，植物体内一些代谢产物（如酚酸类）可能是微生物产生或微生物刺激植物产生的有毒物质，如稻瘟病原菌能被植物体内的绿原酸和阿魏酸结合而成无毒复合物，以消除病原菌对水稻的侵染和伤害。③营养物质与植物免疫，植物碳、氮源等营养缺乏的部位（如幼嫩部位）具病原微生物抗性，如黄瓜幼嫩部位能抗霜霉病，主要是幼嫩部位可溶性糖、氮的含量低，病原微生物缺少碳、氮而难以生存。④缺乏毒素受体与植物免疫，植物易感品种的质膜缺乏病原微生物的毒素受体，如甘蔗平脐蠕孢产生的毒素引起甘蔗眼斑病，易感品种的质膜上有一种特殊蛋白受体；而抗性品种则缺乏这种蛋白受体，从而产生病原菌抗性。⑤溶菌和抑菌作用，微生物间因竞争、抗生作用可直接或间接引起微生物细胞壁溶解，细胞质释放到环境被其他生物消化利用称溶菌作用（lysis）。例如，多种土壤细菌可产生几丁质酶、糖脱氢酶等促使一些真菌菌丝细胞壁溶解，在水田中厌氧菌或兼性厌氧菌活动导致真菌菌丝或孢子溶解，从而改善土壤真菌性退化，减少作物病害发生；一些土壤原生动物不仅能直接捕食菌丝、孢子和细菌，还也能引起菌丝细胞壁溶解。同时，根系产生的负氧离子也会引起微生物的溶解。此外，病原菌之间存在交叉抑菌作用，如炭疽病菌有致病和与非致病类型，非致病菌株类型能阻碍致病菌株的生长；洋麻炭疽病菌接种到苹果则能抵御苹果炭疽病菌的侵染。病原菌间交叉保护现象在生防中值得重视。

五、植物系统获得抗性

植物受到病原微生物（病毒、细菌及真菌）侵染时，在被侵染部位以局部组织迅速坏死的方式来阻止病害扩散，即发生过敏反应。在这以后一定时期内，寄主植株就不再受同种或同类病原微生物再侵染，或虽能侵染但发病很轻的现象，称获得性免疫或植物系统获得抗性（systemic acquired resistance，SAR）。虽然植物体内缺乏类似动物体内的那种循环系统和淋巴系统，但植物病毒中的"症状恢复"（即显症后又恢复稳定）、植物与病原微生物的交叉保护等现象，提示植物体内也存在受感染后产生抗再感染的机制。植物 SAR 是一种能够诱导植物持续抵御病原微生物侵害的一种防御机制，该过程需要 SA 和病程相关蛋白等参与的信号分子。植物被病原微生物入侵后，侵染部位局部组织死亡，阻止病害扩散，随后一定时期内植株对病原微生物产生抗性。这种由病原微生物诱导的 SAR，SA 起到重要的信号作用，属 SA 依赖型；而由非病原微生物诱导的 SAR，属 JA 和乙烯依赖型。

植物系统抗虫是 JA、茉莉酸甲酯（Me-JA）或系统素等信号分子，而抗病是 SA。SA 介导的系统抗病信号途径与 JA 等介导的系统抗虫信号途径存在"交叉对话"，SA 是植物的一种次生代谢产物，它能促进植物开花，也是植物 SAR 信号分子。SA 在过敏反应引起的 SAR 中起信号传导作用的主要证据有：①外源 SA 可刺激植物产生拮抗病毒、细菌和真菌的物质。例如，抗烟草花叶病毒（TMV）和 TMV 敏感的 N 型烟草施加外源 SA 均能减轻 TMV 接种产生的病斑，并能诱导产生与接种 TMV 同样级别 PR 蛋白 mRNA 的转录。SA 也能诱导过氧化物酶、超氧化物歧化酶、富含甘氨酸的细胞壁蛋白等与植物抗逆有关的产物合成，而这些产物同样可以被病原微生物所诱导。②病原微生物侵染可引起植物内源 SA 增加。TMV 接种在抗 TMV 的 N 型烟草叶片，叶片的内源 SA 增加在 20 倍以上，并伴随叶片上枯斑增加，同一植株未接种叶上 SA 也增加 5 倍以上，在大豆中也可观察到同样的现象。③ SA 能够通过韧皮部在植物体内运输。例如，黄瓜接种豆刺盘孢或烟草坏死病毒后，韧皮部渗出液中的 SA 短暂性急剧升高，超过诱发 SAR 所需基本 SA 浓度的 10 倍；黄瓜叶片接种假单胞菌也发现 SA 在韧皮部的积累。④植物体内 SA 含量与防御蛋白含量呈正相关。例如，接种 TMV 的 N 型烟草的叶片的枯斑周围 SA 含量最高，随后该区域对病原微生物侵害也表现出最大的抗性。

SA 是 SAR 过程中的一个重要信号分子，SA 积累能激发 SAR 反应。在植物 SAR 反应中，异分支酸合成酶途径是合成 SA 的主要途径。NPR1 参与调节 SA、JA、乙烯 的交叉信号转导，具有昆虫和一些死体营养型病原菌的抗性；同时，

NPR1 参与 SA 去毒作用和 SA 生物合成的反馈调控。RNA 沉默途径（RNAi 途径）和 SA 抗性途径是植物抗病反应调控系统中两条重要的信号转导通路。植物中依赖于 RNA 的 RNA 聚合酶（RNA–dependent RNA polymerases，RDRs）家族有不同成员各自参与这两条抗性途径。其中，RDR6 参与 RNAi 途径，扩增 RNAi 途径的关键因子 siRNA，在抵抗病毒侵染中起关键的作用；而 RDR1 主要参与 SA 介导的抗病毒途径。

植物在建立 SAR 过程中，局部组织和系统组织中都会发生 SA 含量增加和 PR 蛋白表达等免疫应答反应，但它们发生的原因和时间不同。前者是通过对病原微生物识别激发，发生时间较早；后者是由感知可移动信号引起，在时间上相对滞后。在植物与病原微生物长期的共同进化过程中形成了一整套复杂的防御网络，水杨酸甲酯（MESA）和 JA 是最有可能的可移动信号分子，在拟南芥中鉴定出一些控制 SAR 的基因已经被应用到农作物改造中，通过分离和鉴定植物的抗病突变体中的抗病基因，进而构建转基因抗病植株；同时筛选能够激活植物 SAR 的小分子化合物，可直接诱导植物的广谱抗性。

第五节　药用植物营养微生态

药用植物与微生物普遍存在共生关系，这些共生微生物不仅伴随着其生长、发育、繁殖和死亡，同时参与着营养的吸收和利用，以及宿主免疫和抗病性。根据微生物与植物的共生形式又可分为内共生（endosymbiosis）和外共生（ectosymbiosis），内共生是指微生物生长于植物体内细胞之间或组织里面；外共生指微生物生长于植物体的器官表面。

一、药用植物的正常微生物群

药用植物体内和体表都有存在种类和数量不等的微生物，在植物健康状态时，这些微生物有益而不危害植物，称正常微生物群。它们在植物水分、无机盐吸收利用，光合代谢和形成抗性性状，以及植物激素、次生代谢产物合成等方面发挥着重要作用，参与植物生长、发育和死亡等过程。

因土壤细菌、古菌、真菌、卵菌、病毒和原生动物等微生物的趋化性而在植物根系数毫米范围土壤内定植了数量庞大的微生物，它们以根际分泌物为碳源和氮源，并有部分侵染根部进入植物体内。植物与根系菌群间的互关系影响着生物、地理、化学循环及植物生长和抗性性状。根系菌群的数量庞大，种类丰富，功能多样；在根系微生态系统中各个生境、生态点和生态位的正常微生物各不相同，不同种或同种不同个体的同一生态位点的微生物也有所不同。高等植物的 70%~80% 种类都存在菌根共生关系，它们能有效地促进植物水分和矿质元素吸收利用。根系正常微生物群组成与丰度具有物种、品种、器官组织和环境特异性，它们通过固氮、溶磷、产生嗜铁素和调控激素等提高植物抗逆性，以及通过竞争和诱导抗性等提高植物抗病能力。

叶际微生物的多样性及丰度远不及植物根际，但叶际仍然栖居有细菌、真菌、酵母和原生动物等大量的微生物。在植物及其所处周围环境的选择压力下形成特定微生物的群落结构，它们在宿主植物光合代谢、固氮、生长促进等均具重要作用。植物通过 CAD1、PTI 途径和 MIN7 途径共同调控叶内微生物的数目和多样性，阻止菌群失调并维持植物的健康。研究最多的是苏云金芽孢杆菌等生防细菌。

植物体内也存在细菌、真菌、酵母和病毒等大量的微生物，内生细菌或内生真菌通常有上千个 OTUs，可培养的内生真菌也在 376 属以上。内生真菌和内生放线菌能产生与宿主相同或相似成分，以及新的生物活性成分；内生菌能增加宿主植物的耐盐性、耐热性、抗病性，以及产生植物激素促进宿主植物生长等作用。植物内生菌群常属正常菌群，它们通常不会有引起植物明显的病害症状，但在营养和能源上增加了植物的负担，同时增加了植物体内的基因组总量，参与植物细胞组织的生理作用和代谢过程，也可能给植物带来了新功能或增强部分功能，增加了植物适应和传播范围。

二、正常微生物群与药用植物代谢

植物在长期适应多变环境过程中演化出丰富多样的代谢途径，常将与植物生长发育和繁衍直接相关的代谢过程称初生代谢（primary metabolism），而将与植物光合作用、呼吸作用、物质运输以及生长发育等生理过程中无明显或直接作用的代谢过程称次生代谢（secondary metablism），初生代谢给次生代谢活动提供能源和原料。尽管，植物次生代谢过程产生的系列小分子有机化合物不是植物生长发育等生理过程必需的物质，但它们具有明显的调控作用，并在处理植物与生态环境的关系中充当着重要的角色。

植物正常微生物群通过其携带的功能基因增加或强化植物不同代谢途径，参与着宿主植物水分和矿物元素吸收利用、光合代谢、柠檬酸循环等初生代谢过程和次生代谢过程，同时也消耗植物生长发育必需的物质和能量。植物正常微生物群一方面从植物体或分泌行为中获得营养物质，并将这些物质变为自身菌体组织；另一方面菌体组织又不断分解为不能再利用的物质而被排出体外，成为植物代谢的前体或生长激素。因此，植物正常微生物群通过参与初生代谢过程而影响药用植物的产量，通过参与次生代谢过程而影响药用植物的质量。药用植物益生菌研究涉及 BNL、固氮菌、PGPR、菌根菌、内生菌等，益生作用包括促进植物生长发育、药用器官产量、土壤元素有效利用、抗病性和抗逆性的诱导，以及促进药用器官活性成分的形成与积累等多个层面。

植物微生物群通过调节植物蒸腾速率、气孔导度、光合作用、水力导度、水分利用效率、渗透压、内源激素和抗氧化系统等途径影响植物水分的吸收与代谢，从而能影响宿主植物耐旱能力。例如，丛枝真菌的菌丝网络增加植物根系吸收范围，分泌生长调节物质诱导气孔关闭，促进植物产生抗氧化分子或抗氧化酶、水通道蛋白分子等途径提高植物耐旱能力。植物微生物群通过固氮作用和提高铁、磷、钾、硫、钙、硼、锰等矿质元素的有效性，促进植物产生相关元素的转运蛋白，以及增加植物根系与土壤之间的接触面积，从而促进植物对无机盐的利用。例如，接种 BNL 能提高黄芪、苦参的产量，接种 AMF 能提高生姜叶和根中钙、铜和锌的含量；施用 PGPR 能提高西红花、红豆杉、人参、杜仲、甘草、伊犁贝母等的产量。植物微生物也影响植物对重金属的吸收与累积，表现出降低、无影响和促进等效应。例如，烟草接种内生真菌能减少烟叶中铅、镉含量。

植物微生物群通过调节植株叶绿素合成与分解、光合代谢、氮碳代谢、氧化酶系统或分泌激素等初生代谢过程，从而影响宿主植物生长发育。例如，接种AMF能显著提高黄瓜叶中叶绿素含量、叶面积、地上部分生长量，以及光合速率与蒸腾速率；丹参、桔梗、喜树、黄檗、黄芪、滇重楼等药用植物的生物量、叶片可溶性糖和氮、磷的含量。内生真菌回接能提高铁皮石斛试管苗成活率及增加株高、植株鲜重等，促进兰科植物的种子萌发和幼苗生长；提高杉木光合效率和叶绿素含量，提高甜菜叶中碳、氮代谢关键酶活性和甜菜含糖量；施用PGPR能促进西红花、红豆杉、人参、杜仲、甘草、伊犁贝母等的生长及提高抗逆性和有效成分的含量。

植物微生物在多层面影响宿主植物的生物合成代谢过程，一方面通过提高植物对氮、铁、磷、钾、硫、钙、硼、锰等矿质元素和水分的有效利用，以及产生激素调控植物的生长发育；另一方面诱导或参与植物次生代谢过程产生并积累大量次生代谢产物，以增强自身免疫力和抵抗力，提高植物生存能力和次生代谢产物含量。因此植物微生物影响着药用植物生产能力和中药材质量。植物在受到病原微生物的侵染后，许多种类产生和积累大量的次生代谢产物，以增强自身的免疫力和抵抗力。植物被微生物侵染可激活植株的防御机制，提高宿主植物苯丙氨酸氨裂合酶（PAL）、酚类氧化或缩合的过氧化物酶、葡聚糖酶和几丁质酶等防御酶活性及防御相关的次生代谢产物的合成，以抑制病原微生物的生长。植物接种真菌能促进催化萜类合成酶类基因的表达并提高萜类物质含量，以及总酚酸类化合物、植保素、细胞壁酚酸和黄酮类化合物的积累。例如，AMF接种能提高丹参地下部和全株中丹参酮含量及白术根状茎中挥发油含量。内生真菌回接能提高红景天苷合成途径中的关键酶［PAL，肉桂酸4-羟化酶（CA4H）和酪氨酸氨裂合酶（TAL）］活性，以及红景天中红景天苷和酪醇等产物的积累；促进丹参根中酚酸类成分的积累，提高丹参毛状根中隐丹参酮和二氢丹参酮Ⅰ的含量；提高盾叶薯蓣的皂苷元含量，以及长春花中长春新碱含量；诱导薄荷在根、茎、叶等部位挥发油成分的形成，同时增加薄荷代谢途径而形成新的挥发油成分。西瓜接种AMF能降低西瓜枯萎病的发病率、病情指数、根内和根围土壤中镰刀菌繁殖体数量，促进植株对氮、磷、硼和锌等矿质元素的吸收，提高西瓜叶片中叶绿素含量、叶片净光合速率、气孔导度和水分利用效率，促进植株生长，增加西瓜产量。又如，接种 BNL 能提高黄芪根中黄芪多糖含量达 44%，苦参根中氧化苦参碱达 50%；苍术、薏苡、柴胡、人参、天麻、石斛、紫苏、荆芥、曼陀罗、丹参等接种 AMF 后可提高存活率、抗病性、中药材产量和有效成分含量。

药用植物微生物组中的部分微生物直接参与植物次生代谢产物的合成，这类微生物具有与寄主植物相同或相近的生源合成途径，如红豆杉、喜树、长春花、美登木等药用植物的内生菌中都发现了相同或相近的活性产物。也有部分微生物赋予植物新的合成途径，参与植物次生代谢过程中植物自身无法独立完成的一些关键部位的合成。例如，感染了 *Neotyphodium* 或 *Epichlo* 内生真菌麦草中存在的黑麦草碱是一种昆虫抗食素，是由微生物合成其 C-2 和 C-7 少见的氧桥结构。同时，微生物产生蛋白催化的反应，通过改变反应方向来影响植物的次生代谢物，如黑麦草内生真菌 *lolC* 基因会编码一种蛋白质，催化丝氨酸和巯基化合物合成含硫氨基酸的生物合成反应。

【进一步阅读文献】

[1] TRIVEDI P, LEACH J E, TRINGE S G, et al. Plant–microbiome interactions: from community assembly to plant health[J].Nature Reviews Microbiology, 2020, 18（11）: 607–621.

[2] RODRIGUEZ P A, ROTHBALLER M, CHOWDHURY S P, et al.Systems Biology of Plant Microbiome Interactions[J]. Molecular Plant, 2019, 12（6）: 804–821.

[3] GONG T Y, XIN X F. Phyllosphere microbiota: Community dynamics and its interaction with plant hosts[J]. J Integr Plant Biol, 2021, 63（2）: 297–304.

[4] SHADE A, JACQUES M A, BARRET M. Ecological patterns of seed microbiome diversity, transmission, and assembly[J]. Current Opinion in Microbiology, 2017, 37: 15–22.

[5] SIMONIN M, BRIAND M, Chesneau G, et al. Seed microbiota revealed by a large–scale meta–analysis including 50 plant species[J]. The New Phytologist,2022,234（4）: 1448–1463.

【思考与探索】

1. 药用植物微生物组可从哪些途径获得？它们的组成有何特点？

2. 药用植物根系微生态系统有何功能和作用？

3. 药用植物叶际微生态系统组成特点及其有何作用和功能？

4. 药用植物种子微生物组的作用，以及有何应用价值？

5. 药用植物微生态系统组成研究在中药材生产中有何意义？

第四章　药用动物微生态学

　　动物体内与体表通常定植有各种类型的微生物群，它们在正常情况下并不引起机体异常或致病，称正常微生物群。机体特定解剖部位存在的正常微生物群常是宿主健康必不可少的、有益的菌群，在营养吸收、生物拮抗、衰老、免疫和疾病发生发展等过程中都起着重要的作用，但当它们离开特定解剖部位就可能是无关的或甚至是致病的菌群。

　　动物体内和体表存在的各种微生物总称动物微生物组，健康个体都有一个特定的微生物组，尤以皮肤、黏膜、口腔、肠道、呼吸道、尿道和生殖道等部位最丰富多样。微生物组携带远较宿主丰富的基因组和基因编码功能，构成动物的第二基因组，参与宿主的新陈代谢、免疫系统和内分泌系统等功能。动物与正常微生物群在长期进化过程中形成了一个相互依存、相互制约的微生态系统，二者间之间处于动态平衡状态，以维持人或动物正常生理功能和健康。

　　在微生物、动物和环境三者间关系中，维护微生态平衡和保护生态平衡同等重要。人类活动带来的生态破坏、环境污染等，深刻地引起动物微生态环境和生理代谢变化，并导致人体微生态系统出现不可逆性改变或破坏，而最终危害人类健康。药用动物微生态学是研究特定动物相关微生物群组成和功能及其群落演替与动物健康、中药材产量和质量的关系，探索利用微生物提高动物健康，提高中药材产量和质量的方法和制剂的生命学科分支。

第一节　环境和微生态组织

药用动物有脊椎动物和无脊椎动物两大类，脊椎动物包括两栖类、鱼类、爬行类、禽类、哺乳类，无脊椎动物包括腔肠动物、软体动物、棘皮动物、节肢动物等。动物栖居环境包括水生、土生和陆生等，食性包括草食、肉食和杂食性。由于各类型药用动物的解剖结构、栖居环境和食性都存在巨大差异，所以药用动物微生态系统组成和稳健性差异较大。栖居环境和食物通常会影响微生态系统的群落演替和动物的营养吸收利用、生理代谢和健康，直接影响到中药材产量和质量及其肉食品安全。

一、药用动物微生态空间

药用动物微生态空间是指具有自然属性并主导中药材产量和质量的微生态环境，主要由个体、系统、器官、组织和细胞，以及皮肤、黏膜、腔道等层次构成。微生态环境包括生命因子和非生命因子，生命因子有细菌、真菌、病毒、衣原体、螺旋体、原虫及原生动物等；非生命因子包括微生物和宿主的代谢产物、细胞崩解物，以及微环境的温度、营养、水分、气体、pH 值及 Eh 等生物化学与生物物理特性。宏观生态因子经外环境和食物间接影响动物微生物群，进而影响动物生长发育、代谢以及中药材产量和质量。

动物个体是微生态系统中最大的生态空间，其中环境相近而又性质迥异的器官或组织等称生态区，每类微生态组织又有许多亚结构。例如，单胃哺乳动物（如人、马、兔、犬类等）正常微生物群的生态空间包括动物个体及其各系统、器官、组织和细胞的各个层次环境，消化道可分成口腔、咽、食管、胃、小肠、大肠等各解剖部位，且都还可进一步划分成不同层次的环境。在各层次微生境中有不同的生态点，如肠腔、肠壁、黏膜等则是大肠不同的生态点。动物类型不同包括的各级生态区也不完全相同，定植的微生物群落结构也不相同。微生境定植的微生物群落具有特异性，各级生态组织都有其原籍生态空间和外籍生态空间，如肠道是大肠杆菌的原籍生境，却是唾液链球菌的外籍生境。

二、微生态组织与微生物组

动物微生态组织结构包括微生态系统、微群落、微种群三个层次，微生态系统的范围可大可小，相互交错。个体是一个最大的微生态系统，包含多个不同层次的次级微生态系统，各次级微生态系统占据一定的空间（系统、器官、组织、细胞），其中的生物和非生物相互作用，并通过物质、能量及基因相互交流而形成具有一定结构和功能的统一体。药用动物常划分成系统、器官、组织、细胞层次，由于各次级微生态系统的生境、生态点和生态位不同，定植的微生物群落和微种群也各不相同。依据生态位不同可分成内生菌和附生菌，内生菌定植在细胞间隙，附生菌栖息在皮肤、黏膜等；按微生物存在的生态空间不同又可分为皮肤微生物、消化道微生物、呼吸道微生物和内生微生物等，其中皮肤微生物、消化道微生物、呼吸道微生物受外部环境和食物影响最大，并直接影响营养物质吸收、利用以及动物生长发育和代谢，这也是药用动物微生态学重点关注的微生物类群。

动物微生物组包括细菌、真菌、原生生物、线虫和病毒等微生物类群，从功能上包括有益、中性和有害微生物，但绝大多数属中性或有益微生物。例如，人肠道中微生物总数约 10^{14} CFU，1 000~2 000 种，重 1~2 kg，编码基因总数超过330 万，约是人类编码基因总数的 100 倍，主要是细菌，也有真菌、病毒和噬菌体，包括共生、益生和病原微生物，它们在人肠道中保持着一种动态的平衡；发挥物质代谢、生物屏障、免疫调控以及宿主防御等多种功能，不仅帮助人体从食物中吸收营养，还能够合成氨基酸、有机酸、维生素、抗生素等供机体利用，还将产生的毒素加以代谢，减少对人体的毒害。动物个体发育不同时期或在不同外部环境下，皮肤、黏膜和腔道等都有大量的微生物出入，特别是消化道菌群受食物的影响最大，动物通过不同的策略控制其不同生长发育时期和各生态空间中微生物种群和群落结构，以维持微生态系统平衡和宿主健康。

三、药用动物与外界环境

药用动物养殖向集约化、规模化和标准化发展过程中，出现大量排泄物和废弃物严重污染了人类生存环境，这些环境污染又反过来污染动物产品，影响动物药材产量和质量以及肉食品安全等。例如，一个存栏 1 000 头的养猪场，每天排粪尿达 6 t，水冲清粪则日产污水约 30 t，每年排的粪尿中折合氮（3 ~ 4）× 10^4 kg，磷（3.2 ~ 5.7）× 10^4 kg。动物排泄物不仅含大量微生物，也富含碳源、氮源和钙、磷、钾、铜和 H_2S、氨气（NH_3）、硫醇等，利于外界微生物生长繁殖；但直接施用到农田会造成植物大面积死亡，排入环境会造成水体富营养化，导致水生植物根系腐烂，鱼、虾等水生动物死亡，也会通过食物链将金属或有机污染传递给人而影响人类健康。

在微生物作用下，动物排泄物释放挥发性脂肪酸、酚类物质（如苯酚、4 - 甲基苯酚、4 - 乙基苯酚等）、吲哚类物质（如吲哚、3- 甲基吲哚等）、NH_3、硫化物等有臭味或有害气体，其中 NH_3、H_2S 等引起呼吸道疾病，危害最大。高浓度污染的空气也利于微生物生存与繁殖，其中的病原微生物或条件性病原微生物不仅严重威胁饲养动物的健康和产品品质，也威胁着饲养员和接触该空气人群的健康，也是疾病气源性传播的重要途径。

动物饲料中存在的抗菌药、激素、高铁、高铜、高锌等添加剂，在短时间内能发挥促进动物生长发育，提高饲料转化率和动物抗病力等作用。同时，饲料中存在的农药、抗菌药、激素、重金属、亚硝酸盐、霉菌毒素等有害物质能在动物体内蓄积，并通过动物产品传递而威胁人类的健康。动物排泄物中抗菌药可导致自然界菌群失调和出现耐药菌，高铜、高铁和高锌的残留也严重威胁着环境安全和食品安全。工业"三废"污染物不仅通过空气、水源、饲料进入动物体内，影响动物生长或引起动物中毒，同时这些有害物质还能在动物体内蓄积并通过食物进入人体，最终危害人类健康。

第二节　药用哺乳动物微生态学

哺乳动物的最突出特征是胎生和幼崽由母乳喂养长大，身体有毛发，为温血、恒温动物，能适应各种复杂的生存环境，在形态、生理、行为等方面出现较大差异。现存哺乳动物有 4 000 余种，中国约 650 种，药用哺乳动物约 345 种和亚种。哺乳动物中多见名贵药用种类，常用的有黑熊、梅花鹿、马鹿、原麝、林麝、黄牛、水獭，以及草兔、复齿鼯鼠、驴、穿山甲 [①]、赛加羚羊等。按哺乳动物消化系统结构和消化吸收方式差异，常分成单胃动物和反刍动物，二者消化道在微生态空间和组织方面有所不同。

一、微生态空间

哺乳动物正常微生物群的生态空间包括动物个体及其系统、器官、组织和细胞等各层次微环境，这些环境内既有生命因子也有非生命因子。生命因子包括细菌、真菌、螺旋体、病毒及原生动物等；非生命因子包括微生物及其宿主代谢产物和细胞崩解物，以及微环境的温度、营养、水分、气体、pH 值、Eh 等生物化学与生物物理学特性等。

哺乳动物主要有呼吸道、消化道、泌尿道、皮肤和生殖等微生态系统，这些系统又各自包括多个器官和不同微生物的生态区。例如，消化道微生态系统包括口腔、咽、胃、十二指肠、空肠、回肠、盲肠、结肠和直肠生态区；口腔生态区又可分成舌、牙、齿龈、颊和牙周袋，舌又可再分成舌面、舌背、舌尖和舌根等生态区。单胃动物的胃可分成贲门腺区、胃的无腺区、胃底腺区和幽门腺区等生态区；反刍动物的胃又有瘤胃、网胃、瓣胃和皱胃等生态区，皱胃和单胃动物胃相似。呼吸道微生态系统包括鼻腔（鼻前庭、呼吸区、嗅区）、气管、支气管和肺（包括细支气管、终末细支气管、肺泡管、肺泡囊、肺泡）等生态区。泌尿道微生态系包括肾（皮质、髓质、肾盂）、输尿管、膀胱和尿道等生态区。生殖系统中雌性微生态系统包括卵巢、输卵管、子宫、阴道、尿生殖前庭和阴道口等生

[①] 穿山甲：现为国家保护动物，现临床用代用品。

态区；雄性微生态系统包括睾丸、附睾、输精管、副性腺、阴茎、阴囊和包皮等生态区。皮肤微生态系统包括毛发、毛囊、表皮、乳头层、网状层、汗腺、汗腺开口、皮脂腺等生态区。

哺乳动物各层次微生态空间都有其生境、生态点、生态位。例如，消化道微生态系统的小肠生态区中，小肠黏膜是正常微生物群的生境，而黏膜面和黏膜下层则属不同的生态点，它们彼此具有不相同的正常微生物群落结构，可借助显微镜或电子显微镜观察；在肠黏膜表层是卡他球菌等需氧菌，中层是链球菌等兼性厌氧菌，底层是拟杆菌等专性厌氧菌，而特定微生物种群在微尺度空间内产生的地位和作用就是肠黏膜生态位。

二、微生态组织

哺乳动物个体是最大的微生态系统，存在不同层次的次级微生态系统。次级生态系统是指占据一定生态空间（系统、器官、组织、细胞），其中的生物和非生物环境相互作用，并能独立进行物质、能量及基因交流的结构和功能的统一体。由于各次级微生态系统的生境、生态点和生态位不同，定植的微生物群落和微种群也各不相同。这里主要介绍涉及哺乳动物营养和健康的 5 种微生态系统。

1. 皮肤微生态系统

哺乳动物从出生开始皮肤就出现大规模的微生物定植，常受土壤、空气及动物排泄物污染，从而栖生多种细菌、放线菌和真菌等。例如，从马皮肤表面分离的 170 个菌群中，以葡萄球菌、链球菌、双球菌、细球菌和八叠球菌等最多，杆菌有大肠杆菌、铜绿假单胞菌、枯草芽孢杆菌和伪白喉棒状杆菌等，金黄色和白色葡萄球菌常定植于皮脂腺和汗腺。

人类婴儿微生物组在出生 1 年后与母亲的相似性下降。人体皮肤有油性部位（面部、胸部等）、湿性部位（肘关节、膝关节等）和干燥部位（手掌、掌侧前臂），这些部位受皮脂腺、汗腺等产生的分泌物影响，从而微生物种类及丰度差异较大。健康人体皮肤定植的细菌种类最多，真菌最少；油性部位主要是丙酸杆菌属（*Propionibacterium*），湿性部位主要是葡萄球菌属（*Staphylococcus*）和棒状杆菌属（*Corynebacterium*）等；真菌在不同部位差异不大，脚部真菌种类最丰富，身体和手部主要是马拉色菌属（*Malassezia*），脚部主要有马拉霉菌属、曲霉属（*Aspergillus*）、隐球菌属（*Cryptococcus*）、红酵母属（*Rhodotorula*）和附球菌属（*Epicoccum*）等。此外，皮肤表面存在 DNA 和 RNA 病毒，如短棒菌苗噬菌体、传染性软疣病毒等。

2. 消化道微生态系统

哺乳动物消化道是一条从口腔到肛门并具有黏膜的管道，具有感受、摄取食物以及磨碎、消化、吸收和排泄固体残渣等功能。单胃动物只有一个胃腺，消化道能直接将食物的营养物质水解成小分子后吸收，可分成口腔、咽、胃、十二指肠、空肠、回肠、盲肠、结肠和直肠等生态区（图 4-1 左），如人、熊、犬、驴、猪、鼯鼠、马、兔、犬类等。反刍动物有由瘤胃、网胃、瓣胃和皱胃组成的复胃，而不同于其他哺乳动物的消化道结构（图 4-1 右），前三个胃均缺乏胃腺，统称前胃；皱胃（第四胃）存在胃腺，又称真胃。前胃主要靠微生物发酵作用消化饲料，以瘤胃最大，占复胃的 85 %，而食管、肠道等消化道的其他部分与单胃动物相似。常用的药用动物有牛（黄牛、水牛、牦牛）、羊（山羊、绵羊）、鹿、麝、羚羊和骆驼等。

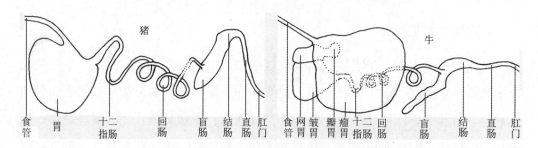

图 4-1　单胃动物和反刍动物消化道解剖结构示意图

（1）口腔微生物：口腔是消化道起始部分，前借口裂与外界相通，后经咽峡与咽相续。它不仅是机体内部与外界物质传递与交换的重要场所，也是病原菌及毒性物质侵入机体的门户。口腔有细菌、病毒、真菌、支原体及衣原体等定植，也是动物 5 大菌库（肠道、口腔、皮肤、鼻腔和泌尿生殖道）之一。例如，人类口腔定植有细菌、病毒、真菌、支原体及衣原体等 700 余种微生物，以消化链球菌属（*Peptostreptococcus*）、梭杆菌属（*Fusobacterium*）和拟杆菌属（*Bacteroides*）最丰富；短尾猴口腔优势菌有变形菌门、厚壁菌门、拟杆菌门、梭杆菌门和放线菌门等。

（2）胃中微生物：单胃动物胃中 pH 值为 0.9~1.8，并含胃酸和蛋白水解酶，只有少数微生物能在该环境生存。例如，人胃中仅存在幽门螺杆菌，马胃中仅有抗酸性细菌、芽孢杆菌（如枯草芽孢杆菌等）等少数微生物；若胃液 pH 值降低和患胃病时，胃内谷物中就能发现腐败菌、霉菌和酵母菌等。仔兔断奶后胃内容物的微生物数量稳定在 $10^4 \sim 10^6$ CFU/mL；断奶仔猪胃中以双歧杆菌最多，其次是乳酸杆菌。

反刍动物特有瘤胃、网胃、瓣胃微生态空间，尤以瘤胃最具代表性。瘤胃正常微生物群包括细菌、纤毛虫和厌氧真菌等厌氧菌群，约占瘤胃液体积的 3.6%，其中原核和真核类型（纤毛虫和厌氧真菌）各约 50%。瘤胃细菌数量和代谢能力远超纤毛虫和厌氧真菌，各种酵母、螺旋体、放线菌等也参与物质分解和重要有机物合成，噬菌体也是瘤胃微生物组成员，但数量少并缺乏深入研究。例如，奶牛瘤胃有 7 000 种细菌和 1 500 种古菌，其中可培养菌有 440 种，它们分属 19 个门，在数量上，厚壁菌门占 57.8 %、拟杆菌门占 26.7 % 和变形菌门占 6.9 %，以梭菌和拟杆菌为优势类群。瘤胃中微生物群落和种群特征受到动物种类、年龄、饲养条件等多种因素影响。在整个消化过程，瘤胃微生物能分解食物中 70% ~ 85% 的可消化干物质和粗纤维，将纤维素和戊聚糖分解成乙酸、丙酸和丁酸等挥发性脂肪酸。瘤胃壁吸收大部分挥发性脂肪酸，能满足动物 60%~80% 的能量需要；瘤胃微生物产生的蛋白酶能分解食物中大部分蛋白质并合成菌体蛋白，多种微生物能利用尿素等含氮物合成菌体蛋白，这类菌体蛋白易被动物消化利用。B 族维生素和维生素 K 也主要由微生物合成而被反刍动物利用。瘤胃微生物主要附着在瘤胃内食物颗粒上和瘤胃复层上皮表面等部位，瘤胃细菌常具菌毛和糖萼等结构而能黏附于上皮细胞表面或食物颗粒上形成微菌落，约 1/2 的瘤胃细菌结合在食物颗粒上。细菌附着于食物颗粒表面与其分解物质的特异性相关，如白色瘤胃球菌属（*Ruminococcus albus*）、黄色瘤胃球菌属（*Ruminococcus flavefaciens*）、产琥珀酸拟杆菌属（*Bacteroides succinogenes*）等纤维素分解菌附着在植物细胞壁上，嗜淀粉拟杆菌属（*Bacteroides amylophilus*）等淀粉分解菌则附着在淀粉颗粒上，纤维素酶、淀粉酶等与糖萼结合使酶不至于扩散而受损。当基质被分解完后，附着在食物颗粒上的细菌又进入瘤胃液中。瘤胃壁上附着厌氧菌和兼性厌氧菌，其中兼性厌氧菌占20%～50%，兼性厌氧菌可保护瘤胃壁和内容物中严格厌氧菌免受氧的毒害。瘤胃壁附着葡萄球菌、微球菌、链球菌和棒状杆菌等脲酶产生菌，占细菌数的10%～14%，它们能利用血液扩散到组织中的尿素并分解产生氨。

（3）十二指肠微生物：肠液呈弱碱性，提供了微生物繁殖的条件，微生物类群较胃中丰富。例如，人十二指肠中微生物为10^3～10^4 CFU/mL，以链球菌属（*Streptococcus*）最多，普氏菌属（*Prevotella*）、韦荣球菌属（*Veillonella*）和放线菌属（*Actinomyces*）次之，以及拟杆菌属、乳杆菌属、白假丝酵母菌属等。马肠液中常能分离到各血清型大肠杆菌，有时有肠球菌和芽孢杆菌等。断奶仔猪以双歧杆菌最多，肠杆菌、乳酸杆菌等次之。

（4）空肠微生物：空肠中微生物较十二指肠丰富。例如，人空肠中微生物达10^6～10^7 CFU/mL，有拟杆菌属、乳杆菌属（*Lactobacillus*）、链球菌属、白假丝酵母菌属等。猪空肠中变形菌门约79.5%、壁厚菌门占18.7%，以乳酸杆菌和双歧杆菌最多，消化球菌、大肠杆菌、小梭菌次之，还定居有葡萄球菌、肠球菌、优杆菌、拟杆菌、酵母菌等。马空肠常定居有大肠杆菌、肠球菌、芽孢杆菌和产气荚膜杆菌等。

（5）回肠微生物：回肠微生物较空肠丰富。例如，人回肠中微生物在10^7～10^8 CFU/mL，优势菌属为拟杆菌属、梭菌属、肠球菌属、乳杆菌属、肠杆菌属、韦荣球菌属、链球菌属、双歧杆菌属等。猪回肠中变形菌门较空肠段减少，壁厚菌门增加；断奶仔猪回肠以双歧杆菌最多，肠球菌、小梭菌和肠杆菌等次之；犬回肠的优势菌是拟杆菌、消化链球菌，达10^8 CFU/mL，棒状杆菌、链球菌、葡萄球菌等约10^7 CFU/mL。

（6）盲肠和结肠微生物：盲肠和结肠是消化道中微生物最丰富的部位，菌群组成相似，以厌氧菌占优势。例如，人结肠中微生物为10^{10}～10^{11} CFU/mL，主要是拟杆菌属、杆菌属、双歧杆菌属（*Bifidobacterium*）、梭菌属（*Clostridium*）、肠球菌属、真杆菌属、梭杆菌属、消化链球菌属、瘤胃球菌属和链球菌属等。犬盲肠中微生物达10^7 CFU/mL，优势菌是拟杆菌；结肠菌数达10^{10} CFU/mL，优势菌是拟杆菌、消化链球菌、乳杆菌、真杆菌、梭菌等。猪盲肠中壁厚菌门占80.2%、变形菌门占 12.7%、拟杆菌门占 5.5%、螺旋体门约占 1.2%，优势菌是双歧杆菌和乳酸杆菌，消化球菌、大肠杆菌和拟杆菌次之，以及小梭菌、优杆菌、肠球菌、葡萄球菌、酵母菌等；结肠与盲肠中微生物种类相似，但拟杆菌门、螺旋体门增多；猪粪便中的优势菌是拟杆菌、乳杆菌、消化球菌、螺旋体、厌氧弯曲杆菌、优杆菌和双歧杆菌，其次是大肠杆菌、链球菌、棒状杆菌、芽孢杆菌、酵母菌和葡萄球菌。马粪便中的优势菌是双歧杆菌、链球菌和厌氧弯曲杆菌，其次是优杆菌、乳酸杆菌、小梭菌、螺旋体、拟杆菌，以及消化球菌、芽孢杆菌、大肠杆菌、韦荣球菌、棒状杆菌、葡萄球菌、酵母菌等。家兔粪便中的优势菌是拟杆菌、厌氧弯曲杆菌和消化球菌等。

3. 呼吸道微生态系统

呼吸道从鼻腔、鼻咽一直通过口腔、气管直达肺部，整个呼吸道中都存在着大量的菌群，它们是哺乳动物与外界空气环境密切相关的重要屏障，随各部位生理环境不同（如 pH 值，O_2 浓度，气体颗粒物大小）微生物群的丰富度、多样性存在差异，而以鼻腔黏膜的正常微生物群最多，越向下微生物越少。例如，人类在婴儿出生 2 月左右呼吸道微生物群就趋于稳定，并随环境漂浮微生物、年龄、抗生素应用和生活习惯不同而呈动态变化；健康者的鼻腔中常有细菌、真菌和病毒定居，以细菌为优势菌，而表皮葡萄球菌约占 46.7%，金黄色葡萄球菌占31.2%、肺炎克雷伯菌占 4.9%、大肠杆菌占 1.6%，真菌主要为不解糖消化菌，约占 1.6%，黏液真杆菌占 0.8%，以及少量合胞病毒、鼻病毒、腺病毒、流感病毒、副流感病毒和冠状病毒等；其中金黄色葡萄球菌、合胞病毒、鼻病毒、腺病毒、流感病毒等与呼吸道感染密切相关。

4. 泌尿和生殖道微生态系统

哺乳动物的阴道及尿道黏膜均定植有正常微生物群，卵巢和睾丸与其他部位的差别较大，对健康、生殖功能、婴儿出生等都有着重要的作用。例如，正常情况下人泌尿生殖道微生物主要是厚壁菌门，其次是放线菌门、拟杆菌门和变形菌门，优势菌属是维诺氏菌属、链球菌属和棒状杆菌属。男性生殖器有耻垢杆菌，尿道口有葡萄球菌和革兰阴性球菌及杆菌。女性尿道外部与外阴部菌群相似，除耻垢杆菌外，尚有葡萄球菌、类白喉棒状杆菌和大肠杆菌等；女性生殖道正常微生物群的多样性低，主要定植在下生殖道（阴道和子宫颈），阴道内常有乳杆菌属为主的 200 多种微生物，它们之间相互制约又相互作用组成了"自净工厂"，阴道内微生物群随内分泌变化而异，从月经初潮至绝经前阴道内常见乳杆菌类，月经初潮前女孩和绝经期后妇女主要有葡萄球菌、类白喉棒状杆菌、大肠杆菌等。公马尿道黏膜定植有葡萄球菌、链球菌、螺旋体等；母马阴道黏膜有葡萄球菌、链球菌、大肠杆菌、乳杆菌和抗酸性细菌等。同时，泌尿和生殖道的微生物群会受到体内激素水平变化、性行为、全身免疫状态和致病菌的侵入、长期服用抗生素等因素的影响。

三、正常微生物的生理作用

哺乳动物在胎儿出生后就出现微生物大规模的定植，最初的接种源是母体阴道微生物，随后环境微生物开始定植，并在断乳后形成较稳定的个体微生态系统，以后随生活环境、食物、生理和免疫系统状况等变化而处于不断演替的动态平衡中，并在人和动物的免疫、营养和生物拮抗等方面都发挥着重要的作用，特别是正常微生物群影响着动物的健康、生殖、抗病性和生产力等。

1. 正常微生物与动物免疫

免疫功能是对"自己"和"异己"的识别，由于各种原因动物的自身组织、细胞或分子随时在发生改变，一旦成为"异己"物质，即自身抗原，就会引起免疫系统产生应答反应，称自身免疫（autoimmunity）。微生物感染主要通过旁观者活化（bystander activation）和分子模拟（molecular mimicry）两种机制参与自身免疫的发生发展，而感染对自身免疫具有诱导和抑制的双重效应。正常微生物参与动物免疫系统的发育成熟以及活化，在体液免疫、细胞免疫和局部免疫等方面均发挥作用，尤其是局部免疫。例如，家兔口服灭活的志贺菌，在血清中没有抗体出现之前，就用强毒志贺菌攻击，家兔也能够得到保护。在动物肠道、呼吸道、泌尿生殖道等的黏膜固有层中广泛散在有淋巴细胞，在肠道菌（如大肠杆菌、沙门菌、肠球菌等）、呼吸道菌（金黄色葡萄球菌、肺炎双球菌、链球菌等）、泌尿生殖道菌（大肠杆菌、链球菌、螺旋体等）、关节囊菌（猪滑液支原体等）等微生物的刺激下，这些淋巴细胞转化成产生免疫球蛋白 A（IgA）的浆细胞。当 IgA 通过黏膜上皮细胞到达黏膜表面时合成分泌型免疫球蛋白（SIgA），以控制外袭菌的活动，保护原籍菌，而原籍菌又可保护 SIgA 免受降解。原籍菌与外袭菌都可刺激淋巴细胞产生 IgA，但 IgA 只抑制外袭菌，不抑制原籍菌。

2. 生物拮抗作用

动物机体健康时外袭菌侵入必须具备排他性、定植性和繁殖性三个条件，否则将被排出体外，正常微生物群有一定程度拮抗外袭菌（致病菌）入侵机体的作用。例如，非产肠毒素性的大肠杆菌与产肠毒素性且毒力强的大肠杆菌混合培养时，前者抑制后者的生长繁殖；初生未吃初乳的仔猪口服一定菌数的非产肠毒素性的大肠杆菌，使其定植在黏膜面，能显著地降低产肠毒素性的大肠杆菌引起初生仔猪下痢的发病率。

3. 改善营养作用

普通动物和"无菌动物"对比试验证明，正常微生物群在帮助动物消化吸收食物及合成蛋白质、维生素等方面均发挥一定作用。

（1）帮助消化：家兔食物中的纤维素只能在肠道微生物产生的纤维素酶作用下才被消化、吸收，食物中的蛋白质和其他物质也受到肠道微生物消化酶的作用。同时，肠道微生物能提高食物中劣质蛋白质的生物学价值。普通家兔盲肠内容物和软粪中 1 g 氮含有的全部氨基酸，与获得相同日粮的无菌家兔相比较增加了 7.1%。在兔粪中溶纤维丁酸弧菌（*Butyrivibrio fibrisolvens*）达 10^6 CFU/mL，它参与食物中纤维素和其他难以消化成分的分解消化，组氨酸、亮氨酸、异亮氨酸、蛋氨酸、赖氨酸、胱氨酸等和生物素、叶酸、维生素 B_6 等缺乏会限制溶纤维丁酸弧菌的生长，但该菌又能合成含硒氨基酸等一些特殊的氨基酸。

（2）合成蛋白质：家兔盲肠微生物能利用非蛋白氮化合物合成蛋白质。例如，无菌家兔盲肠内容物和软粪中的蛋白氮约 30%，而在禁止食粪的常规家兔的盲肠内容物中约 66%，软粪中约 80%。枯草芽孢杆菌能产生明胶酶和酪蛋白酶以液化明胶和分解酪蛋白，变形杆菌、梭状芽孢杆菌和假单胞菌等能水解蛋白质，尽管大肠杆菌等不能分解蛋白质，但能分解蛋白质的降解产物。

（3）合成维生素：合成 B 族维生素也是胃肠道微生物的主要功能，胃肠道中微生物能合成维生素 B_1、B_2、B_6、B_{12}，烟酸，叶酸，泛酸，生物素，以及维生素 K 和胡萝卜素，在数量上足以满足动物的需求。幼畜常在两周龄前会出现维生素不足，3 ~ 4 月龄时出现生物合成的转换期，成年动物胃肠道微生物合成 B 族维生素的能力很强。从瘤胃到肠道微生物合成 B 族维生素的能力逐渐加强，在盲肠维生素 B_{12} 的含量最高。胃肠合成 B 族维生素的微生物主要有大肠杆菌、丙酸杆菌、牛链球菌等，瘤胃中主要是反刍新月单胞菌（*Selenomonas ruminantium*）、消化链球菌等合成维生素 B_{12}。丙酸杆菌是革兰阳性兼性厌氧菌，无芽孢，最适温度为 37℃ ~ 38℃，最适 pH 值为 6.8 ~ 7.0，它们发酵糖后产生丙酸、乙酸和甲酸，合成维生素 B_{12} 和其他 B 族维生素，也是最具有代表性的胃肠道正常菌群。家兔盲肠的微生物能合成 B 族维生素和维生素 K，这些维生素在排出前未能全被吸收，因家兔食粪又被再吸收利用。育肥猪投喂芽孢杆菌而不服多种维生素与投服多种维生素而不服芽孢杆菌，两组增重（90 kg 时）无明显差别，投服芽孢杆菌组增重还略高一点。

动物胃肠道也存在合成胡萝卜素的微生物，如绵羊、牛瘤胃和肠道存在合成胡萝卜素的菌株。这类细菌主要是黄杆菌属（*Flavobacterium*），其次是链球菌属或短杆菌属（*Brevibacterium*），少数是微球菌属（*Micrococcus*）。它们主要来自瘤胃，其次是小肠和盲肠，结肠和直肠含量很少。这类菌是革兰阴性厌氧菌，不能运动，不形成芽孢，大多数不能利用糖。

（4）微生物参与脂肪代谢：肠道正常菌群能将胆固醇转化成胆汁酸，减少粪便中胆固醇排出量。例如，食粪家兔较无菌家兔粪便排出更多的胆汁酸，表明肠道微生物群不仅可调节胆汁酸合成，还可以调节胆汁酸摄取。

4. 瘤胃正常微生物的生理作用

反刍动物具由瘤胃、网胃、瓣胃和皱胃组成的复胃，前三个胃均缺乏胃腺，统称前胃；而食管、肠道等消化道的其他部分与单胃动物相似。前胃主要靠微生物发酵作用消化饲料，以瘤胃为主，在反刍动物获得营养物质、促进生长繁殖中具有重要的作用。瘤胃微生物约占瘤胃液体积的 3.6 %，主要包括瘤胃细菌、瘤胃原虫和厌氧真菌，原核和真核类型各约 50%，大多数属厌氧菌群，细菌数量和代谢活动远超过纤毛虫和厌氧真菌，它们各具有独特的功能（图 4-2），同时又相互联系，共同与宿主构成复杂的微生态系统。同时，瘤胃中微生物群落和种群特征受到动物种类、年龄、饲养条件等多种因素的影响。

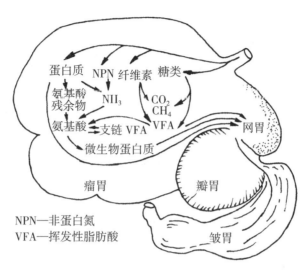

图 4-2　反刍动物瘤胃中纤维素、糖和氮素利用示意图

1）瘤胃微生物种群及其功能：瘤胃内细菌种类多，内容物中细菌数在 $1.5 \times 10^{10} \sim 2.5 \times 10^{12}$ CFU/mL，大多数是不形成芽孢的厌氧菌，也有一些兼性厌氧菌。根据细菌利用底物类型和发酵终产物情况，将瘤胃细菌归纳为以下几类。

（1）纤维素分解菌：瘤胃微生物降解纤维素的能力强，产生乙酸、丙酸和丁酸等能被瘤胃壁吸收而给机体提供能量的物质。瘤胃液中纤维素分解菌为 $10^{6} \sim 10^{10}$ CFU/mL，包括产琥珀酸拟杆菌、黄色瘤胃球菌、白色瘤胃球菌、小瘤胃杆菌等。瘤胃微生物降解纤维过程中，首先打开侧链基团完成定植过程，纤维素分解菌群可能含有将纤维素水解为葡萄糖、纤维二糖以及含 3 ~ 6 个或更多葡萄糖基的纤维素糊精的不同酶系，纤维降解体系包括半纤维素酶、木聚糖酶、葡糖苷酶、内切葡聚糖酶、淀粉酶、酚酸酯酶和木聚糖乙酰酯酶等系列酶参与的反应过程，且瘤胃微生物进化出了几种特殊纤维分解机制。纤维小体是厌氧菌具有的一种纤维素降解酶系，由多种纤维素酶和半纤维素酶依靠锚定、黏附机制形成的一种多酶复合体结构。通过细胞黏附蛋白附着在细菌细胞壁上，能高效彻底地降解天然纤维素。纤维素降解产物寡糖和低聚糖不能直接被多数细菌利用，需半纤维素分解菌分解成单糖，主要有丁酸弧菌属、多对毛螺菌、栖瘤胃普氏菌、溶纤维丁酸弧菌等纤维素分解菌。

（2）淀粉分解菌：瘤胃微生物产生 α 和 β 淀粉酶将淀粉水解成麦芽糖、葡萄糖等，主要有嗜淀粉拟杆菌、反刍新月单胞菌、溶淀粉琥珀酸单胞菌和牛链球菌等，多数纤维素分解菌也能降解淀粉。淀粉分解菌的种群数量受饲料影响较大，如喂饲高淀粉日粮时瘤胃这类菌的比例较大。同时，不同动物瘤胃中淀粉分解菌存在差异，如奶牛瘤胃的反刍新月单胞菌的形态特征明显不同于北方鹿瘤胃中反刍新月单胞菌变种。

（3）蛋白质和氨基酸分解细菌：瘤胃中蛋白质分解细菌达 10^9 CFU/mL，约占瘤胃细菌总数的 38%，主要包括丁酸弧菌属、琥珀酸弧菌属（*Vibrio uccinogenes*）、反刍新月单胞菌及其变种、普通拟杆菌属（*Bacteroides vulgatus*）、展开消化链球菌属（*Peptostreptococcus evolutus*）和疏螺旋体属（*Borrelia*）等多种利用糖类作能源的瘤胃细菌，均能通过细菌蛋白酶将蛋白质水解成肽及氨基酸。瘤胃中氨基酸分解细菌包括瘤胃拟杆菌、反刍新月单胞菌、溶纤维丁酸弧菌、牛链球菌、埃氏消化链球菌（*Peptostreptococcus elsdenii*）和嗜淀粉拟杆菌等，通过脱氨基和脱羧基作用分解大多数氨基酸，产生终产物 CO_2、氨和挥发性脂肪酸，如乙酸、丙酸、丁酸和正戊酸等。细菌分解氨基酸具有明显特异性，如大部分反刍新月单胞菌菌株和某些瘤胃拟杆菌菌株，在从半胱氨酸产生硫化物中极活跃，埃氏消化链球菌能分解丝氨酸、苏氨酸和半胱氨酸，由氨基酸或蛋白质水解产生氨以瘤胃拟杆菌最活跃。瘤胃混合微生物的脱氨基速度与氨基酸种类有关，其中丝氨酸、半胱氨酸、天冬氨酸、苏氨酸、精氨酸在瘤胃内中分解最快和最完全，而丙氨酸、缬氨酸、异亮氨酸、鸟氨酸、色氨酸、δ-氨基缬氨酸、蛋氨酸、组氨酸、甘氨酸、脯氨酸和羟脯氨酸分解缓慢，谷氨酰胺、苯丙氨酸、赖氨酸和核丝氨酸则属中间类型。

瘤胃微生物既能水解饲料蛋白质产生氨，又能利用氨合成蛋白质。因此，喂饲尿素或铵盐可提高瘤胃微生物合成蛋白质的能力，通过化学处理（如甲醛水溶液处理）可使饲料中优质蛋白质不易被瘤胃微生物分解而得到保护，待进入小肠后被消化吸收，从而提高饲料蛋白质的消化利用率。

（4）脂肪分解菌：瘤胃微生物通过产生脂肪酶将日粮中脂肪水解成游离脂肪酸，不饱和游离脂肪酸可被瘤胃微生物进一步氢化产生终产物正十八碳酸，或部分不饱和游离脂肪酸经异构化产生的共轭物（如共轭亚油酸）等中间产物再被氢化。脂肪分解菌是一类革兰阴性专性厌氧杆菌，最适温度为38℃，主要包括梭杆菌属的梭形梭杆菌、多形梭杆菌、具核梭杆菌、小梭杆菌、甚尖梭杆菌，以及反刍新月单胞菌变种等。此外，瘤胃中还有溶纤维丁酸弧菌、白色瘤胃球菌、微球菌属、真杆菌属等氢化细菌，有的不能彻底氢化脂肪酸，终产物是不饱和脂肪酸。

（5）利用有机酸的瘤胃细菌：大多数瘤胃微生物能利用双糖和单糖，而糖发酵的主要产物是乳酸、乙酸、琥珀酸、苹果酸或延胡索酸、甲酸、丙酸等有机酸，这些有机酸除被瘤胃壁吸收给动物提供能量外，尚有利用有机酸的瘤胃细菌，它们维持前胃中产生的有机酸不出现大量积聚。主要包括反刍新月单胞菌、产碱韦荣球菌、产气韦荣球菌、埃氏消化链球菌、埃氏巨球菌、琥珀酸弧菌、脱硫弧菌和丙酸杆菌等。

（6）甲烷产生菌：瘤胃中物质分解过程产生的 CO_2 或甲酸能与氢反应生成甲烷，甲烷约占瘤胃中气体的25%。甲烷产生菌主要是专性厌氧的古菌，主要有反刍甲烷杆菌、运动甲烷杆菌、甲酸甲烷杆菌、索氏甲烷杆菌、甲烷单胞菌、甲烷八叠球菌和厌氧甲烷杆菌等。瘤胃中甲烷产量取决于甲烷菌利用环境物质的效率，主要受氢浓度和甲烷菌与产氢菌、耗氢菌相互作用的影响。例如，溴氯甲烷能明显增加瘤胃中氢浓度，也显著提高了普氏菌和反刍新月单胞菌等耗氢菌的丰度，从而使发酵产生更多丙酸；乙酸菌可与甲烷菌竞争性利用氢生成乙酸，从而抑制甲烷菌生成甲烷。同时，瘤胃中形成的甲烷约95%以嗳气方式排出，从而失去8%~10%的能量。反刍动物排放甲烷量大，如每头高产奶牛每天产甲烷量可达500 L，对大气环境造成污染。

2）瘤胃中的纤毛虫与功能：瘤胃中的原生动物达 4×10^{10} CFU/mL，主要是纤毛虫和少数鞭毛虫，其中纤毛虫有120多种，数量为 $10^5 \sim 10^6$ CFU/mL。瘤胃中常见的纤毛虫有全毛虫和寡毛虫两类。全毛虫均在全毛虫科（Holotrichidae），其中均毛虫属（*Isotricha*）、密毛虫属（Dasytricha）及较少见的布契利氏属

（*Biitschlia*），这三属占瘤胃纤毛虫数量的 1% ~ 5 %。这类纤毛虫全身均匀覆盖纤毛，运动速度快，在有氧环境也能存活较长时间，是在幼龄动物体内最先建立的纤毛虫区系。寡毛虫目纤毛虫身体局部有高度分化的纤毛带，用以运动和摄食，主要分布在头毛虫科（Ophryoscolecidae）的 7 个属，尤以内毛虫属（*Entodinium*）、双毛虫属（*Diplodinium*）、前毛虫属（*Epidinium*）和头毛虫属（*Ophryoscolex*）最常见。其中内毛虫属约占瘤胃纤毛虫总量的 60% ~ 70 %，主要有简单内毛虫等 10 多种；双毛虫属占 15% ~ 30%；前毛虫属占 1% ~ 20%，以无尾前毛虫最常见；头毛虫属占 1% ~ 2%，以有尾头毛虫最常见。

（1）纤毛虫的营养和代谢：纤毛虫只能在瘤胃严格厌氧环境中生长发育，分解和利用饲料中的纤维素、半纤维素、果胶和可溶性糖、含氮化合物和脂肪等。① 糖类代谢：寡毛虫类虫体含有纤维素分解酶，能消化分解纤维素，而全毛虫多不能分解纤维素，仅能消化纤维素形成细胞糖原和产生还原糖；纤维素分解产物主要有葡萄糖、少数纤维二糖和微量木糖。无尾前毛虫能水解简单木聚糖和半纤维素，而全毛虫和有尾内毛虫缺乏水解木聚糖或利用游离戊糖的能力，如水牛的真双毛虫（*Eudiplodinium medium*）能水解木聚糖和阿拉伯树胶产生木糖和阿拉伯糖，但缺乏纤维素酶。纤毛虫（不包括内毛虫）含有果胶酯酶和聚半乳糖醛酸酶，果胶酯酶水解果胶产生甲醇和聚半乳糖醛酸（果胶酸），聚半乳糖醛酸酶水解聚半乳糖醛酸产生半乳糖醛酸和寡糖醛酸。淀粉是瘤胃纤毛虫的主要营养来源，除少数几种内毛虫外，全部寡毛虫都能摄食和发酵淀粉，发酵产物有挥发性脂肪酸、乳酸、CO_2、H_2 等，全毛虫水解淀粉的终产物是乳酸，而寡毛虫则是挥发性脂肪酸，从而利于维持瘤胃内 pH 值平衡。全毛虫能迅速同化葡萄糖、麦芽糖、蔗糖等可溶性糖，摄取的糖约 82% 合成支链淀粉储存于虫体内，以及发酵后产生乙酸、丁酸、乳酸、CO_2、H_2。全毛虫分解利用糖的能力存在种属差异，如密毛虫能水解蔗糖、麦芽糖、纤维二糖等，但不能从麦芽糖储藏淀粉，也不能分解淀粉；全毛虫能分解淀粉，但不能利用麦芽糖。寡毛虫分解利用可溶性糖的能力较差，如无尾前毛虫能利用葡萄糖、果糖，多泡双毛虫能分解蔗糖，有尾内毛虫能利用麦芽糖等。②氮化合物：瘤胃纤毛虫能分解蛋白质，一些寡毛虫能迅速摄食和分解酪蛋白，产生非蛋白质含氮物。尾内毛虫能利用棉籽、大豆和亚麻仁油饼的粗蛋白；内毛虫水解酪蛋白主要产生氨基酸和肽的混合物，氨仅有10%左右。此外，纤毛虫能通过吞噬细菌以获得含氮物，特别是寡毛虫几乎依赖于吞噬细菌，也能利用部分尿素合成虫体蛋白。纤毛虫在真胃及后面的消化道中被全部消化，又成为反刍动物重要的氮素来源。③脂肪：无尾前毛虫能水解脂类和氧化不饱和脂肪酸，如月桂酸、油酸等，培养条件下均毛虫能氢化油酸为硬脂酸。无纤毛虫的动物瘤胃和血浆中饱和脂肪酸含量降低，而不饱和脂肪酸增加，表明纤毛虫能发挥脂肪酸的氢化作用，寡毛虫的氢化能力比全毛虫强，但二者均不及细菌。

（2）犊牛和羔羊瘤胃纤毛虫的定植：犊牛自然感染纤毛虫常需2～3月龄，若犊牛与成年牛接触则13周龄在瘤胃中就出现内毛虫，24周龄出现双毛虫，33～37周龄出现全毛虫；若犊牛吞下含有纤毛虫的反刍食团则在3～20日龄时瘤胃中就可发现纤毛虫。而羊羔瘤胃中最早出现纤毛虫在10日龄，大多数在14日龄出现，到3月龄时才能完全形成瘤胃纤毛虫区系。

3）瘤胃中真菌菌群及其功能：瘤胃中存在近200种厌氧真菌，菌数为$10^3 \sim 10^5$ CFU/mL。从绵羊、山羊、黄牛、水牛等10余种草食动物瘤胃中分离到的5属10余种厌氧真菌，这些真菌均具溶解纤维的特性，能降解植物细胞壁中结构性碳水化合物，以及水解蛋白质和淀粉的能力。大多数瘤胃厌氧真菌也存在于胃肠道其他部位，它们是草食动物消化道内的功能菌。瘤胃真菌菌丝体形成有单中心类型和多中心类型，单中心类型的菌丝体常形成单个孢子囊，而多中心类型的菌丝体形成多个孢子囊，孢子多呈圆形，也有桑葚形和梭形，鞭毛从1根到10多根不等。瘤胃真菌严格厌氧，适宜生长温度为33～41℃，最适pH值为6.5～6.8，生活周期有2个阶段，即具鞭毛能运动的游离孢子阶段和附着在食物碎片上不动的营养体阶段。瘤胃真菌的游离孢子可存活24～32小时，游离孢子附着在植物组织上生长逐渐形成新的菌丝体。它们缺少细胞色素、萘醌及线粒体RNA，没有电子传递系统，只能靠发酵多种碳水化合物过程提供能量。绵羊出生后10天内就有瘤胃真菌定植，且很快建立起数量较大的不稳定种群。幼龄羊羔瘤胃中分离得到的真菌都能利用乳糖作为碳源和能源，从而纤维素不是瘤胃真菌早期定植的必需条件，瘤胃真菌也存在于口腔和粪便中，它们可能是通过舔舐和梳理过程从母代传到子代。

（1）纤维素和半纤维素的降解作用：瘤胃真菌先附着并机械侵袭植物厚壁组织和维管束组织等一些难被降解的植物组织，它们具有很强的穿透能力和高活性的纤维素酶，能降解和削弱植物的抗性组织，给瘤胃细菌降解纤维素创造了有利条件。瘤胃真菌能产生纤维素酶、半纤维素酶（主要是木聚糖酶）、半乳糖醛酸酶、果胶酶、酯酶、淀粉酶以及蛋白酶等系列高活性的能降解纤维素、半纤维素酶，从而可降解晶体质的、层次复杂的纤维素多聚体，尤以纤维素酶和木聚糖酶的研究较多。研究表明，仅有木霉菌、茄镰孢菌、嗜氧梭杆菌和厌氧真菌等少数微生物能降解晶体质的、层次复杂的多聚体，尤以瘤胃真菌具有更高的纤维素酶活性，更强地降解纤维素多聚体。瘤胃真菌能产生降解晶体质纤维素多聚体所需的外切 β－葡聚糖酶、内切 β－葡聚糖酶和 β－葡萄糖苷酶等复合体酶系，前两种酶能将纤维切割成纤维二糖，再由 β－葡萄糖苷酶将纤维二糖水解成葡萄糖。木聚糖是一种存在于植物细胞壁中含有多种糖基侧链的异质多糖，是植物半纤维素的主要成分，占植物干重的 15% ~ 35%。部分瘤胃真菌能产生降解木聚糖所需的内 β－木聚糖酶、β－木聚糖苷酶和切割糖基侧链多种酶的全套酶系，除产生木聚糖酶类外，还产生阿魏酸酯酶、香豆酸酶和乙酰木聚糖酯酶。这一系列酶使瘤胃真菌能优先附着并降解木质化纤维，从而较其他微生物更具优势。

（2）淀粉的降解作用：瘤胃真菌能产生 α－淀粉酶及淀粉葡萄糖苷酶，多种真菌可利用淀粉和麦芽糖，多种真菌共存时水解淀粉的能力较单一真菌时强。主要分泌淀粉葡萄糖苷酶的真菌降解淀粉产生葡萄糖，而主要 α－淀粉酶的真菌可降解淀粉产生麦芽糖、麦芽三糖和长链低聚糖。

（3）蛋白质的降解作用：瘤胃内主要微生物群落（细菌、真菌和原虫）都能降解蛋白质，并利用水解产物作为生长的氮源。例如，瘤胃厌氧真菌能合成金属蛋白酶，并在生长后期分泌到胞外，这类微生物的蛋白酶水解酪蛋白和青草粉蛋白的比活性与瘤胃细菌相似；4 属 7 种瘤胃真菌均可分泌产生蛋白酶，这些蛋白酶皆有氨基酶的活性，其中 2 种还有肽链内切酶的活性，但无羧肽酶活性；山羊瘤胃去除厌氧真菌后，氨氮浓度显著下降，而微生物蛋白浓度显著上升。

（4）瘤胃真菌与其他微生物的相互作用：瘤胃中的细菌、真菌和原虫等组成十分复杂的微生态系统，各种微生物相互协同作用于饲料，有关这3种类群之间的互作关系还不十分明确。但瘤胃真菌和产甲烷细菌共同培养可明显地提高植物纤维素酶的活性，产甲烷细菌影响着纤维素分解细菌的活性，改变发酵产物趋于产生更多的乙酸、甲烷和CO_2。瘤胃真菌与非产甲烷细菌共同培养时，瘤胃真菌对纤维素和木质素的发酵率和发酵程度均增加；瘤胃真菌及瘤胃细菌混合培养液中添加抗生素后，群集在饲草上的真菌数增加。但瘤胃真菌与瘤胃细菌之间还存在拮抗作用，如厌氧真菌可抑制琥珀酸杆菌降解黑麦草纤维素，而盲肠鞭菌属（*Caecomyces*）真菌和琥珀酸杆菌则具有协同降解纤维素的作用。同时，瘤胃纤毛虫运动可增强真菌种群的活性，而纤毛虫又能吞噬真菌游离孢子，在饲料降解中调节瘤胃真菌各种群的数量。

四、微生态平衡与失调

人和动物各级生态系统中的正常微生物群，只有在微生物、动物体和环境三者间保持动态平衡时，才能发挥有益于宿主动物健康的生理作用，否则将导致疾病。

1. 微生态平衡

（1）环境与动物体、正常微生物间的生态平衡：自然环境既影响动物的生理状态，又影响正常微生物间的生态关系，只有维持环境、动物体和正常微生物间生态平衡才有动物的健康。例如，仔猪肠道栖居有沙门菌，只有当仔猪生活在潮湿环境、气温低或突然改变饲料导致仔猪抵抗力下降时，沙门菌才能乘机从肠道进入血液而引起仔猪沙门菌病。

（2）动物体与正常微生物间生态平衡：正常情况下，动物从出生到死亡都离不开正常微生物。但动物体与微生物间必须维持生态平衡，正常微生物才能发挥有益作用，动物也才能保持健康、不发病、不死亡。动物各级微生态系统中，生态平衡时正常微生物在各微生态系统中处于正常值或一个正常值范围，但正常值是相对值，并受诸如年龄、肠段、营养成分等因素影响，正常值存在较大差异。

例如，健康仔猪肠道大肠杆菌的对数值，在小肠 5.9±1.4，大肠 7.1±1.1；小肠中乳杆菌的对数值，1 日龄 7.5±0.2，8 日龄 7.6±0.4，22 日龄 8.1±0.4，42 日龄 7.1±0.3，180 日龄 6.5±0.1。

（3）正常微生物间的生态平衡：健康动物的各层次生态系统内正常微生物间都维持在相对平衡状态，其突出特征是需氧菌与厌氧菌、革兰阳性菌与阴性菌、微生物种群之间都保持在一个相对比例值。例如，健康仔猪小肠内需氧菌与厌氧菌之比是 1:100，而大肠内两者之比是 1:1 000；仔猪出现急性痢疾时，正常微生物的种群比例发生严重失调，小肠需氧菌与厌氧菌之比变成 1:1，大肠则是 1:100，优势种群也发生更替。

（4）瘤胃中细菌与纤毛虫、厌氧真菌之间的关系：细菌与纤毛虫、厌氧真菌之间的关系错综复杂，既有协同又有拮抗关系。通常细菌与厌氧真菌之间存在协同作用，特别在植物抗性组织纤维素的降解过程中，瘤胃真菌和细菌是一种相互分工而又协作的关系，如植物大片段经厌氧真菌降解成小片段和造成很多空隙后，有利于瘤胃细菌以表面腐蚀方式进一步降解。瘤胃细菌和纤毛虫之间存在着拮抗作用和协调作用关系，瘤胃中没有纤毛虫只有细菌时细菌数量明显增加，如绵羊瘤胃接种纤毛虫后瘤胃内细菌数减少。瘤胃纤毛虫能选择性捕食多种细菌，每分钟捕食约 1% 的瘤胃内细菌。纤毛虫捕食消化细菌后，大部分菌体蛋白质和氨基酸转变为虫体蛋白，少量氨基酸被降解为 CO_2 和挥发性脂肪酸，嘌呤和嘧啶常被结合到纤毛虫的核酸内，菌体蛋白被消化后约有 1/2 呈游离氨基酸释放于瘤胃内，再被分解成挥发性脂肪酸和 NH_3，使氨基酸遭受损失。

纤毛虫不能直接将非蛋白氮合成蛋白质，纤毛虫所需蛋白质主要来源于捕食瘤胃细菌，同时细菌酶系统也有助于纤毛虫的营养代谢，纤毛虫生长繁殖有赖于瘤胃细菌，而纤毛虫也有刺激细菌繁殖的作用。例如，纤毛虫和细菌两者共存时能明显提高纤维素的消化率；甚至将高压灭菌后杀死的纤毛虫加入细菌培养基内，也可提高纤维素消化率。同时，纤毛虫种属之间也表现出拮抗作用和协同作用。前毛虫属和头毛虫属之间有拮抗作用，而绵羊瘤胃中的头毛虫和多泡双毛虫在物质代谢中发挥协同作用。纤毛虫之间有拮抗作用，除一种纤毛虫能捕食他种纤毛虫外，还与动物的营养、种别等有关，如将绵羊瘤胃中头毛虫接种到牛的瘤胃中便不能生存。

2.微生态失调

动物机体、正常微生物群、环境三者间处于协调状态时，机体就处于健康状态。当正常受到外袭菌或抗菌药影响时，都会改变正常微生物的种类、数量和栖息处，正常生理状态也随之转变成病理状态。这两种变化以及其相互影响和转化，即是微生态失调。

（1）微生态失调的原因：动物微生态失调的原因很多，诸如患病、外科手术以及环境、饲料、饲料添加剂、生理状况等改变或使用抗菌药等。在养殖业中，普遍存在抗菌药滥用现象，造成的损失也大，如马属动物静脉注射四环素、土霉素、金霉素和内服土霉素或四环素预防或治疗各种疾病，导致动物急性腹泻或死亡。例如，每天静脉注射土霉素（$100 \sim 300 \times 10^4$ IU）治疗马的外伤感染、局部炎症和上呼吸道感染等，连续用药 $1 \sim 3$ 天后，肠炎发病率为 21%，病死率为 33%；1 103 匹马在口服四环素或土霉素等后，死亡 772 匹，死亡率达 70%；病理学检查（简称病检）发现有明显脱水、电解质紊乱、酸中毒、细菌内毒素血症及弥漫性血管内凝血等指征。土霉素主要抑制革兰阳性菌，而促使革兰阴性菌耐药，尤其大肠杆菌大量繁殖，导致马动物属肠道菌群严重失调而致病。

（2）微生态失调的表现：动物的各层次生态系统栖居的正常微生物，都可能发生微生态失调，主要有菌群失调、定位转移和内源性感染等表现。最常见的动物微生态失调是肠道菌群失调，尤以幼龄表现更突出。例如，下痢仔猪与健康仔猪比较，除肠球菌、葡萄球菌、酵母菌、沙门菌、芽孢杆菌、优杆菌、小梭菌和消化球菌等 8 种菌菌数的对数值无显著性变化外，在空肠大肠杆菌由 5.0 ± 1.5 上升至 6.4 ± 0.9（$P < 0.01$）、拟杆菌由 5.0 ± 1.1 下降至 3.4 ± 1.4（$P < 0.01$）、双歧杆菌由 7.2 ± 0.7 下降至 6.2 ± 1.1（$P < 0.05$）；直肠大肠杆菌由 7.1 ± 1.0 上升至 7.7 ± 0.9（$P < 0.05$）、乳杆菌由 8.2 ± 0.7 下降至 7.5 ± 0.8（$P < 0.05$）、拟杆菌由 8.2 ± 1.1 下降至 7.4 ± 1.1（$P < 0.05$）。又如，猪在投服乳糖后肠道乳杆菌菌

数大幅度增加，而大肠杆菌、链球菌、葡萄球菌、酵母菌等的菌数减少；而投服亚油酸则可抑制小肠产气荚膜梭菌的增殖。可见，疾病或改变饲料等都可能引起肠道菌群紊乱出现比例失调。

五、防止和纠正微生态失调的措施

机体健康状态下，正常微生物群及其动物机体保持着微生态平衡，若正常微生物群因抗菌药或其他因素而遭到破坏就发生微生态失调，动物体就会发生疾病。微生态失调是环境、动物体和正常微生物之间的关系失调，从而矫正动物的微生态失调也需从这三个方面采取相应措施。

（1）保护生态环境：畜舍建筑、饮水、空气和土壤等是动物的宏观生态环境，其状态影响着动物各层次微观生态环境。因此，保持宏观生态环境的温度、湿度和空气洁净，清除有害物质，以及纠正动物病理状态等是预防微生态失调的重要措施。

（2）提高动物适应能力：动物适应能力下降、动物各层次生态系统栖居的正常微生物群失调或过度繁殖都可致病。因此，从生物拮抗、营养和生长刺激等方面调整微生态是提高正常微生物抵抗外袭菌、致病菌等入侵的重要措施。同时，按照不同动物各自的营养需要，配给营养全面的饲料和帮助消化的微生态制剂，既避免因营养失调或营养不良导致正常微生物群失调，又可增强动物的抗病能力。促使动物保持一定水平的体液抗体和细胞免疫能力是防止过路菌、外袭菌等定植的一个重要途径。

（3）动物微生态制剂：正常微生物群失调将会导致动物发病，而栖居在宿主胃肠道的有益微生物群可提高机体抵抗力和促进动物对饲料消化、吸收利用。因此，采用正常微生物群成员制成活菌制剂是防治动物微生态失调的一条重要的途径，利用有益微生物制成微生态制剂，可用于某些动物疾病的防治，或作为饲料添加剂激活消化过程，促进饲料营养物质的消化和吸收，以及刺激幼畜生长和提高动物的抗病性。目前研究和使用最多的是用活菌制剂防治幼畜腹泻，而其他微生态失调的活菌制剂有待进一步研发。例如，以粪肠球菌制备饲料添加剂，加入日粮中可抑制肠道病原菌和保持肠道正常微生物区系，促进动物生长和改善对饲料的利用率；用乳酸杆菌、酵母等有益微生物制成的混合饲料饲喂牛、猪可增强肠道微生物的活性，促进家畜的生长，还可提高家畜繁殖力，并能减少畜禽粪便气味等优点。

第三节　药用禽类动物微生态学

　　禽类是指一类两足、恒温、卵生的脊椎动物，也称鸟类。禽类全身披覆羽毛，肺呼吸，前肢演化成翼，后肢能行走。食性有食肉、食鱼、食虫和食植物等类型，以及很多居间类型和杂食类型，如家禽多属杂食类型。禽类呼吸器官除肺外，有辅助呼吸的气囊。禽类食量大，消化系统具有消化力强、消化速度快等特点，消化系统较哺乳动物简单，差异也较大。消化系统包括喙、口腔、食管、嗉囊、胃（腺胃和肌胃）、胆囊、小肠、大肠和泄殖腔等（图4-3），口腔仅用来采食，主要靠嗉囊和肌胃磨碎、软化食物；缺乏膀胱。常见的药用禽类有乌骨鸡、鸡、鹌鹑、鸭、鹅、鸽、金丝燕、麻雀等。

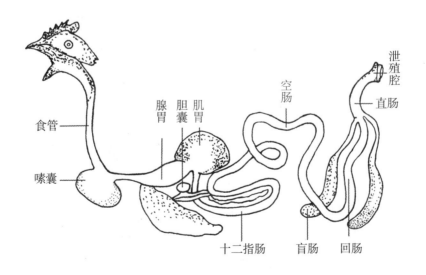

图4-3　禽类（鸡）的消化系统组成示意图

一、微生态空间

禽类皮肤的生理特征和哺乳动物之间差异较大，其表皮较薄，缺乏皮脂腺，表皮过渡层的脂质比例较高。禽类的生态区主要包括呼吸系统、消化系统、皮肤系统、泌尿生殖系统等各生理系统，但鸟类缺乏膀胱，泌尿生殖系统的输尿管、输精管或输卵管开口在泄殖腔中。目前呼吸系统、皮肤系统微生态研究资料匮乏。因此，这里主要介绍禽类消化系统的微生态空间结构。

1. 喙和口腔

禽类的喙形态各异，分上喙和下喙，用于啄取食物，食物不经咀嚼就直接咽下。鸡喙短而尖，鸭、鹅长而宽。口腔无唇、牙齿、颊和软腭，口腔上壁为硬腭，中央有一纵行的腭裂，硬腭有唾液腺开口处，如每只鸡每天可分泌 12 mL、pH 值为 6.7 的唾液；舌占据口腔下壁大部分，鸡舌有少量味蕾。

2. 食管和嗉囊

禽类食管的管腔较大，黏膜厚并具许多纵行皱裂而易于扩张。在进入胸腔前鸡食管颈段有一囊状膨大的薄壁憩室，称嗉囊；鸭在食管颈段仅呈纺锤状膨大而缺乏真嗉囊。嗉囊有黏液腺分泌黏液，嗉囊内容物呈酸性，pH 值为 4.5，它是储藏、湿润和软化食物的部位。母鸽的嗉囊在幼鸽孵化第 16 天分泌鸽乳，约 10 天后停止分泌鸽乳，母鸽将发酵、软化的食物呕吐喂饲幼鸽。

3. 腺胃与肌胃

禽类的胃由腺胃和肌胃组成，腺胃（也称前胃）向后以峡部与肌胃相接，食物在腺胃短暂停留后很快就进入肌胃。腺胃呈短纺锤形，内腔不大，胃壁较厚，黏膜表面有多数具腺体开口的乳头，分泌胃蛋白酶和盐酸；鸽、鸡的乳头较大，而鹅、鸭的数目较多。肌胃（又称砂囊）是禽类特有的器官，它前接前胃后通小肠，常具很厚的肌肉壁，胃腔较小，食植物和杂食性禽类肌胃内面有一层角质皮。肌胃主要进行粗硬食物的机械性消化，囊内储有吞食的砂石，通过肌胃收缩磨碎食物，食物在肌胃中停留的时间因食物坚硬程度而不同。肌胃收缩频率为

2 ~ 5 次 / 分，收缩时腔内压力较大，内容物较干燥，水分约 44.2%，pH 值约 4，只有少数微生物生存，数量也较少。

4. 肠道

肠道是禽类消化吸收的主要场所，包括小肠和大肠。小肠细长，有十二指肠、空肠和回肠，小肠黏膜上皮存在许多纵行的皱襞和绒毛，增大了肠管消化、吸收表面积，小肠内不仅有肠黏膜分泌的消化酶，还有来自腺胃的胃液，以及胆汁和胰液等消化酶。大肠有盲肠和直肠，盲肠在小肠和直肠交接处分成两条，末端封闭，肠壁结构似小肠，其盲肠扁桃体是禽类免疫器官之一。盲肠主要将小肠内未分解的食物进一步消化，并吸收水分和电解质。盲肠 pH 值为 6.5 ~ 7.5，蠕动速度慢，排空 1 次需 6 ~ 8 小时，肠内栖居有大量微生物，能将食物中大分子物质（如纤维素）分解成小分子并吸收。禽类直肠粗短，末端开口于泄殖腔，不能多储藏粪便，导致排便频繁。

5. 泄殖腔

泄殖腔是肠管末端膨大而成的腔道，它是消化、泌尿和生殖系统的共同通道。前部与直肠末端连接，中部有输尿管、输精管或输卵管开口处，后部是肛道，其背侧壁有法氏囊的开口，肛道壁内有黏液腺和散在的淋巴组织。

二、微生态组织

禽类在胚胎期就定植有丰富的微生物群，如鸡胚中有 28 门、162 属微生物，优势菌群是变形菌门和盐单胞菌属（*Halomonas*）。在鸡生长发育三个时期始终存在 65 属的微生物，它们是鸡整个生命过程中发挥着重要作用的核心菌群。禽类消化道菌群受环境的影响较大，如在相同环境下 3 个品种鸡的肠道相同菌群占 94%。目前禽类消化道微生态以外的研究资料匮乏，这里只介绍消化道微生态系统。

1. 消化道正常菌群

（1）嗉囊菌群：嗉囊菌群简单，主要是乳酸杆菌，菌数约 10^9 CFU/mL，其次是肠球菌和产气大肠杆菌，菌数各约 10^5 CFU/mL。食物在嗉囊内先进行乳酸半发酵，pH 值约 4.5，电动势值高，专性厌氧菌难以存活和非肠道菌逐渐衰败。

（2）腺胃和肌胃菌群：腺胃和肌胃中 pH 值低，不耐酸微生物难以定植。在肌胃中定植的微生物主要是乳酸杆菌和肠球菌。

（3）小肠菌群：小肠前段定植的微生物数量较少，后段逐渐增多。十二指肠内容物的流动性很高，此段很少有微生物定殖；但鸡在生长停滞后，机会致病菌希拉比肠球菌能在十二指肠绒毛上定植。空肠和回肠特别以回肠的微生物最丰富，主要是乳酸杆菌和肠球菌，其次是链球菌、大肠杆菌、葡萄球菌和芽孢杆菌，以及少量的酵母菌；少有产气荚膜梭菌，这类菌能分解脂肪酸而使宿主生长缓慢。

（4）大肠菌群：盲肠内充满黏液，微生物数量最大，菌群组成也复杂，多数是专性厌氧菌；厌氧菌菌数达 10^{12} CFU/mL，包括厌氧革兰阴性球菌、兼性厌氧球菌和链球菌，主要有消化链球菌、丙酸杆菌、真杆菌、拟杆菌和梭菌属等。直肠粗短，储藏粪便量小，粪便微生物与盲肠相似。例如，鸡和火鸡肠道菌群主要是厚壁菌门、拟杆菌门和变形杆菌门，其次是放线菌门、蓝藻门和互养菌门等，主要包括梭菌属、瘤胃球菌属、乳杆菌属和拟杆菌属等；鸡的优势种群是微乳酸杆菌、盐单胞菌、拟杆菌和肠球菌等。从 4 周龄以上鸡盲肠中分离到的 200 种以上菌株中，革兰阴性厌氧球菌占 30% 以上，革兰阳性、无芽孢杆状菌约占 20%，芽生菌和芽球菌约占 10%，梭菌类和双歧杆菌占 10% ~ 20%；也存在少量大肠杆菌、沙门菌、变形杆菌等以及少数酵母菌等其他微生物。

（5）泄殖腔菌群：禽类泄殖腔是消化道、泌尿和生殖道的共同部分，当蛋从泄殖腔排出时，就从此处接种上最初的微生物群。成年鸡泄殖腔主要有埃希菌属、志贺菌属、布劳特氏菌属、粪球菌属、梭菌科、毛螺菌科、梭菌目和乳杆菌属等，其中盐单胞菌属和苍白杆菌属（Ochrobactrum）是鸡泄殖腔的有益菌群。斑头雁（Anser indicus）的泄殖腔有 17 门 24 属微生物，其中优势菌有变形杆菌（64.69%）、厚壁菌（23.92%）、蓝细菌（8.48%）、放线菌（1.43%）和梭杆菌（0.56%）等，主要有梭杆菌属、湿冷杆菌属、布雷德菌属（Bulleidia）、链球菌属和支原体属（Mycoplasma）等。

2. 正常菌群与宿主的关系

禽类肠道正常菌群通过维持稳态、辅助消化和促进免疫系统发育等维护宿主健康。尽管，肠道正常菌群对机体并不是均有益，但它们在维持整个菌群平衡、维护宿主健康中发挥着作用。根据禽类肠道正常微生物群与宿主关系，可分为三种类型。

（1）共生性类型：该类微生物属生理性菌群，数量大，恒定存在，具有合成维生素、蛋白质和辅助消化、吸收的作用，能防止外袭菌定植，刺激免疫功能维护机体健康。主要有乳酸杆菌、双歧杆菌、拟杆菌、肠球菌，微生态平衡时对宿主无不良影响。

（2）致病性类型：健康状况下该类微生物数量少，不会致病，也是维护微生态平衡的必要成员。主要有大肠杆菌、葡萄球菌等，若数量超过正常水平则引起宿主发生疾病。

（3）中间性类型：该类微生物是潜在致病菌，有生理性作用和病理性作用。这类微生物增加可导致腐败物质、致癌物和毒素的增加，具有潜在危害性。

以上三种类型是微生态平衡时正常微生物群的表现，而在微生态失调后两类微生物表现出有害或致病作用，生理性菌群减少或致病菌群增加同样具有病理意义。

三、消化道正常菌群的生理作用

禽类消化道正常菌群是由遗传、生活环境长期相互作用形成的微生态系统，它们在禽类的消化、营养利用、免疫调节和生物拮抗等方面都发挥着重要的作用。

（1）促进消化吸收，提高家禽生产率：肠道正常菌群能产生分解日粮中碳水化合物、脂肪、含氮物质等的各种酶类。纤维、淀粉等在盲肠细菌发酵作用下，主要产生 CO_2 和甲烷，以及乙酸、丙酸和高级脂肪酸等挥发性脂肪酸；消化道内微生物能将日粮中蛋白质转化成禽类能利用的氮，分解脂肪成可吸收利用的短链脂肪酸。

（2）合成营养成分：消化道正常菌群能合成维生素，部分细菌能合成多种氨基酸以及能被禽类作为营养吸收利用的其他代谢产物，从而促进家禽生产率。

（3）生物屏障作用：消化道有益菌群能够消耗营养物质和大量氧气，产生抗生素类物质，占据细菌适宜生长的部位，从而使外籍菌群难以定植或生存，从而保护家禽抵御外来微生物侵袭。同时还能制约已定植细菌过度生长，维护肠道生态平衡。例如，嗉囊中优势菌是乳酸杆菌，能产生乳酸和少量挥发性脂肪酸，使pH 值下降至 4.5，从而有效地抑制不耐酸微生物在嗉囊内定植或生存。此外，肠道正常菌群通过细菌间的拮抗作用，也可将外源性病原菌排除至肠道外。

（4）刺激免疫机制：肠道正常菌群能刺激消化道免疫器官生长，提高吞噬细胞的吞噬能力和抗体水平，从而及时杀灭侵入的致病菌，消除体内"病变"细胞，防止疾病发生和恶化。肠道正常菌群是宿主赖以生存和机体免于感染的重要保障，肠道微生态系统一旦出现有益菌数量减少，有害菌数量增多，将导致机体出现感染。

四、微生态平衡与失调

禽类消化道微生物在正常情况下处于相对平衡稳态，维护着宿主机体健康。禽类消化道微生态平衡也是相对的平衡，饲料种类、抗菌药、疾病、气候变化等因素均会影响肠道微生物群落、种群的改变，从而驱动肠道微生态系统演替。例如，日粮成分改变可引起消化道前段、末端菌群的变化，但盲肠菌群变化较小；日粮中添加碳水化合物可增加乳酸杆菌等糖分解菌数量，添加蛋白质则引起嗉囊中乳酸杆菌减少，但梭菌和链球菌等的数量增多；日粮中缺乏维生素时可刺激能合成产维生素的菌株数量增加。此外，日粮或饮水中添加抗菌药、生长刺激剂等也引起肠道菌群的变化，并使潜在致病菌群或正常菌群获得抗生素抗性质粒，出现大量耐药菌株代替了原有菌株，也能维持微生态系统现状，但带来了严重的公共卫生风险。可见，由生理状态、健康状态、饲料种类、禽年龄、气候变化和抗菌药等因素共同驱动禽类微生态演替过程。

1. 微生态平衡

（1）微生态平衡与家禽营养的关系：主要表现在维生素、含氮物质、糖类、脂肪等代谢方面。日粮中维生素 B_2、维生素 B_6、叶酸、烟酸缺乏时，肠道正常菌群能合成维生素 B 和 K，从而缓解机体缺乏这些维生素的症状。例如，黄杆菌能

合成 β – 胡萝卜素，在家禽肠道中定植后能极大减轻鸡维生素 A 缺乏的症状。无菌鸡较普通鸡更好吸收维生素 B_1，有些微生物产生硫胺素酶会消耗维生素 B_1，所以需增加维生素 B_1 的量。

肠道微生物具有分解和合成蛋白质的双重作用，一方面肠道微生物能分解几乎所有的含氮化合物；另一方面肠道微生物又能利用氮源合成氨基酸和蛋白质，如普通鸡能利用尿素合成氨基酸，而无菌鸡则不能。此外，直肠和泄殖腔中存在的尿素氮，又可通过肠管逆蠕动转移到盲肠，由盲肠微生物分解进入再循环，使饲料中的氮得到充分的利用。盲肠微生物通过降解多糖而向宿主提供约 30% 的营养物质，从而肠道微生物有利于提高饲料消化率，但肠道革兰阳性菌能破坏家禽肠道中能被吸收的碳水化合物。

肠道中存在脂肪分解细菌，以致无菌鸡消化脂肪效率高于普通鸡。在严重污染环境中饲养的鸡，饲料中添加抗生素可促进脂肪酸的吸收。无菌鸡接种粪肠球菌和产气荚膜梭菌后，发生高级饱和脂肪酸吸收不良。

（2）微生态平衡与家禽免疫的关系：微生态平衡状态时，免疫功能正常，感染疾病的机会较少。普通健康鸡或添加益生菌鸡较无菌鸡有更多的淋巴细胞分化成浆细胞，产生抗体。同时，正常菌群与疫苗接种在家禽抵抗病原菌方面具有协同作用。鸡喂饲微生态菌剂能刺激脾、法氏囊、胸腺等免疫器官发育，提高机体非特异性免疫，从而提高新城疫疫苗、法氏囊疫苗等的免疫应答能力。

（3）微生态平衡与家禽肠道生理的关系：肠道菌群能显著影响肠黏膜上皮细胞发育，普通鸡小肠长度与无菌鸡相同，但小肠重量远超过无菌鸡。给无菌鸡投服粪便悬液或大肠杆菌、肠球菌等使菌肠壁增厚，肠黏膜上皮细胞腺窝深度增加，丝状分裂活动增强，代谢活动旺盛。

2. 微生态失调

正常微生物群之间、微生物与宿主之间的平衡关系，在体内、外因素的影响下遭到破坏就出现微生态失调，菌群失调能明显影响家禽的营养、疾病、生长和生产率。在禽类集约化饲养中，动物密度大、运动量不足导致家禽抗病力下降，通风差、空气污浊利于有害菌增殖，温度高易发生应激反应而降低肠道抑制病原菌侵入的能力，以及真菌毒素、化学毒物和抗生素使用等都可打破肠道菌群之间原有的平衡关系，导致微生态失调。禽类养殖业规模越来越大，饲料添加剂种类也不断增加，特别是添加抗菌药导致发生沙门菌病、大肠杆菌病、葡萄球菌病、传染性鼻炎等疾病，也出现肺型白痢、眼型和脑型大肠杆菌病等。这些疾病发生都与肠道菌群失调直接相关。

（1）肠道微生态失调可诱发肠道疾病，甚至全身性感染和内源性感染。肠道潜在致病菌感染，如正常情况下禽类肠道广泛存在的大肠杆菌并不致病，它不仅是肠道正常菌群，也是常见潜在致病菌群；在肠道微生态失调时，某些大肠杆菌种类可迅速大量繁殖，变成优势菌群并产生毒素，引起家禽腹泻，甚至引起败血病。外源性致病菌感染，肠道中常会出现随饮食而进入的过路菌，这些菌仅通过肠道而不能定植或很快死亡；当肠道正常微生物区系受到破坏后，这些过路菌则能够在肠道定植和生长繁殖，若过路菌具致病性，则可引起腹泻，如大肠杆菌病，或发生急性禽霍乱等全身性感染。移位菌引起的内源性感染，肠道存在沙门菌、大肠杆菌等致病菌，肠道菌群稳定时，尤其厌氧菌能阻止这些致病菌移位防止内源性感染；长期喂饲存在大量抗菌药的饲料时，导致正常菌群遭到破坏，从而外籍菌和环境菌可趁机定植并发展成优势菌，耐药菌株也被选择成优势菌，两种异常优势菌易移位就成为潜在感染的危险因素。当肠道微生态失调时，革兰阴性致病菌大量增殖并释放大量的内毒素，抗菌药应用能加速细菌死亡和破裂，使肠内和血液中的内毒素增加 20 倍；内毒素能增加肠黏膜和血管的通透性，从而加速菌群移位，这些由肠道移行至体内的微生物，在机体抵抗力低下时就可能大量繁殖，引起全身性感染，导致禽类死亡。

（2）禽类肠道微生态失调会引起营养障碍，生长发育受阻或中毒。例如，普通鸡喂饲含植物血凝素的藏青豆，植物血凝素会影响小肠绒毛表面的吸附作用，导致小肠后段的细菌异常增殖，从而使小鸡生长发育受阻或中毒；当再喂给抗菌药后，临床症状会得到缓解。同时，观察到病鸡的十二指肠内粪肠球菌数量较大，嗉囊中粪肠球菌比较少，从而表明粪肠球菌可能会引起鸡的营养吸收障碍。

五、防止和纠正微生态失调的措施

微生态失调会引起禽类消化、吸收和代谢异常，动物生长发育受阻，生产率低，甚至发病或死亡。常用以下防止和纠正微生态失调的措施和方法。

（1）改善外环境：饲养环境的微生物，特别是致病菌是引起禽类病原菌感染或有害菌入侵和扰乱微生态平衡的重要因素。集约化养殖造成空气中留存大量致病性和有害微生物，因而强化通风换气，及时无害化处理动物排泄物，都能缓解或防止病原菌和有害微生物污染，有利于动物生长发育和减少疾病发生。

（2）饲料组分合理搭配：天然饲料或多或少存在碳氮营养成分、无机元素和维生素等不足或比例失衡，饲料生产中常需加入各种添加剂，有利于满足不同禽类营养需求，促进动物生长发育和提高生产率。同时，饲料中添加防止动物生病的药物，特别是抗菌药会干扰肠道正常菌群平衡，造成公共卫生安全风险。因此，饲料应杜绝添加妨碍或干扰肠道正常菌群平衡的药物、添加剂等。

（3）合理使用微生态制剂，改善动物内环境：有益菌群的微生物制剂无毒副作用，无残留污染，不产生抗药性，使用方便，并能有效补充消化道内有益微生物，改善消化道内菌群平衡，促进饲料消化吸收和代谢，提高机体抗病能力，从而纠正微生态失调，实现防治动物消化道疾病和促进生长的双重作用。禽类微生态制剂主要有乳酸杆菌类、酵母类和芽孢杆菌类等，乳酸杆菌类制剂添加后能在肠道中分解糖类产生乳酸，使肠内 pH 值降低，从而抑制病原菌和过路菌的定植和生长，乳酸杆菌类也产生天然的抗生素类物质；酵母类制剂含丰富的 B 族维生素和消化酶与核苷酸，能参与家禽机体内蛋白质、脂肪和糖类代谢，促进胃肠道发酵功能，增强消化作用；芽孢杆菌类，如蜡样芽孢杆菌耗氧能力强，能大量消耗肠道内氧气，造成厌氧环境，使肠道厌氧菌大量繁殖和需氧病原难以生存，从而抑制病原菌生长。

禽类处于应激、消化紊乱、饲料改变、育肥、抗生素治疗时期，均会引起肠内菌群的变化，当应激超过其生理范围时则引起消化道菌群失调，微生态平衡遭到破坏，甚至表现出病理状态，造成家禽的生产性能下降，死亡率上升。日粮中额外添加有益菌，可补充肠内有益菌数量或营造利于有益菌生长的环境，以纠正肠道微生态失调状态，使有益菌占优势，有害菌被抑制，从而维持动物机体健康。

第四节　药用两栖爬行类动物微生态学

两栖动物和爬行动物常合称两栖爬行类动物，它们都是卵生的变温脊索动物，主要摄食动物性食物，如昆虫和鼠类小型动物等。按照两栖动物和爬行动物在组织结构、生理特征、栖息环境、生活方式等的差异，这里主要按两栖、爬行类进行介绍。

一、两栖动物微生态学

两栖动物是五趾型变温四足动物，水中产卵，体外受精，皮肤裸露，分泌腺众多，混合型血液循环。消化系统由消化道和消化腺组成，消化道包括口腔、咽、食管、胃、小肠、大肠、肛门等部分，消化腺包括肝脏、唾液腺、胰腺、肠腺和胃腺等（图4-4）。杂食性动物，以昆虫类食物为主，植物性食物不足10%。常见或常用药用两栖动物有林蛙、蟾蜍、青蛙、树蛙、大鲵、蝾螈等。

两栖动物体表和消化道等常定居着多种微生物，菌群的组成常因动物生活的环境而异，它们与两栖动物的关系表现出多样化。消化道微生物能够分解几丁质、纤维素、木质素和果胶质等，从而帮助动物营养物消化、吸收。这些菌群在正常情况下不会侵入肠外器官而引起病害，当环境恶化时肠内微生物之间的比例失调影响动物生长或生病。

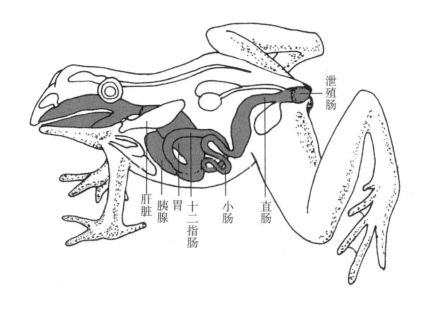

图 4-4　青蛙的解剖结构示意图

1. 皮肤微生态系统

两栖动物的皮肤由表皮和真皮组成，表皮的角质层不发达，真皮具有丰富的血管和腺体，黏液腺分泌黏液在体表形成黏液层，黏液层含有多种抗菌肽，能高效杀灭革兰阳性菌、革兰阴性菌、真菌，部分还能促进胰岛素释放。而皮肤的黏液层又是良好的培养基，从而栖居着大量的微生物，但体表菌群与生境微生物差异显著。例如，野生东北林蛙（*Rana dybowskii*）皮肤栖居的优势菌群主要是变形杆菌门、拟杆菌门、厚壁菌门和放线菌门，而养殖林蛙的优势菌群是厚壁菌门、变形杆菌门、放线菌门、绿屈挠菌门、梭杆菌门、拟杆菌门和蓝细菌门；在 7 属潜在致病菌中，养殖组中柠檬酸杆菌属（*Citrobacter*）、变形菌属和葡萄球菌属显著高于野生组，野生组中假单胞菌属显著高于养殖组，而气单胞菌属（*Aeromonas*）、金黄杆菌属和链球菌属在两组间差异不明显。日本大鲵的成体和幼体体表主要有变形杆菌门、拟杆菌门的微生物。中华蟾蜍、饰纹姬蛙、黑斑侧褶蛙（*Pelophylax nigromaculatus*）、峨眉林蛙和泽陆蛙体表的优势菌群主要是变形菌门（61%）、拟杆菌门（17%）、厚壁菌门（11%）和蓝细菌门（1%）。变形菌门在峨眉林蛙体表占比最大（75%），中华蟾蜍最小（36%）；拟杆菌门在饰纹姬蛙体表占比最大（23％），峨眉林蛙最小（9%）；厚壁菌门在中华蟾蜍体表占比最大（20％），泽陆蛙最小（10%）。皮肤黏液层的抗菌肽选择微生物作用而不同于环境微生物，并使两栖动物体表微生物群落具有宿主选择性，同时也受到环境条件尤其是海拔高度的影响。在正常情况下，皮肤栖居有致病菌和条件致病菌，由抗菌肽和栖居微生物共同组成第一道生物化学屏障而不发病。

2. 消化道微生态系统

两栖动物的胃中 pH 值低，很少有微生物能定植，肠内环境更适宜微生物定植，这些正常微生物参与食物的消化吸收等，同时也受到食物源微生物影响。例如，牛蛙肠黏膜检测到 170 多个 OTUs，肠腔内容物 269 个 OTUs。肠黏膜的优势菌群是梭杆菌门（78％）和变形菌门（20％），厚壁菌门约占 1％；肠腔内容物的优势菌群是变形菌门（76％）、厚壁菌门（15％）、梭杆菌门（5％）和放线菌门（约占 1％）。肠黏膜的优势菌属是鲸杆菌属（*Cetobacterium*，75％）、埃希菌属和志贺菌属（3％）、爱德华氏菌属（*Edwardsiella*，2%），肠黏膜的菌群结构相对稳定，而内容物的菌群容易受到外源微生物影响，同时也存在埃希菌、志贺菌等一些潜在致病菌。在相同环境条件下，中国林蛙（*Rana chensinensis*）、黑斑侧褶蛙和牛蛙的蝌蚪肠道微生物群落差异显著，三者的蝌蚪中共有 49 个 OTUs，属于变形菌门（53.64%），拟杆菌门（23.35%）和梭菌门（13.20%）；中国林蛙蝌蚪肠道中没有被检测到鲸杆菌属和邻单胞菌属（*Plesiomonas*），这两个属是牛蛙的优势属，而黑斑侧褶蛙的优势菌属气单胞菌属在其他两物种中较少。中国林蛙在变态过程中，在水生阶段肠道微生物的优势菌群是变形菌门和拟杆菌门，陆生阶段的优势菌群演变成变形菌门、拟杆菌门、梭菌门、厚壁菌门，且拟杆菌属菌群减少，鲸杆菌属、柠檬酸杆菌属、希瓦氏菌属和梭菌属菌群增加。可见，两栖动物肠道菌群结构除受宿主选择的种属特异性以及发育阶段特异性的影响外，同时也受到环境和食源的影响，从而进一步说明肠道微生物参与宿主的营养消化吸收以及生长发育等过程。

3. 微生态动态平衡与调控

肠道正常微生物能帮助宿主消化吸收食物中营养成分和构成抵御病原菌定植的生物屏障免疫等作用。例如，在牛蛙饲料中添加阴沟肠杆菌属（*E.cloacae*，10^9 CFU/g）和枯草芽孢杆菌属（*B.subtilis*，10^7 和 10^9 CFU/g）2 种蛙源产植酸酶菌喂养 56 天，不影响牛蛙生长性能，但能提高牛蛙饲料效率、蛋白质效率和血清抗氧化能力；促进全体和血清钙磷的沉积以及提高饲料表观消化率，提高肠壁、绒毛完整性和前肠、中肠杯状细胞的数量，减少肠上皮细胞自溶现象；提高肠道微生物有益菌丰度和多样性，抑制致病菌的增殖。蛙源酵母菌 ZR1 发酵豆粕喂食牛蛙能增加肠绒毛长度、密度和杯状细胞数，并维护肠绒毛末端完整性，从而改善肠道健康。可见，有益菌是微生态动态平衡与调控的重点。

二、爬行动物微生态学

爬行动物体表被覆骨化的角质鳞片，完全用肺呼吸，体内受精。消化系统与两栖动物相似，但分化更明显，在小肠和大肠交界处出现了盲肠，植食性动物的盲肠发达，肉食性动物不发达。常见或常用药用的爬行动物有龟类、鳖类、蛇类和蛤蚧等。这里主要介绍蛇类和龟鳖类的微生态学知识。

1. 蛇类微生态学

蛇类是喜穴居，需冬眠，肉食性，腹部贴地爬行的类群。全身被覆角质鳞片，依靠鳞片快速爬行。消化系统包括消化道和消化腺，消化道是一长且各部位口径又有差异的管道，主要包括口腔、食管、胃、小肠、大肠和泄殖腔，消化腺包括肝脏、胰脏、毒腺和唇腺等。胃主要用于食物机械磨碎，十二指肠吸收无机盐，回肠是消化与吸收的部位，大肠能吸收水分，食物的残渣经泄殖腔排出体外（图 4-5）。蛇蛋从母蛇泄殖腔排出时，就接种上最初的微生物群，蛇蛋孵化的幼蛇，第一次蜕皮与环境接触时皮肤表面黏液中的抗菌肽和栖居的微生物共同抵御环境微生物的定植，逐渐形成相对稳定的体表微生态系统；消化道最初定植菌群和蛇毒抵御食物携带的微生物并逐渐形成胃肠道微生态系统。

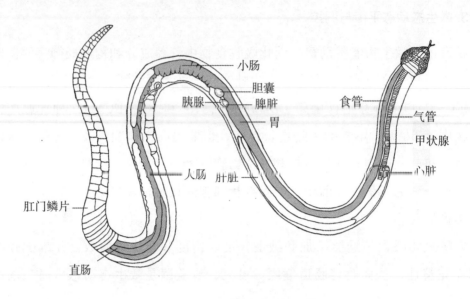

图 4-5　蛇的解剖结构示意图

（1）体表微生态系统：蛇全身被覆角质鳞片，又依靠鳞片爬行，以致健康蛇体表存在大量细菌、放线菌、真菌、病毒和寄生虫等微生物，由于皮肤黏液层抗菌肽和正常微生物群的存在抵御了致病菌和寄生虫的危害，从而不会引起蛇发生疾病。同时，健康蛇体表常常存在人类或其他动物的致病菌。

（2）消化道微生态系统：蛇类消化道各部位都存在大量的微生物，尤以胃、回肠和泄殖腔最丰富，消化道微生物能帮助宿主消化食物而获取营养和能量。例如，黑眉锦蛇（*Elaphe taeniura*）的空肠、回肠和直肠中的微生物多样性和丰富度均以回肠最高，空肠次之；各肠段的总菌达 10^8 CFU/mL，优势菌群均是厚壁菌门（菌数为 10^7 CFU/mL）和拟杆菌门（菌数为 10^6 CFU/mL）；梭菌属、乳酸杆菌属和艾克曼菌属（*Akkermansia*）菌数均在 10^5 CFU/mL 以上，在回肠段最高，前后次之；肠球菌属和肠杆菌属菌数均在 10^6 CFU/mL 以上，直肠最高；益生菌在直肠低于空肠，有害菌在直肠高于空肠。而野生虎斑颈槽蛇（*Rhabdophis tigrinus*）大肠、小肠和泄殖腔内容物中微生物多样性差异不明显，它们共享 534 个 OTUs，而大肠特有 388 个 OTUs；三者的优势菌群均是梭杆菌门；鲸杆菌属在小肠（46.36%）、大肠（21.95%）和泄殖腔（58.18%）均属优势菌群；同时，检测到柠檬酸杆菌属、明串珠菌属（*Trichococcus*）和丹毒丝菌属（*Erysipelothrix*）等多种潜在致病菌。饲养的王锦蛇（*Elaphe carinata*）、棕黑锦蛇（*E. schrenckii*）和赤峰锦蛇（*E.anomala*）的粪便中检测出的 8 门细菌中，优势菌属分别是志贺氏菌属、梭状芽孢杆菌属和拟杆菌属。蛇类消化道正常微生物存在部位差异和种属差异，也存在潜在致病菌或致病菌。

（3）微生态平衡与调控：蛇类皮肤黏液提供了微生物生长的营养物质，而抗菌肽发挥选择微生物定植的作用，仅一些共生菌（正常微生物）能定植。在幼蛇开始捕食后，食物携带其他动物的有益微生物、中性微生物和有害微生物，在捕食过程中蛇类释放蛇毒和大量的抗菌肽，抑制或杀灭胃肠道中外来的微生物，以及早期定植微生物的生物拮抗作用，使大部分有益微生物能定植，保持胃肠正常微生物群的相对稳定，从而维护着机体的健康。例如，养蛇时在发酵床上添加有益微生物进行耗氧发酵，可形成有益菌体蛋白，并杀灭发酵垫料上有害微生物，减少蛇类感染皮肤病，以及无冬眠饲养的加温养殖成本。

2. 龟鳖类微生态学

龟鳖类具坚固的甲壳，体内受精，穴中产卵，自然孵化；多水栖少陆栖，水栖龟类多肉食性，陆栖龟类多草食性。消化系统包括消化道和消化腺，消化道可分为口、口腔、食管、胃、小肠、大肠、直肠、泄殖腔。口腔内唾液腺分泌的唾液仅润湿食物而无消化作用，食管内壁上皮有向下的角质状乳突，下接于胃；胃呈 V 形带状，内壁有角质乳突，胃黏膜分泌盐酸和胃蛋白酶等消化酶，幽门连接小肠；小肠黏膜由单层柱状上皮组成；小肠与大肠连接处有 1 对膨大的盲肠，食植性龟类较发达，具有消化植物纤维的作用，后续为升结肠、横结肠、降结肠，黏膜上皮由腺体细胞组成；大肠后接直肠，直肠尽端是肛门，开口于泄殖腔，泄殖腔能从粪便中吸收水分。食物通过消化道的速度相较哺乳动物缓慢，长为 2~4 周（图 4-6）。

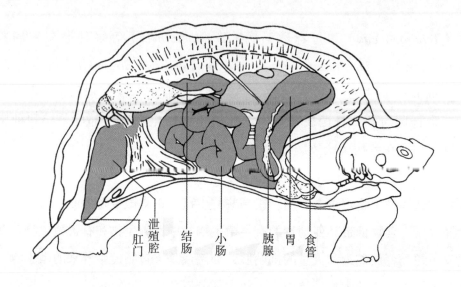

图 4-6 龟的解剖结构示意图

（1）消化道微生态系统：龟鳖类摄食的食物由唾液润湿后，经食管传递到胃，在胃酸和消化酶的作用下被磨碎，到十二指肠和消化腺（肝脏、胰腺），经排泄的胆汁及各种消化酶进一步混合，在小肠进行机械消化和化学消化后大部分营养被吸收，大肠是植物性食物主要消化吸收的场所，以及重新吸收小肠未吸收的营养物质。小肠和大肠不仅是食物消化吸收的重要场所，也是微生物定植和繁殖的有利生态空间。例如，乌龟（*Chinemys reevesii*）前肠、中肠、后肠和尿囊中的好氧菌菌数分别是 1.5×10^6 CFU/mL、2.3×10^4 CFU/mL、2.2×10^2 CFU/mL、2.6×10^5 CFU/mL，厌氧菌菌数是 0.6×10^3 CFU/mL、0.5×10^2 CFU/mL、0.8×10^2 CFU/mL、0.1×10^2 CFU/mL，优势菌群是肠杆菌属、埃希菌属、极毛杆菌属等。巴西红耳龟（*Trachemys scripta elegans*）的粪便中拟杆菌纲和梭菌纲是优势菌群。巴西红耳龟和四眼斑水龟（*Sacalia quadriocellata*）粪便中共检测到 16 门细菌，巴西红耳龟以厚壁杆菌门、拟杆菌门和螺旋体门为优势菌群，四眼斑水龟则是厚壁杆菌门和拟杆菌门；二者微生物多样性差异较大，种间差异远大于种内差异。同时，巴西红耳龟和四眼斑水龟肠道微生物中也存在短螺旋体属（*Brevinema*）、爱德华氏菌属、志贺菌属和沙门菌属等致病菌群。

（2）胃肠道微生态平衡与调控：龟鳖蛋从泄殖腔接种上最初的微生物群，蛋在穴中孵化出幼体后又与土壤环境接触。开始捕食后，由环境进入的微生物群和从母体携带的微生物群系相互作用，逐步构建出相对稳定的微生态系统。龟鳖类胃肠道定植正常微生物群不仅包括有益菌，也有致病菌，它们与宿主之间形成共生、中性、有害等生态关系的有机组合，共同维护肠道健康进而维持机体健康。例如，在水环境中添加硝化菌可以净化龟鳖类养殖池的水环境，在龟粮里添加各种酵母菌可以促进龟鳖对营养物质的利用；龟粮中添加枯草芽孢杆菌或地衣芽孢杆菌（*Bacillus licheniformis*）可以纠正动物微生态失调，能明显抑制致病菌或内源性感染的条件致病菌，避免龟鳖类细菌性感染的发生，在感染后也有一定的治疗效果。此外，在健康的龟鳖类胃肠道正常微生物中也存在大量致病菌，这些病原菌也可能构成人畜共患病发生的潜在威胁。

第五节　药用鱼类和贝类微生态学

鱼类和贝类主要生活在水中，鱼类是脊椎动物，贝类是软体动物。二者的生活环境相似，动物个体微生态系统的组成受水体环境的影响明显。常见或常用的药用鱼类有大黄鱼、鲫鱼、鲤鱼、泥鳅等，贝类有无针乌贼、九孔鲍、长牡蛎、大连湾牡蛎、近江牡蛎、三角帆蚌、褶纹冠蚌、马氏珍珠贝、毛蚶、泥蚶、魁蚶等。

一、鱼类微生态学

鱼类体表被覆骨鳞和黏液层，是以鳃呼吸的变温脊椎动物。体表、鳃和消化道等定居着微生物，菌群的组成常因鱼类生活环境不同而异。鱼卵就有微生物群定植，在幼鱼发育阶段微生物定植的过程非常复杂，并主要决定于鱼卵表面、饵料和水体中的微生物。鱼类体表和鳃部最早定植的细菌主要来自鱼卵表面和水体，而消化道最早定植的细菌来自活饵料或饲料。幼鱼生长发育过程伴随着原有微生物群与水体、饵料中微生物群的相互拮抗和竞争，最终形成微生物群之间、微生物群与宿主之间以及所处水生环境的相互依赖、相互制约的微生态关系，并影响动物营养消化吸收、免疫反应和器官发育等方面，以及鱼类生长、发育、生理和病理过程。这里介绍体表、鳃和消化道微生态系统（图4-7）。

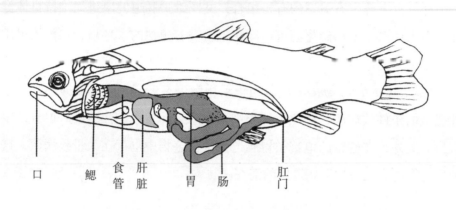

口　鳃　食　肝　胃　肠　肛
　　　　管　脏　　　　　门

图4-7　鱼类的解剖结构示意图

1.体表微生态系统

鱼类皮肤由表皮和真皮组成，表皮薄、黏液腺分泌的黏液在体表形成黏液层。体表黏液层栖居着的细菌数为 $10^3 \sim 10^8$ CFU/cm^2，种类和数量因季节和水环境不同而异，温带水域鱼类的总菌数明显高于寒带水域。淡水鱼类体表的绝对优势菌是假单胞菌、无色杆菌及气单胞菌等，海水鱼类的优势菌则是无色杆菌、弧菌、假单胞杆菌、黄色杆菌和微球菌等。例如，从鳕鱼体表分离出的247株细菌中，无色杆菌占57%、微球菌占22%、黄色杆菌占11%、假单胞杆菌占5%、发光杆菌和沙雷菌占5%，它们都是水中常见的菌群。从南、北太平洋中的19种脊椎动物体表分离的743株细菌中，大多数是革兰阴性无芽孢细菌，优势菌是假单胞菌及无色杆菌。

鱼类体表黏液层含黏多糖、糖蛋白、免疫球蛋白和酶类，以及补体、溶菌酶、凝集素、抗蛋白酶、转移因子、C反应蛋白、几丁质酶和Ⅰ型干扰素等。黏液层栖居着数量庞大的微生物而不致病，由这些微生物和黏液层的各种物质构成鱼类体表微生态系统，形成阻挡病原菌入侵的第一道防线。并在鱼类游动时减少摩擦、调节鱼体渗透压、减少病原菌侵袭，以及鱼类种内化学信息传递介质等方面发挥着重要的作用。黏液层的栖居菌群与黏膜的免疫作用紧密相关，并在鱼类适应生存环境中发挥重要作用。

2. 鱼鳃微生态系统

鱼鳃是鱼类的呼吸器官，包括鳃耙、鳃丝、鳃弓三部分。在正常情况下，鱼鳃栖居着数量庞大的微生物而不致病，并形成鱼类抵御不利环境的微生态屏障。例如，健康的尼罗罗非鱼（*Oreochromis niloticus*）鳃黏膜栖居有变形菌门（占 73.1%）、异常球菌—栖热菌门（占 6.7%）、厚壁菌门（占 5.9%）、绿弯菌门（占 4.5%）和放线菌门（占 2.5%），主要是特吕珀菌属（*Truepera*，占 9.39%）、硫杆菌属（*Thiobacillus*，占 15.06%）、弓形杆菌属（*Arcobacter*，占 4.64%）、海单胞菌属（*Marinomonas*，占 12.55%）和弧菌属（*Vibrio*，占 14.90%），且皮肤和鳃中细菌群落结构相似。假单胞菌属能提高尼罗罗非鱼的健康状况和生产性能。此外，大菱鲆（*Scophthalmus maximus*）、褐鳟（*Salmo trutta*）、北梭鱼（*Albula vulpes*）、虹鳟（*Oncorhynchus mykiss*）、异育银鲫（*Carassius auratus gibelio*）和团头鲂（*Megalobrama amblycephala*）等的体表和鳃黏附菌群显著不同于水体，相同水域不同种类鱼体表的菌群结构也差异很大，表明鱼鳃菌群和体表菌群一样在鱼类适应生存环境和抵御病原菌入侵中发挥着重要作用。

3. 消化道微生态系统

鱼类消化系统包括消化道和消化腺两部分，消化道包括口腔、咽、食管、胃、肠、泄殖腔（软骨鱼类）或肛门（硬骨鱼类），具有运输、机械处理、化学处理和吸收的功能。草食性和杂食性鱼类的肠管较长，胃分化不明显；肉食性鱼类不仅有胃，有些硬骨鱼类在胃与肠交界处还有幽门盲囊的突起。多数鱼类的肠分化不明显，软骨鱼类有小肠和大肠两部分，小肠又分为十二指肠和回肠，回肠内具螺旋瓣，螺旋瓣增加了肠的吸收面积，并起到延缓食物向后移动的作用；大肠分为结肠和直肠。硬骨鱼类的肠内常无螺旋瓣。鱼类肠道微生物能够分解鱼类吞食后而不能消化的纤维素、木质素、几丁质和果胶质等物质，从而有助于营养物的消化、吸收和利用。正常情况下这些微生物不会侵入肠外器官而引起病害，当环境恶化导致肠道微生物群失调时，如气单胞菌（淡水）和弧菌（海水）的菌数显著增加就会成为鱼类发病的原因菌。

鱼类肠道菌群种类多，数量庞大，优势菌群是革兰阴性菌，革兰阳性菌较少，肠内菌群与体表菌群有所不同。例如，淡水鱼肠内容物中细菌菌数为 $10^5 \sim 10^8\,CFU/g$，海水鱼为 $10^6 \sim 10^8\,CFU/g$。同时，鱼类肠道菌群的某些生理生化特征也表现出不同于陆生动物的特异性，如肠道大肠杆菌能液化明胶，不产生吲哚，从而不同于陆生动物肠道的大肠杆菌。不同鱼类肠道菌群的组成和结构也不尽相同，鱼类的亲缘关系相近则肠道菌群分布相似性高，亲缘关系远则菌群分布差异较大。例如，乌鳢、鲢、鳊和鲫等4种不同食性鱼的肠道壁菌群中，同种鱼前肠壁分布的好氧菌或厌氧菌较中肠壁和后肠壁少，同肠段厌氧菌总数较好氧菌总数多2~3个数量级；不同鱼种之间肠壁好氧菌菌数差异较厌氧菌大得多。在草鱼、青鱼、白鲢、鳙鱼、团头鲂、三角鲂、鲤鱼和鲫鱼等4个亚科鱼肠道的好氧菌或兼性厌氧菌中，同一亚科鱼的肠道菌群分布相似性极高，不同亚科间菌群分布差异较大；哈夫尼亚菌属、致病杆菌属、气单胞菌属、柠檬酸菌属、假单胞菌属等在8种鱼中分布相似，而链球菌属、拉思氏菌属、芽孢杆菌属和葡萄球菌属等仅分布在1或2个亚科。在鱼菜共养模式下，草鱼、鲫鱼、鲢鱼和鳙鱼4种鲤科鱼类的肠道微生物优势菌属非常相似，而非优势菌属间差异显著，说明食性不是造成鱼类肠道微生物差异的唯一决定性因素。

4. 微生态失调和纠正措施

鱼类正常微生物群与机体在水环境中构成相对稳定而统一的微生态系统。当水环境恶化、鱼密度过高或营养严重不足等情况下，就会有利于某些微生物群大量繁殖，正常微生物群的多样性降低，破坏微生态平衡，随之发生各种病害。野生鱼类很少发病，而人工饲养的鱼类则病害频发，就是因前者所处的微生态系统稳定性较高，后者所处微生态系统稳定性低，容易给病原菌创造繁殖条件引发微生态失调的机会。

（1）微生态失调的诱因：弧菌是海水中优势菌群之一，也是引起海水鱼类微生态失调的原因菌。弧菌是典型的条件致病菌，在水温增高季节或有机物丰富水域，弧菌病极易泛滥，造成野生或海水养殖的鱼类、贝类、甲壳类等大量死亡。

常见的弧菌病原菌有 10 多种，主要有鳗弧菌（*Vibrio anguillarum*）、创伤弧菌（*Vibrio vulnificus*）和鱼肠道弧菌（*Vibrio ichthyoenteri*）等，它们各有多个生物型，各生物型的致病对象和致病强弱不同。例如，鳗弧菌有 A、B、C、D 和 E 5 个生物型，A 型是水中和健康鱼肠道中常见菌，仅 B 型具很强的致病性，发病鱼的症状主要是皮肤发炎至溃疡性腐烂。无色杆菌和假单胞菌的某些种能引起鱼类皮肤红色斑点病、出血性败血病和肠炎等，以及非溶血性的 B 群链球菌也会引起海水鱼类大量死亡。

（2）微生态失调的纠正措施：抗菌药曾是防治鱼类疾病，尤其是烂鳃和肠道疾病的常用方法。抗菌药引起的抗药性和菌群失调，尤其是抗菌药的食物残留、环境污染和公共卫生安全风险受到人们高度重视。而利用微生态制剂和中草药制剂防治鱼类疾病是一类安全有效的方法。例如，利用蜡样芽孢杆菌（SA$_{38}$）制剂调整鱼微生态防治肠炎效果良好；在鲤鱼和草鱼饲料中添加含坚强芽孢杆菌与环状芽孢杆菌的微生态制剂（活菌数 10^9 CFU/g）能明显提高鱼类抗病能力、饲料利用率和生产率。

二、贝类微生态学

贝类是三胚层、两侧对称，真体腔不发达的软体动物。贝类的结构都可分为头、足、内脏囊及外套膜 4 部分（图 4-8），由外套膜向体表分泌碳酸钙并形成 1 或 2 个外壳包围整个身体，少数的壳被体壁包围或壳完全消失。贝类具有完整的消化道，包括口、齿舌、食管、胃肠、肛门和附属的消化腺，其中齿舌是贝类舔食和磨碎食物的特殊器官。贝类的整个生态空间都存在微生物群，贝壳表面的微生物与其栖息环境中的微生物区系相似。贝类内脏团包括消化、呼吸、循环、排泄和生殖等器官，不同部位的微生物群和数量也不等，从而构成贝类微生态系统的生态空间。例如，虾夷扇贝（*Patinopecten yessoensis*）各个组织中细菌菌落总数依次是肠道＞内脏＞性腺＞外套膜＞贝柱，而贝柱的细菌有 100 余种。栖居在外套膜、肠道和血淋巴的微生物群能合成维生素，参与贝类的物质代谢和免疫防御等，特别是外套膜和消化道的微生物群直接影响机体的营养吸收、生长发育和疾病发生。

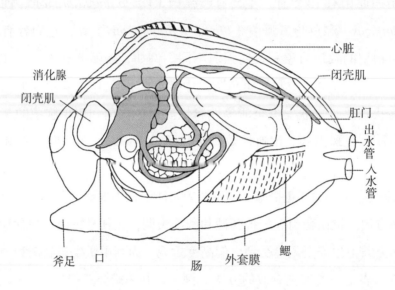

图 4-8　河蚌的解剖结构示意图

1. 外套膜微生态系统

外套膜是软体动物覆盖体外的膜状物，由内外两侧表皮与中央的结缔组织和少数肌纤维所构成，背缘与内脏团背面的上皮组织相连。外套膜一般包裹着内脏团和鳃，部分种类也包裹着足，它与内脏团之间存在与外界相通的外套腔，外套腔中有鳃。内脏团的排泄孔、生殖孔和肛门通常开口于外套腔，以便水流进出，辅助摄食、呼吸、生殖和运动等。外套膜黏液层暴露于水体环境中并直接接触，也是各种微生物进入机体的重要通道，黏液层栖居着大量的微生物，这些微生物群在维护贝类健康和贝壳形成中发挥着重要作用。例如，健康虾夷扇贝外套膜菌群共 302 个 OTUs，缺刻虾夷扇有 407 个 OTUs，二者相同的 OTUs 143 个，特有OTUs 分别为 159 和 264 个，缺刻虾夷扇贝的菌群丰度和多样性高于虾夷扇贝；健康虾夷扇贝中变形菌门占绝对优势（97.7%），次优势类群是厚壁菌门（0.8%），而缺刻虾夷扇贝的优势类群是厚壁菌门（52.2%）和变形菌门（47.7%）；二者共有菌属中乳杆菌属、寡养单胞菌属（*Stenotrophomonas*）和弧菌属占比例变化较大，其中乳杆属常是动物的有益菌，寡养单胞菌属和弧菌属是水生动物的条件致病菌或致病菌。可见，外套膜的菌群结构一旦遭到破坏就会出现微生态失调，进而影响贝类生长发育，甚至生病或死亡。

2. 消化道微生态系统

肠道是贝类重要的消化吸收器官，寄居着数量庞大、结构复杂的微生物群，它们之间以及与宿主之间形成相互依赖、相互制约的微生态关系，直接影响营养物质的消化吸收和抗病能力。贝类肠道菌群的组成受物种、生理状态或生长环境等诸多因素影响，不同贝类之间的菌群既有共性，也有差异性。例如，牡蛎肠道常存在螺旋菌、沙雷菌、变形杆菌、芽孢杆菌、芽孢梭菌和大肠杆菌等，而蛤肉（蛤蜊）存在人类肠炎的副溶血弧菌活菌数达 10^3 CFU/100g。野生和养殖对虾的肠道菌群相似，都有气单胞菌属、邻单胞菌属、发光杆菌属（*Photobacterium*）、假交替单胞菌属、假单胞菌属和弧菌属。

贝类肠道细菌能产生淀粉酶、脂肪酶/酯酶和几丁质酶等胞外酶类，降解宿主不能消化分解的大分子物质（如抗性淀粉、纤维素、半纤维素和几丁质等）和某些脂类物质，从而给宿主提供能量以及细菌自身生长繁殖所需营养物质。例如，在南美白对虾（*Litopenaeus vannamei*）饵料中添加嗜酸乳酸杆菌能有效提高其免疫指标和生长指标。肠道微生物群落结构、稳定性与机体健康状态密切相关，稳定的菌群可竞争性排斥病原菌定植，有助于抵抗病原菌侵染和提高动物的抗病力。例如，同养殖池中感染白斑综合征病毒（WSSV）的对虾和未染病者肠道菌群的组成、细菌数量均存在显著差异；同水域的对虾在健康、亚健康和疾病状态下肠道菌群的多样性差异明显。在弧菌感染条件下，南美白对虾菌群则相对稳定，抗病力强、成活率高；而病原弧菌在斑节对虾（*Penaeus monodon*）菌群中相对丰度较高，从而发病率高。

3. 血淋巴微生态系统

贝类多数是开管式循环系统，血管不发达，循环系统内的液体包含组织液，这种血液常称血淋巴，仅高等的头足类是闭管式系统。血淋巴包括血淋巴液和血细胞，血淋巴液含蛋白质、糖类及 Na^+ 和 Cl^- 等，可散布到不同的组织器官；血细胞在体液免疫和细胞免疫中发挥着重要的作用。血淋巴中栖居着一定数量的细菌，但菌群数量和种类较肠道菌群少。例如，太平洋牡蛎和偏顶蛤的血淋巴中细菌数达 $1.4 \times 10^2 \sim 5.5 \times 10^2$ CFU/mL，斑节对虾和南美白对虾的血淋巴中可培养细菌数达 10^3 CFU/mL，日本囊对虾血淋巴中可培养细菌数 $10 \sim 10^3$ CFU/mL。血淋巴中的细菌包括弧菌、单胞菌和席瓦氏菌等条件致病菌。血淋巴菌群具有一定的生理功能，低剂量细菌的存在可在某种程度上激活宿主的免疫系统，有利于提高动物的免疫力；正常状态下定居的菌群和血淋巴环境构建了相对稳定的微生态系统，形成了一个限制致病菌进入的缓冲区。

4. 微生态失调和调控

贝类的正常微生物群发挥有益作用的前提是微生态系统处于平衡状态，生态失调时一些潜在致病菌就引起机体发病，或帮助外来致病菌定植而导致发病。从而正常微生物群动态平衡调控是其发挥有益功能的重心。

（1）肠道菌群的动态平衡调控：贝类消化道与外界环境直接相通，缺乏稳定的内环境。同时许多贝类的肠道承担着消化和吸收双重功能，从而维护贝类肠道菌群的稳定性显得尤其重要。肠黏膜建立和保持适当的免疫静止和免疫激活需要小肠上皮细胞和免疫反应黏膜细胞之间高度复杂的免疫调控系统。在肠道上皮先天免疫反应中，抗菌肽和 ROS 通过控制有益共生菌和清除有害菌从而参与调节肠道与微生物之间的动态平衡。在正常情况下，肠道上皮具有不同的负调控 NF-kB 信号通路从而抑制抗菌肽的表达，还可负调控双氧化酶—活性氧系统（DUOX-ROS）而抑制 ROS 的产生，从而使益生菌在体内定植；在感染条件下，则可激活 NF-kB 信号通路和 DUOX-ROS 系统，产生抗菌肽和 ROS 而杀死病原菌。例如，对虾感染弧菌后，抗菌肽分子（如抗脂多糖因子、甲壳肽和对虾素）在肠道表达变化很小，但能诱导 C 型凝集素、Tachylectin 和围食膜蛋白等的高表达，并破坏了某些部位的肠上皮；围食膜蛋白在胃和肠道中明显诱导表达，发夹结构域丝氨酸蛋白酶在消化道内也高表达，肠道中两种双氧化酶（DUOX1 和 DUOX2）均上调表达，且 ROS 水平升高；RNA 干扰技术敲降双氧化酶的表达并感染病原菌后，对虾死亡率明显上升。

（2）血淋巴菌群的动态平衡调控：贝类血淋巴中存在菌群而不发病，说明宿主体内具有保持血淋巴菌群稳定的机制。例如，采用饲喂细菌的对虾感染模型，证明健康动物体通过血淋巴中持续高表达血细胞 C 型凝集素识别血淋巴菌群，并通过某种信号途径调控抗菌肽的表达，从而保持血淋巴菌群的动态平衡。

第六节　药用环节和节肢动物微生态学

环节动物（Annelida）和节肢动物（Arthropoda）属无脊椎动物类群，种类繁多、形态各异，生活环境差异较大。环节动物常有海洋、淡水或湿土类群，如水生的水蛭（*Hirudo nipponia*）、蚂蟥等，湿土生活的蚯蚓等。节肢动物有陆生和水生类型，如水生的蟹、虾等，地表生活的土鳖、蜈蚣、蟑螂、蜣螂、蚂蚁等。

一、环节动物微生态学

环节动物是两侧对称、分节的裂生体腔动物，靠刚毛或疣足辅助运动。尽管环节动物的形态和生境各异，但表皮腺细胞会分泌大量黏液于身体表面，结合游离氧并扩散到血体腔系统。消化系统有消化道和消化腺，消化道是从口延伸至肛门的管道，包括口腔、咽、食管、嗉囊、砂囊、胃、肠（小肠、盲肠、直肠）、肛门等（图 4-9）。咽有摄食、储存食物和消化作用，嗉囊有暂时贮存和湿润、软化食物功能，砂囊能磨碎食物，胃和肠分泌多种消化酶，小肠发挥消化吸收功能。体腔液执行气体交换、运输养料和排泄的功能。可见，体表、消化道和体腔液栖居的微生物群直接影响环节动物的生理和生化功能，也是其微生态系统的重要组成部分。

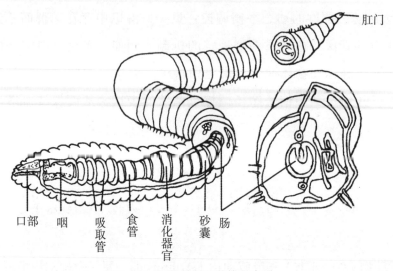

口部　咽　吸取管　食管　消化器官　砂囊　肠　　　　肛门

图 4-9　蚯蚓的解剖结构示意图

1. 体表微生态系统

环节动物体表有角质膜和黏液层，其中栖居着大量的微生物，也是栖居环境微生物进入机体的重要通道。体表黏液层含黏多糖、糖蛋白、免疫球蛋白、溶菌酶、凝集素、抗蛋白酶、转移因子、C 反应蛋白、几丁质酶和 I 型干扰素等。体表栖居着数量庞大的微生物而不致病，由这些体表栖居微生物和黏液层的各种物质构成环节动物的体表微生态系统，形成阻挡病原菌入侵的第一道防线，并在减少摩擦、调节渗透压、减少病原菌侵袭等方面发挥着重要的作用。

2. 消化道微生态系统

环节动物消化道是从口延伸至肛门的管道，食物在前肠和中肠消化、吸收并在后肠排泄。消化道的口腔、咽、食管、嗉囊、砂囊、胃、肠和肛门等各部分均栖居有丰富的微生物群，但各解剖部位的微生物群落结构差异显著。例如，蚯蚓消化道的常见菌群有 γ-变形菌纲、黄杆菌纲、鞘脂杆菌纲、噬纤维菌纲、α-变形菌纲、β-变形菌纲、放线菌纲和厌氧绳菌纲等，肠道富含 C 和 N 代谢菌群，前肠富集反硝化菌群，后肠富集参与发酵和产甲烷的菌群，细菌群落结构在前肠、中肠和后肠有显著差异；肠道以气单胞菌属和黄杆菌属为优势菌群。微生物群落结构受食物中碳源类型和抗生素影响较大，碳源主要影响腐败希瓦氏菌、鱼乳球菌、海氏肠球菌和芽孢杆菌属；抗生素也能减少或杀灭抗生素敏感菌群。

生活在水体中的蛭类，主要吸食其他动物的血液和体腔液，也摄食水中微生物和浮游生物、水生昆虫、软体动物及腐殖质等。例如，水蛭的肠道微生物主要有理研菌属（*Rikenella*）、变形杆菌属（*Proteus*）和气单胞菌属，以及部分梭菌属、脱硫弧菌属（*Desulfovibrio*）和梭杆菌属等；侧纹医蛭（*Hirudo verbana*）的优势菌是维氏气单胞菌（*Aeromonas veronii*）；东方医蛭（*Hirudo orientalis*）的优势菌是维氏气单胞菌、简达气单胞菌（*Aeromonas jandaei*）、理研菌属和脱硫弧菌属。这些肠道微生物能产生蛭类不分泌或很少分泌的淀粉酶、脂肪酶、蛋白水解酶、肽链内切酶等，有助于食物中营养物质的消化吸收和利用。肠道微生物抵抗外来有害或致病微生物的侵袭，同时为消化血食提供最佳的营养环境。从患软体、水肿、出血和硬结等病的宽体金线蛭（*Whitmania pigra*）中分离到6株大肠杆菌（46.15%），4株变形杆菌（30.77%），3株沙门菌（23.08%）；回接10天内大肠杆菌、沙门菌和变形杆菌对健康动物的致死率分别是100%（4/4）、100%（4/4）和25%（1/4），说明水蛭发病是由多个病因导致的一种临床综合征，微生态失调是动物出现细菌性感染的必要条件。此外，蛭类肠道广泛存在的气单胞菌属中，多种气单胞菌是人和鱼、两栖类的共患致病菌，能够引起伤口感染和败血症等。

二、节肢动物微生态学

节肢动物的头部发达，身体分节，体表具有坚硬的几丁质外骨骼，混合体腔，开放式血液循环系统。消化系统分前肠、唾液腺、前胃、中肠和后肠等。前肠包括口、食管和嗉囊，口中唾液腺分泌液体和酶，以润滑和分解食物，嗉囊储存食物；前胃（砂囊）磨碎和滤过食物；中肠进行食物的酶消化吸收，有几丁质纤维、蛋白质和碳水化合物交织而成的食膜；后肠吸收水分、盐类和中肠未吸收的营养物质；蜕皮时前肠和后肠的肠壁上的几丁质外骨骼也随之脱落（图4-10）。常见或常用药用昆虫有家蚕、土鳖、蜈蚣、斑蝥、全蝎、九香虫、蟑螂、蛴螬、蝙蝠蛾等。

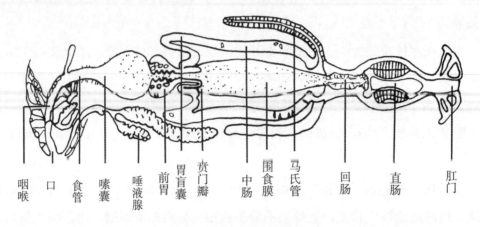

咽喉　口　食管　嗉囊　唾液腺　前胃　胃盲囊　贲门瓣　中肠　围食膜　马氏管　回肠　直肠　肛门

图 4-10　昆虫的解剖结构示意图

1. 消化道微生态系统

昆虫肠道微生物对昆虫生理和生态功能的影响至关重要，地球生态系统平衡很大程度上也依靠昆虫及其肠道微生物群对物质的生化循环。微生物能否在肠道定植与血腔中微生物和肠道理化条件有关，昆虫肠道 pH 值和可用氧等条件差异很大，不同 pH 值环境极大影响肠道微生物群落结构。昆虫共生菌代际间传播途径至虫卵上携带的母体微生物，也可通过粪便实现水平传播。节肢动物消化道内定植的微生物不仅能促进食物消化，抵御外籍菌的定植，定植在植食性昆虫的微生物还能产生植物激素发挥昆虫与植物间互惠共生的作用。例如，瓜黑蝽（*Aspongopus chinensis* Dallas）的成虫体内分离得到芽孢杆菌属、假单胞菌属、寡养单胞菌属和伯克氏菌属（*Burkholderia*）等 52 株菌，以芽孢杆菌为优势菌；其中 43 株菌具有淀粉酶活性，44 株菌有较好抑制病原菌的活性，50 株菌能产生吲哚乙酸。说明昆虫体内定植的微生物不仅有益于昆虫自身，还发挥昆虫与植物之间互惠共生的作用。

蜜蜂消化道中存在大量的细菌、真菌等微生物，它们不仅有助于宿主的营养物质消化吸收，还能抵御病原菌侵袭和增强机体免疫力等。例如，在冬季蜜蜂直肠中的细菌数达 10^6 CFU/g，这些细菌与直肠肠腺分泌物一起防止粪便发酵腐败，保障其安全越冬。在南非、德国等地蜜蜂的肠道细菌群落基本一致，优势菌群是 δ - 变形菌门，其次是厚壁菌门和 α - 变形菌门；其中幼虫芽孢杆菌（*Paenibacil-*

lus larvae）是美洲幼虫腐臭病的病原菌，蜂房球菌（*Melissococcus plutonius*）是欧洲幼虫腐臭病的病原菌，它们是各养蜂国都存在的病原菌，能给养蜂生产带来致命性的打击。在冬天的蜜蜂肠道和直肠内容物中均发现乳酸杆菌、大肠杆菌、葡萄球菌、芽孢杆菌和酵母菌，偶有少量霉菌，但冬季蜂蜜蜂肠道细菌和酵母菌菌数比夏季更多。同时，全球5个主要产蜜区域的蜜蜂肠道内的微生物群之间地区差异明显。可见，维护蜜蜂肠道微生态平衡是保证这些病原菌不发生毁灭性伤害疾病，维护蜜蜂生产的关键。

家蚕肠道定植有大量微生物，它们在宿主食物消化吸收、防御病原菌以及促进机体免疫系统等方面扮演着重要的角色，且蚕肠道菌群种类、数量随龄期、食料而发生较大变化。蚕肠道常住菌群是微球菌和芽孢杆菌，小蚕期比大蚕期菌群复杂，数量更多，二龄蚕肠道菌数总量最多。春蚕肠道菌群比秋蚕和人工饲料育蚕复杂，春蚕期间，二龄蚕肠道优势菌是肠杆菌、微球菌、芽孢杆菌，一龄优势菌是肠杆菌，三龄则是微球菌、肠杆菌，四、五龄菌量较少，五龄芽孢杆菌菌数又增加，并有少量肠杆菌、微球菌；秋蚕中肠道微生物数量较少，一龄蚕主要是微球菌和芽孢杆菌，二龄蚕以微球菌为主，微球菌在二龄蚕相对较多，其他几个龄期很少，芽孢杆菌数量一龄期较多，以后基本保持恒定；人工饲料育蚕中肠优势菌仍是芽孢杆菌、微球菌，基本保持在 10^6 CFU /mL 肠液左右，几乎检测不到肠杆菌。不同品系和食料喂养条件影响优势菌（肠球菌属）菌群结构，如柘叶喂饲的家蚕与桑叶喂饲者肠道菌群结构差异较大，生物多样性也低。芽孢杆菌是蚕肠道菌中产纤维素酶、蛋白酶的主要是有益菌群，但家蚕肠道常缺乏该菌群。

地表生活的昆虫喜栖于潮湿阴暗环境，密切接触土壤微生物，建立了昆虫与其体内微生物的互利共生关系，并通过不同策略维持动物微生态系统的稳定性，以发挥帮助食物消化吸收，抑制病原菌定植等有益作用。例如，在长期的进化中，蚂蚁与微生物建立了密切关系，在食性分化和食物消化吸收等方面发挥着重要而关键的作用。弓背蚁属（*Camponotus*）蚂蚁的肠壁细胞中普遍存在的内共生菌（*Blochmannia*）参与其体内氮营养物质循环和必需氨基酸合成，也是工蚁消化道微生物的优势菌群，不随季节变化而改变；整个生命阶段（卵、幼虫、蛹、小工蚁、大工蚁、雄蚁和蚁后）中共检测到21个属的细菌，内共生菌群在各个发育阶段的肠道都有分布。同时，多种蚂蚁腹部有产生甲酸的特殊腺体，当蚂蚁清理它们身体后部，摄入这些甲酸等酸性物质后，食物中的大部分微生物（含致病菌）就被蚁酸消灭，仅剩下少量耐酸微生物，从而提高了它们在食用富含致病菌食物后的存活率。蜈蚣毒液和唾液包含的抗菌肽类也能抑制或灭杀食物中的病原菌，从而发挥维护消化道微生态系统稳定性的作用。从蜈蚣肠道分离到 9 种细菌和 1 种放线菌，有 1 种菌有纤维素酶活性和脂肪酶活性，1 种菌有蛋白酶活性，6 种菌有脂肪酶活性，没有检测到有淀粉酶活性的菌株，这些菌具有抑制病原菌的活性。表明肉食性的蜈蚣可能缺乏消化利用淀粉类食物的能力，肠道微生物通过抑菌作用拮抗外来微生物的定植，发挥维护肠道微生态系统相对稳定的作用。

土壤中生活的昆虫和其他昆虫一样体内栖居着丰富的微生物群。例如，从中华地鳖（*Eupolyphaga sinensis* Walker）肠道中检测到 30 门、187 科、201 属的细菌，优势菌群有拟杆菌门、变形菌门和厚壁菌门，优势菌属有 *Candidatus*、*Azobacteroides*、*Parabacteroides*、伯克氏菌属、瘤胃球菌属（*Ruminococcus*）、*Kaistobacter*、假单胞菌属和芽孢杆菌属等。脂肪体中普遍存在蟑螂杆状体属（*Blattabacterium*）共生菌，优势菌群与其他昆虫相似。美洲大蠊（*Periplaneta americana*）肠道主要有变形杆菌门（66.4%），拟杆菌门（17.8%），厚壁菌门（14.5%）和梭杆菌门（0.6%）等；美洲大蠊肠道菌群中有 15% 微生物与近缘物种蟑螂相似，有 59% 肠道微生物与不同食性动物肠道微生物相似；而有 18% 属潜在致病菌或人畜共患致病菌，说明宿主进化地位和杂食性习性影响着肠道微生物群落结构，美洲大蠊是人畜共患致病菌的携带者之一。

2.昆虫肠道微生物功能

昆虫肠道正常微生物群包括细菌、古菌、真菌、原生动物和病毒等，多数昆虫的肠道微生物主要或者全部是细菌，其群落结构高度依赖于虫卵上携带微生物与食物和环境的相互作用。昆虫从虫卵携带微生物中获得第一批定植的微生物，再从环境、食物中获得各类微生物，经肠道原定植微生物和肠道环境选择后获得共生菌。昆虫肠道微生物对宿主发育、抗病性、营养和生理同样发挥着重要影响。

（1）营养协同：肠道微生物能帮助昆虫更好地利用营养贫瘠或难以消化吸收的食物，从而使昆虫能适应更广泛的生态环境。无菌饲养的果蝇比常规饲养的果蝇生长发育缓慢，但提高饲料营养成分可以消除这种差异，说明肠道菌群能协助营养吸收利用。同时，进入肠道的细菌也可被肠道消化酶分解成自身的营养成分。植食性昆虫不容易利用食物中丰富的纤维素，而肠道纤维素降解菌能将纤维素降解成寡糖残基或单糖以便昆虫吸收利用，纤维素降解菌菌群与昆虫种类、肠道菌群稳定性和食物有关。肠道菌群能合成维生素和必需氨基酸等给宿主提供食物中缺乏的必需营养物质，也能中和或水解食物中的毒素。此外，植食性昆虫常通过口部分泌物与植物互作，刺激或抑制植物的防御反应，肠道菌群还产生降解或消除植物防御物质毒性的酶。

（2）影响昆虫发育和生理功能：肠道微生物在协助完善昆虫的营养供给和吸收，促进宿主发育和提高适应性的同时，也能对宿主发育产生直接作用。昆虫通过肠黏膜上皮细胞感知细菌信号分子，调节免疫和细胞动态平衡，并影响肠道发育。例如，黑腹果蝇对肠道内致死和非致死病原菌的应答，不仅包括免疫系统应答，还与肠道表皮细胞生理功能有关，包括干细胞分裂和上皮细胞更新等；中肠上皮细胞更新程度与中肠细菌毒力和数量有关，中肠细菌可能通过诱导上皮细胞破损或穿孔激活 JAK–STAT 信号通路调控干细胞的活性。正常果蝇肠道表皮细胞转化较无菌果蝇快，但比病原菌存在的情况下慢；一些果蝇突变体的肠道干细胞应答过度导致消化道形态异常，但该突变体无菌饲养时却没有此类表型，表明共生菌生长影响消化道细胞动态平衡，宿主应答与肠道定植的共生菌数量及组成有关。肠道微生物不仅直接影响定植位点肠道发育和免疫平衡，还产生一系列系统效应，通过调节宿主激素信号，促进黑腹果蝇的生长发育。

（3）保护宿主：肠道正常微生物能提高昆虫抗寄生虫的能力，包括营养竞争、定植位点竞争和免疫促进等机制。例如，欧洲蜜蜂肠道微生物能保护宿主免受熊蜂短膜虫（*Critidia bombi*）的侵袭，而用抗生素清除肠道微生物后，病原菌就会大量定植；按蚊（*Anopheles*）肠道微生物诱导抗疟原虫因子上调，从而抵御恶性疟原虫定植，但清除肠道微生物后，疟原虫感染率上升。消化道上皮细胞层常是病原菌入侵引起系统感染的位点，有益微生物通过与病原菌产生定植位点竞争、营养竞争压力以及提高宿主免疫力来抵抗病原菌入侵。同时，肠道有益微生物还能产生 ROS 对抗病原菌定植。

【进一步阅读文献】

［1］BYRD A L, BELKAID Y, SEGRE J A. The human skin microbiome[J]. Nature Reviews Microbiology, 2018, 16（3）: 143–155.

［2］YOUNGE N, MCCANN J R, BALLARD J, et al. Fetal exposure to the maternal microbiota in humans and mice[J]. JCI Insight, 2019, 4（19）: 1–14.

［3］STEWART R D, AUFFRET M D, WARR A, et al. Compendium of 4,941 rumen metagenome–assembled genomes for rumen microbiome biology and enzyme discovery[J]. Nature Biotechnology, 2019, 37（8）: 953–961.

［4］DING J, DAI R, YANG L, et al. Inheritance and Establishment of Gut Microbiota in Chickens[J]. Frontiers in Microbiology, 2017, 8: 1967.

［5］WANG X W, WANG J X. Crustacean hemolymph microbiota: Endemic, tightly controlled, and utilization expectable[J]. Molecular Immunology, 2015, 68（2）: 404–411.

【思考与探索】

1. 试述药用动物微生物组从哪些途径获得？它们的组成有何特点？

2. 试述药用动物消化道微生态系统有何功能和作用？

3. 试述药用动物微生态平衡和平衡的指标及其应用价值？

4. 试述药用动物微生态研究在中药材生产中有何意义？

5. 如何用微生态学观点看待药用动物的感染性疾病？

第五章 中药加工储藏微生态学

中药加工是指采用系统性技术将药用部位制成能满足中医临床需求药物的过程，按照加工目的和加工流程，依次可分为中药产地加工（成品是中药材）、中药炮制加工（成品是中药饮片）、中药深加工（成品是中成药）三个部分。中药材和饮片表面和内部存在数量不等的微生物群，包括加工处理过程中残留的动植物微生物和加工储运环境带入的微生物，这些微生物群处于动态变化中并影响中药材和中药饮片的品质。

中药材和中药饮片表面和内部存在真菌、细菌、放线菌和原生动物等微生物类群，内部的微生物是动物或植物微生物组的残留，表面微生物主要来自加工环境。中药材和中药饮片生产中通常经干燥失水和高温等处理过程，导致其优势菌群主要是一些耐干旱、高温、好氧或兼性厌氧的腐生菌，其他菌群则常依赖腐生菌生存。正常情况下，中药材和中药饮片的微生物群通常处于休眠和半休眠状态，当水分和温度条件适宜时，腐生菌就能利用中药中有机物进行生长繁殖和代谢活动，也给其他微生物生长提供营养条件，而腐生菌利用有机物时不仅引起中药霉烂变质，甚至还分泌大量毒素物质。

在微生物、中药品质和环境三者间关系中，环境水分和温度首先驱动中药中腐生微生物群结构的变化，进而引起中药材和中药饮片微生态环境和微生物群生理代谢的变化，并深刻地引起中药材和中药饮片的性状特征以及有效和有毒物质含量的变化，而最终影响中医临床用药的安全性和有效性。中药加工储藏微生态学是研究中药品质相关微生物群的组成和功能及其群落演替更新与中药性状特征、安全性和有效性的关系，探索调控微生物组改善中药材和中药饮片品质，延长它们储藏时间的储运保质方法和制剂的学科。

第一节　环境和微生态组织

中药常分成中药材、中药饮片和中成药等物质形态，它们均有微生物生存的物质条件。通常以中药材、中药饮片存在的微生物群最丰富，它们随加工处理技术条件、环境温湿度和微生物不同而呈现动态变化，这种变化直接影响中药材和中药饮片的性状特征、安全性、有效性和质量稳定性等。

一、微生态空间

中药材和中药饮片的微生态空间是指具有自然属性并主导中药安全性、有效性的微生态环境，主要由表面和内部各种组织和细胞等层次构成。微生态环境包括生命因子和非生命因子，生命因子有真菌、细菌、病毒、原虫及原生动物等；非生命因子包括微生物和宿主代谢产物、细胞崩解物，以及微环境的温度、营养、水分、气体、pH 值及 Eh 等生物化学与生物物理特性。新鲜药材（简称鲜药）的物理和化学环境与原动植物相似，但随存放时间延长，环境中水分、小分子有机物和糖类、蛋白质等的含量会逐步降低，表面也转变为有氧环境。在产地加工干燥过程中，动植物细胞、组织逐步脱水死亡，生物组织结构破坏而出现大量裂隙和空隙，药材内部氧含量增加，水分显著降低，小分子有机物和糖类、蛋白质等从水溶态变为固体态。在炮制过程中不同药材和处理方法产生的理化环境改变不尽相同，但总体上净制几乎不产生影响，切制主要改变内部通气环境，加辅料制带入了新的化学物质，加热制随使用温度和时间不同，都不同程度改变了中药饮片中的化学成分和通气条件。

中药材和中药饮片个体是微生态系统中最大的微生态空间，按通气条件可分成表面和内部生态区，每类又有许多亚结构。例如，中药材微生物群的微生态空间包括个体及其表面和内部各个层次环境，内部又可分成厚壁细胞和薄壁细胞各解剖部位，且还可进一步划分成不同层次的环境，而中药材经切制成中药饮片后，表面生态区又存在组织和细胞解剖部位等不同。中药材和中药饮片类型不同包括的各级生态区也不完全相同，定植的微生物群落结构也不相同，各层次微生态空间都有其生境、生态点、生态位。

二、微生态组织

中药材和中药饮片是一个营养、水分、含氧量等不均衡的生境，表面和内部环境差异大，不同中药材和中药饮片的差异也大。中药材或中药饮片个体是最大的微生态系统，存在不同层次的次级微生态系统。各次级微生态系统的生境、生态点和生态位不同，定植的微群落和微种群也各不相同。鲜药表面和内部微生物群与原动植物相关器官、组织和细胞相似。药材干燥是脱水过程，通常在药材内部和表面主要留存耐干旱、高温、好氧或兼性厌氧微生物，中药材和中药饮片表面还存在各处理环节带入的环境微生物。例如，市售柏子仁药材表面的真菌有82科，120属，190余种真菌，以曲霉属为优势菌群，黑曲霉、烟曲霉和黄曲霉为核心菌群。

三、微生物与外界环境

中药材和中药饮片的有机物通常呈固体状态，限制了腐生菌以外的微生物直接获得营养，而只能从腐生菌的降解产物获得营养物质，从而限制了整个微生态系统的演替和发展。正常情况下，中药材和中药饮片的微生物群通常处于休眠和半休眠状态，微生态系统的演替和发展缓慢。当环境温、湿度适宜腐生菌，特别是腐生真菌生长发育时，随腐生菌提供给其他微生物生长的营养物质增加，就加速微生态系统其他成员的生长发育，从而推动整个微生态系统的演替和发展，加快了中药材和中药饮片的变质过程。腐生真菌是产生毒素和引起中药性状改变、品质降低的主要微生物类群。从微生态学角度出发，中药材和中药饮片霉变问题就是环境条件改变导致中药材和中药饮片微生态系统演替的结果。但随环境温度、湿度、pH值不同，微生物群落结构以及它们影响药材质量的特点也不相同。

第二节　中药产地加工微生态学

中药产地加工是指新鲜药用部位采用相应的技术处理流程制造成中药材的过程，这是使药材干燥，防止霉烂变质，便于分级、包装、储藏、运输和进一步炮制加工等的生产环节。中药产地加工是保证中药临床疗效的重要环节，受到历代医药学家的高度重视。例如，《神农本草经》谓："阴干暴干，采造时月，生熟，土地所出，真伪陈新，并各有法。"孙思邈在《千金翼方》中明确指出："夫药采取，不知时节，不以阴干、暴干，虽有药名，终无药实。"李时珍在《本草纲目》也指出："生产有南北，节气有迟早，根苗异采收，制造法异度。"《本草蒙荃》谓："凡药贮藏，宜提防，倘阴干，曝干，烘干，未尽去湿，则蛀蚀、霉垢、朽烂不免为殃。"中医药界在长期医疗和生产实践中已总结出适用于相应产地和品种的各种加工方法，主要包括拣、洗、切片、熏、煮、烫、去壳、发汗、干燥、撞、揉搓等。

常用中药中 70 % 以上的品种都需要进行中药产地加工，主要是除去杂质并将新鲜药用部位制成持有一定水分的干燥中药材。尽管，不同中药材或相同中药材在不同产地采用的产地加工方法不尽相同，但无论采用哪种加工方法都会发生活细胞受高温、干旱胁迫至死亡或休眠的过程，其间无论动植物细胞，还是共存微生物都会发生代谢活动及其产物的变化，从而导致中药材中的化学组分不同于新鲜动植物组织化学组分，而不同加工方法干预中药材质量的程度也不相同。例如，发汗和阴干等干燥方法需要时间长，活细胞受胁迫的时间也长，从而干预中药材质量的程度也大；而熏、煮、烫、微波干燥或高温杀青等干燥方法能快速杀死生物活细胞，干预程度相对小。可见，中药产地加工过程或多或少都存在微生态系统的演替问题，微生态系统转变成以耐高温、干旱、好氧、兼性厌氧、以腐生微生物主导的微生态系统。微生态系统演替时间越长，影响中药材质量的作用越明显，反之亦然。例如，丹参发汗干燥生产的时间长，药材中丹酚酸类成分含量显著高于晒干或烘干品。从而中药产地加工微生态学是研究中药产地加工处理过程中与中药材质量相关微生物群的组成和功能及其群落演替更新规律，研发利用有益微生物防止有害微生物危害中药产地加工的新技术和新方法，并实现中药产地加工高效生产的学科。

一、产地加工与中药品质

中药产地加工过程不仅是去杂和干燥过程，也是实现增效、减毒、改性和保质的重要环节。同样的鲜药采用不同产地加工方法不仅出现药材性状差异，还出现药材质量或药物性效差异。例如，新鲜人参因采用不同的产地加工方法就能形成生晒参、红参、糖参、白参等临床适应证和适用人群不同的药物，出现了药材性状和性效的差异性。在产地加工过程中，厚朴、杜仲、玄参、续断、秦艽、丹参、地黄等采用"发汗"方法能增加药材的油润度、色泽度、香味，并减少刺激性。"发汗"生产的厚朴"紫色多润"、杜仲"内皮暗紫色"、玄参"色黑微有光泽"、续断"断面墨绿色"、秦艽"色棕黄"、丹参"断面紫色"、地黄"断面棕黑色或乌黑色"等。同时，"发汗"具有提高活性成分含量的作用，厚朴"发汗"后能提高厚朴酚、和厚朴酚、木兰花碱、紫丁香苷、厚朴三酚醇 B、β-桉叶醇、巴婆碱、瑞枯灵等成分的含量，尤以厚朴酚、和厚朴酚最显著；并能增强其改善胃肠动力障碍的功能，强化色氨酸代谢通路。而丹参经"发汗"能提高丹参酮类和酚酸类成分的含量，尤其是丹酚酸 B 的含量会出现成倍增加。

中药干燥的传统方法仅有阴干、晒干、曝干和烘干等，而鼓风干燥、微波干燥、真空干燥、冷冻干燥等新干燥技术给中药生产提供了更多的选择。目前，晒干法、阴干法、烘房或烘床烘干法等是中药产地加工过程中常用的干燥方法。不同干燥方法的时效不同，导致生活细胞受高温、干旱胁迫至死亡或休眠过程的状况和时间长短不同，从而干燥环节引起中药材质量的变化也不尽相同，利弊不一。微波、高温烘干等高温条件易使药材中低沸点成分挥发、热敏性成分分解或发生异构化的环氧化合物、氧化烯萜类、高级烷烃等，导致有效成分含量降低，非药效成分增多。例如，微波干燥和鼓风干燥导致姜黄中莪术二酮等化合物异构化环氧结构；当归、川芎中挥发油组分和含量随温度升高发生显著变化，二十七烷、苯氧乙酸烯丙酯、亚油酸等成分明显增加，而藁本内酯含量损失较多；绞股蓝阴干过程中皂苷类成分发生脱糖，生成次生苷从而导致成分差异。

微波干燥升温快，可促使黄酮类成分共价键断裂而有利于黄酮类物质溶出和提取。

中药产地加工过程中，常采用熏、蒸、煮、烫等方法处理富含黏液质、淀粉或多糖的药材，该过程常能较快地杀死生活细胞。马齿苋、百部、天冬、天麻、郁金、延胡索等经蒸、煮或烫处理利于后续干燥；黄精、玉竹等需蒸至熟后才能起到滋润的作用，桑螵蛸、五倍子等蒸后杀死虫卵便于储存。处理温度和时间均能明显影响中药材质量。例如，天麻煮制熟化时间在 20~30 分钟，药材中天麻素、巴利森苷 E、巴利森苷 B、巴利森苷 C、巴利森苷 A 等的含量随煮制熟化时间延长而提高，对羟基苯甲醇含量则逐渐降低。黄芩、白芥子等药材经蒸、煮处理后，可使药材中转化酶类失活，避免有效成分的分解。虽然，硫黄熏蒸能快速杀死生活细胞，有利于药材干燥，以及防止褐变、防虫、防霉等，但药材残留大量二氧化硫及砷、汞等有害元素，二氧化硫能与药材中含酮基、羟基的成分发生反应，以致改变药物性效，从而影响临床用药的安全性和有效性。

二、产地加工与微生物

中医药界在长期的临床和生产实践中充分认识到中药产地加工方法和过程直接影响中药安全性和有效性，以及储藏、运输中的保质问题。目前，化学成分分析研究也证明，中药材质量明显受到不同产地加工方法和过程的影响。既往的研究从一些物质转化酶类的活性测定解释了产地加工方法和过程影响中药材质量的机制。随动植物微生态研究的深入，逐步认识到鲜药中栖居着丰富的微生物群。由于微生物具有繁殖快、代谢快、代谢途径多样、分泌酶的种类多等特点，从而这些微生物的代谢活动可能是中药产地加工过程中影响中药材质量的重要因素。在产地加工的不同方法和过程中，由于鲜药中栖居的微生物群受到的温度、水分和营养胁迫的程度和时间不同，驱动微生物群落演替和微生物代谢、酶分泌活动的差异性明显，从而导致鲜药中物质代谢和转化不同而出现中药材质量的产地差异性。例如，厚朴在煮、蒸、淋三种"水汗"法，以及烘箱"火汗"和直接堆置"发汗"等 5 种"发汗"干燥过程中，药材在"发汗"的各阶段均存在数量庞大、种类丰富的微生物群，其中细菌物种多样性较真菌丰富，药材中也出现了加工场地的环境微生物，微生物多样性与药材中水活度相关；不同阶段的药材中微生物群落结构差异较大，而细菌群落和种群变化较真菌明显，但克雷伯菌属（*Klebsiella*）和曲霉属始终是各种"发汗"干燥各阶段中的优势菌属；"蒸"和"煮"环节能明显改变微生物群落和种群结构，快速形成上述优势菌属，而其他"发汗"中优势菌属则逐步突出。"发汗"干燥过程中，*Acidiphilium*、布鲁氏菌属（*Brucella*）、异常球菌属（*Deinococcus*）、*Ralstonia*、鞘氨醇单胞菌属、*Acinetobacter*、*Cupriavidus*、克雷伯菌属、*Pseudoveronaea*、曲霉属等属微生物与厚朴酚、和厚朴酚、4-香豆酸、阿魏酸、松柏醇等的含量存在显著相关性，将曲霉属接种在灭菌药材中能提高厚朴酚、和厚朴酚含量。可见，在中药产地加工过程中，在鲜药栖居的微生物群参与并影响着产地加工过程中药材质量形成的过程，这些微生物群发挥的作用也不同，并不都是有益作用。但有关微生物与产地加工的相关报道较少，值得进一步发掘和利用药用部位携带微生物群的有益作用，抑制微生物的有害作用和防止环境有害微生物定植，研发中药产地加工新技术和新方法，既能实现高效生产，又能保留传统优质加工方法的增效、减毒、改性和保质等优势，并实现中药产地加工的自动化、智能化生产。

第三节　中药炮制微生态学

中药需经过炮制工艺制成中药饮片后方能在中医临床使用，这是中医用药的特点之一。中药炮制过程中，具体的温度、水分、辅料、切制方法和器具等不同，形成了种类繁多的具体操作方法。中药炮制方法常分成净制、切制、炮炙和其他4大类，炮炙又分为炒、炙、制碳、煅、蒸、煮、炖和煨等，其他类又有燀、制霜、水飞、发芽和发酵等。目前，除发酵炮制法是明确利用微生物处理药材，实现减毒、增效和改变药性外；其他炮制方法中，微生物的作用常常被忽视。正常情况下，药材中微生物通常受到水分和温度的限制而处于休眠或半休眠的不活跃状态。中药炮制生产工艺中，常常要改变药材的水、热条件和通气、营养环境等，也会带入新的微生物群。可见，中药炮制将再次重组药物中栖居微生物群，而这些微生物的生长繁殖和代谢过程都会影响中药饮片的质量。从而中药炮制微生态学就是研究中药传统生产工艺中，中药饮片品质与相关微生物群的组成和功能及其群落演替的关系，研发利用有益微生物和防止有害微生物危害的中药炮制新技术和新方法，实现中药炮制生产工艺低尘、低耗能、自动化、智能化等高效生产的学科。

一、中药炮制与微生态环境

中药炮制过程中，净制、切制是最基本的环节。在切制时采用喷淋、抢水洗、浸泡、润、漂、蒸、煮等不同方法软化处理药材，以及炙、蒸、煮、炖、煨和燀等方法均给药材微环境提供了充足的水分，而蒸、煮、炙、炖、煨和燀提供了高温胁迫环境。药材的喷淋、抢水洗、浸泡、润和漂等过程常在室温条件下进行，有利于药材中栖居微生物的生长，特别是腐生微生物及其共生微生物。同时，在切制成饮片后各微生态空间的氧含量增加，更有利于好氧菌和兼性好氧菌生长；而饮片干燥过程又是微生物受干旱、高温胁迫至休眠的过程。尽管蒸、煮、炙、炖、煨和燀过程中的温度较高，但热量从药材表面传递到内部是逐步过程，也导致部分耐热和嗜热微生物短时生长繁殖。制霜过程则提高了微生态空间的氧含量。发芽和发酵中微生物自始至终都参与整个过程，而随营养和温度、水分的变化，微生物群结构和代谢过程也发生改变。例如，生龟甲表面真菌数量多，优势菌属是曲霉属；醋炙龟甲表面真菌的物种多样性较生龟甲丰富，并以曲霉属、青霉属菌为优势菌属。水蛭药材表面栖居的优势菌属是曲霉属、青霉属、链格孢属、枝孢属，而真菌多样性则是滑石粉烫制品＞酒炙品＞生品水蛭。炮天雄传统炮制过程的可培养微生物中至少有细菌 14 种、酵母菌 11 种、丝状真菌 2 种。可见，中药炮制引起的物理和化学性质变化不是简单的物理和化学过程，而是微生物组共同参与和微生物组重构的过程，微生物组不仅参与炮制过程中的物理和化学变化过程，同时也参与饮片在后续的质量变化。从而明确中药炮制传统优良工艺生产过程中微生物群落结构及其演替的作用，以及微生物组重组带来的饮片质量变化和后续储藏保质影响，这是中药炮制微生态学研究的重点。

二、中药炮制与微生物

中医药界善用微生物实现中药改性、减毒和增效等作用，如李时珍在《本草纲目》谓："昔人用麯，多是造酒之麯。后医乃造神麯，专以供药，力更胜之。"中医临床曾使用的中药发酵饮片多达 100 余种，目前常用有六神曲、建神曲、半夏曲、采云曲、沉香曲、红曲、南星曲、淡豆豉和百药煎等。在炮制中，除辅料、加热等引起中药物理性状和性质及其化学组分改变外，微生物的代谢和分泌活动也发挥了重要作用。例如，中药发酵生产过程中，微生物通过分泌酶和代谢产物改变药材中化学成分组成，从而发挥改变性效、减毒增效或产毒、减效等作用。中药炮制生产过程中存在"微生物群—酶—化学成分—药效"的动态联动变化过程，即中药材到中药饮片的微生态群落演替过程。微生态群落演替中导致各种微生物胞外酶种类和转化、分解能力，以及微生物自身产生次生代谢产物的变化，进一步导致饮片物理性质和化学组分动态变化。因此，深入研究中药炮制过程中"微生物群—酶—化学成分—药效"的动态变化规律，将有助于利用微生态学的理论、方法和技术，实现高效、可控和绿色中药饮片生产。

1. 微生物发挥改变性效和适应证的作用

发酵中药生产就是利用微生物实现减毒，改变性效和适应证等典型事例，但中药饮片生产中微生物发挥的作用常常被忽视。例如，现代药理研究证实，生半夏经发酵制成半夏曲后，不仅消除原有的毒副作用，还较生半夏或制半夏增加了健脾、温胃消食的功效，提高了燥湿化痰功能。天麻接种接骨木镰孢菌（*Fusarium sambucinum* B10.2）发酵产生抗菌的新化合物 sambacide，增加天麻的抗菌活性。可见，中药炮制过程中微生物组的代谢活动改变原有成分含量及其比例，或添加微生物次生代谢产物等。

百药煎主要以五倍子为原料，辅以茶叶和酒曲等经发酵制成的一种性状特征、性味、功效、临床适应证和毒副反应等均不同于五倍子。在生产过程中，至少存在 7 种细菌、7 种酵母菌和 3 种丝状真菌，这些可培养微生物将五倍子中高达 80% 的鞣质降解生成没食子酸等，并发挥抗真菌污染和抑制真菌毒素产生的作用。同时，采用鞣质降解特性和降解鞣质生成没食子酸的功能组合菌群生产的百药煎较传统炮制品中没食子酸含量增加 10% 以上。从而证实百药煎生产过程中是通过多种微生物的代谢活动改变五倍子的性效和适应证。

中药炮制生产中，微生物组的代谢活动改变了原药材中活性成分含量及其比例，或添加微生物次生代谢产物等，从而形成了不同于原有的性效特质及主治病症，产生了新中药。例如，爵床科植物板蓝〔*Strobilanthes cusia*（Nees）Kuntze〕的叶，经浸泡发酵制成中药青黛，在浸泡发酵与石灰打靛过程中，变形菌门、拟杆菌门、厚壁菌门是优势菌群，随着发酵进程微生物群落结构不断变化，微生物多样性逐渐下降，尤其在打靛后降至最低；厚壁菌门菌群丰度随发酵时间延长而升高，拟杆菌门则先下降后升高，而吲哚苷含量逐渐下降，靛蓝呈现先上升后下降趋势，靛玉红、靛红呈现先下降后上升趋势，色胺酮含量逐渐升高。半夏曲发酵生产过程中，细菌数量少，变化平缓，而发酵至 54 小时时酵母菌和霉菌数量迅速增加，结束时达 1×10^7 CFU/mL；可培养微生物在发酵过程中，链霉菌属和芽孢杆菌属是优势细菌，优势酵母菌是 *Meyerozyma guilliermondii*，优势霉菌是 *Paecilomycesvariotii*、*Byssochlamys spectabilis* 和 *Aspergillus niger*。这些说明微生物群落演替驱动着发酵中药的品质形成和品质特征，微生物群落演替的结果是产生另一种不同于原药材的新药物。

2. 微生物发挥减毒或增效的作用

中药材栖居微生物在适宜条件下生长繁殖并分泌胞外酶和代谢产物，微生物分泌胞外酶将药物中非活性成分转化成主要活性成分，或将活性成分转化成生物利用度更好的活性成分。例如，江西樟帮和粤港地区习用发酵炮制枳壳饮片，发酵炮制不仅显著提高了饮片中柚皮素（苷元）和橙皮素（苷元），以及柠檬苦素、Sudachinoid A、黄柏酮酸、诺米林酸等柠檬苦素类衍生物的含量，还产生了圣草酚-7-O-葡糖苷（单糖苷）、橙皮素-7-O-葡萄糖苷（单糖苷）、5-去甲基川陈皮素等 3 个新生成分。地不容经罗杰斯无性穗霉（*Clonostachys rogersoniana* 828 H2）发酵后，能将其中高区域选择性、高立体选择性的阿朴菲生物碱转化成抗肿瘤细胞活性和乙酰胆碱酯酶（AChE）抑制活性接近原阿朴菲生物碱且水溶性较好的 4R-羟基阿朴菲生物碱，提高了活性成分的生物利用度，进而提高其临床疗效。

中药材栖居微生物分泌的胞外酶也能降解中药的毒副作用物质，从而降低了中药的毒副反应。例如，采用宛氏拟青霉菌株发酵附子后，单酯型生物碱类活性成分的含量较传统炮制工艺提高了47.68%，双酯型生物碱等有毒成分降解到安全水平。半夏曲发酵生产中，清半夏和辅料发酵制曲后可缓和清半夏的毒性。生天南星细粉与牛、羊或猪胆汁混合发酵制成胆南星，缓解了生天南星辛温燥烈之性，药性由温转凉，味由辛转苦，功能也由温化寒痰转为清化热痰。可见，微生物能发挥提高中药疗效或减少毒副反应等作用。

3. 微生物在炮制中产生的有害作用

中药炮制过程中参与的微生物群较多，除部分微生物能发挥减毒、增效或改变性效等有益作用外，还有部分微生物分泌能降解活性成分为非活性成分、低效成分或有毒成分的胞外酶，或产生真菌毒素等有害物质，从而影响中药的安全性和有效性。在净制、切制，以及蒸、煮、炙、炖、煨和燀等炮制生产过程中，由于都会改变原有的水、热和通气等微生态环境条件，实现微生物组的重组，并改变其外界环境微生物定植的条件，从而避免环境微生物污染。在微生物群落演替过程中，会改变微生物分泌的胞外酶和代谢产物，以及外界环境有害微生物的定植。例如，地黄、何首乌、女贞子、五味子、木瓜、黄精、桑螵蛸、肉苁蓉、山茱萸、人参、天麻、玄参等蒸制过程包括灭活细胞和酶等防止活性成分或细胞壁降解及产毒等过程。燀制苦杏仁则是灭活酶和灭活微生物以防止苦杏仁苷类成分降解的过程。

中药炮制生产中没有得到及时干燥时，饮片栖居的有害微生物就会繁殖或环境微生物就会在饮片上定植，丝状真菌繁殖和代谢活动常产生真菌毒素，特别是黄曲霉会产生黄曲霉毒素污染药材。微生物产生的有害作用包括改变饮片性状特征，降低药物活性和产生真菌毒素等外源性污染物，这些将给中药安全性和有效性造成更多的负面作用。而中药材和饮片栖居微生物群落演替是导致微生物产生不良作用的重要原因，从而只有维护微生态系统平衡和稳定，才能强化微生物的有益作用和控制其有害作用。

第四节 中药储运微生态学

中药材和中药饮片都存在微生物生存的生态空间，栖居着丰富的微生物群。一方面，大多数微生物常处于休眠状态，但只要出现适宜的温度、湿度条件就会引起相应微生物种群生长繁殖，其代谢和分泌活动也旺盛；另一方面，少部分微生物处于活跃状态，即使是处于不活动状态的微生物仍然具有代谢和分泌活动，只是短时间内它们不会产生明显影响中药品质的效应，但随时限延长必然也会影响中药品质。这些微生物与中药材或饮片的物理和化学环境共同构成一个微生态系统，系统中微生物间相互作用直接影响中药材或饮片的品质。在中药储藏、运输过程中，随着环境温度、湿度条件改变，该微生态系统就发生演替，导致微生物各种酶的种类和转化、分解能力变化，进一步引起中药材和中药饮片物理性质和化学组分的动态变化。储藏时限延长，即使环境温度、湿度条件未发生改变，部分活跃的微生物在生长繁殖过程中也会引起营养条件和化学物质环境的改变，进而引起微生态系统发生演替。因此，深入研究中药储运过程中的微生态演替机制是基于微生态学理论建立中药储运保质新方法和新技术，实现中药储运防变质或提高中药品质的基础。

一、中药储运保质与变质

药材生产存在明显的季节性和地域性，从而储运保质是中药材和中药饮片流通过程中的重要环节。在储运过程中，中药材或饮片的理化性质、微生物和外界环境相互作用，逐渐发生一系列物理、化学及生物学变化，出现发霉、虫蛀、变色、变味、泛油等现象。这些化学变化主要有氧化、聚合或分解、美拉德反应，以及酶促反应、转化反应等，导致有效成分含量减少或增加，挥发性成分逸失。微生物和昆虫不仅分泌驱动中药材和饮片中化学成分代谢和转化过程的酶类，还向其中分泌有害毒性物质，这是中药储运中发生质量变化最重要的机制之一。

中药的化学组分十分复杂，大部分中药包括糖类、蛋白质类、脂类、核苷类、氨基酸类等初生代谢产物，生物碱类、黄酮类、萜类、糖苷类、醌类、香豆素类、木脂素类、有机酸类、鞣质类等次生代谢产物，以及细胞结构性组分。中药材和中药饮片的理化性质决定着栖居微生物群的结构，并影响环境微生物在其定植和繁殖的能力，从而决定着中药储运保质的方法和技术。大多数植物药具有多孔性组织结构，常含有糖类及黏液质、蛋白质、多酚等亲水大分子物质，这些理化性质决定植物药的吸湿能力较强，吸湿后又给微生物和昆虫生长繁殖提供了更有利条件，微生物和昆虫的活动则加速了中药材或中药饮片变质和腐败。通常中药材或中药饮片中水分含量超过15%后就会引起霉变、虫蛀，从而失去药用价值。例如，枸杞子、知母、天冬、麦冬、地黄、当归、牛膝、玄参、党参、泽泻、山药等容易吸湿发霉。同时多孔性结构和含油脂等成分使它们具有吸附性，能吸附环境中挥发性物质，导致中药材或饮片中药出现串味。

中药储藏的时间、温度、湿度、光照及其交互作用引起中药理化性质、安全性和有效性的改变。例如，芳香中药久储后香气成分散失，失去固有香气，并变得干涸；矿物药含的结晶水在干燥空气放置日久，渐渐失去结晶水而"风化"，导致性状和疗效均发生改变；中药中含酚羟基物质，在多酚氧化酶参与下经过氧化聚合等作用形成大分子化合物导致变色；油脂、蛋白质、糖类物质被氧化分解则导致走油、"哈喇"等。中药材或中药饮片在储运中发生化学成分变化，大多数是有酶参与的转化过程，这些酶主要来自微生物，微生物分泌的 H^+、OH^- 和负氧离子又给这些反应提供了条件。可见，时间、温度、湿度、光照及其交互作用驱动中药材或中药饮片中微生态系统的演替，导致微生物分泌酶的种类及其转化、分解能力发生变化，进而导致中药物理性质和化学组分发生动态变化。

二、微生物与储运保质

中药材和中药饮片存在有益微生物，也存在有害微生物，特别是产毒真菌污染严重。例如，在2011年4月至2013年10月间，浙江省某县人民医院入库的3 477批次中药饮片中，真菌污染批次约占10.8%，严重污染者有党参、山楂、白芍、黄连、穿心莲、甘草、苦杏仁、枸杞子等15种，甘草主要被曲霉和青霉污染，曲霉污染率达70%。广西壮族自治区市售的黄芪、白芍、山药、南五味子、熟地黄、牛膝、鸡血藤、通草和小通草饮片，10批次饮片每个品种的需氧菌总数为3.7 CFU/g，霉菌和酵母菌总数为1.7 CFU/g，耐热菌总数为0.9 CFU/g，耐胆盐革兰阴性菌数为1.1 CFU/g，均未检出沙门菌。北京市12个饮片厂生产的熟地黄、白术、炒白术和当归等10种100批饮片中，需氧菌总数为2.0～6.8 CFU/g，霉菌和酵母菌总数为1.0～6.0 CFU/g，耐热菌总数为1.0～5.9 CFU/g，耐热菌检出率为100%，耐胆盐革兰阴性菌检出率为27%，除2批当归检出大肠杆菌外，均未检出沙门菌、志贺菌、溶血性链球菌等致病菌。柴胡、黄芪、枸杞子、铁皮枫斗、桔梗、土鳖虫等饮片，从每个品种10个批次饮片中共检测出6门，27属，584个OTUs，多集中在变形菌门和厚壁菌门；其中柴胡有390个OTUs（最多），土鳖虫280个OTUs，铁皮枫斗174个OTUs，柴胡中有7属，黄芪、枸杞子、铁皮枫斗、桔梗各有9属，土鳖虫5属。而各种饮片的优势菌属差异明显，其中柴胡、铁皮枫斗和桔梗以泛菌属为优势菌属，黄芪是魏斯氏菌（*Weissella*），枸杞子是链球菌属，而土鳖虫是立克次体。高通量测序表明，白芍、白术、麦冬等11种饮片有细菌、真菌及病毒共171种，以细菌最多（约75%），主要是肠杆菌属、假单胞菌属及芽孢杆菌属等。

中药材真菌污染现象普遍，污染情况严重，污染真菌主要包括曲霉属、青霉属、镰刀菌属、链格孢霉属、枝孢属、头孢霉属、毛霉属等真菌，其中曲霉属、青霉属、镰刀菌属是最常见的污染真菌，而这3属真菌多数种类是产毒真菌。在福州市售的14种药材共117份样品中，真菌污染率高达91.59%，曲霉和青霉为优势菌，其中黄曲霉污染率为7.63%。江西药材市场的5批霉变甘草中，污染真菌有4属7种，其中波兰青霉（*Penicillium polonicum*）、寄生曲霉（*Aspergillus parasiticus*）和皮壳青霉（*P. crustosum*）为优势菌；而寄生曲霉主要产生黄曲霉毒素（G_2、G_1、B_2、B_1）和赭曲霉毒素 A，波兰青霉主要产生赭曲霉毒素 A。在沙特阿拉伯收集的50份肉桂样品中，黄曲霉污染率高达52%；南非市售的16份药材样品中，15份不同程度有曲霉、青霉、镰刀菌污染，其中13份检出伏马菌素；在埃及收集的303份药材样品中（叶类11种、果类6种、花类3种）均检出真菌污染，以曲霉为优势菌。

中药材和中药饮片存在的微生物群中，主要是人类致病菌和真菌毒素给临床用药安全性、有效性造成严重威胁。真菌毒素是真菌产生的次级代谢产物，其较强的体内蓄积性会引起肝肾功能损害和诱变恶性肿瘤发生，严重威胁人类的身体健康和生命安全。而产毒真菌常常是中药生长和生产环境常见的真菌，特别在植物药用部位常常携带有这类真菌。中药材真菌污染与原动植物种类，以及产地土壤微生物群、动植物内生菌群、药材加工和储运环境条件等密切相关，即使是同种药材，因产地不同，其中产毒真菌也存在较大的差异。从微生态学的角度，产毒真菌在中药材或中药饮片微生态系统定植、生长繁殖需要相关的生态条件，而产毒真菌定植后是否产生真菌毒素也需要有相应的生态条件，它们不仅与温度、湿度等储运环境条件有关，还与微生态系统中其他共存微生物有关。目前主要集中在中药污染状况和污染菌的分离、鉴定，以及真菌毒素的检测方法的研究，而微生物污染中药的发生发展规律及其与储运条件和中药质量变化的相关机制仍缺乏相应的研究。

三、微生物与中药陈用

中药材和中药饮片的有效存储时间与其自身理化性质、微生物群和存储环境条件密切相关。尽管，目前中药材和中药饮片缺乏法定的有效期，但《神农本草经》强调"真伪陈新，并各有法。"《本草经集注》谓"凡狼毒、枳实、橘皮、半夏、麻黄、吴茱萸皆须陈久者良，其余须精新也。"从这些论述可见，中药材和中药饮片自古以来就有其合理的存储时限，其栖居微生物群不断分解消耗其中的有机物，并不断改变中药的物理和化学性质，最终随存储时限延长而失去药用价值。同时，中药随存储时限延长，被微生物污染机会增多，特别是丝状真菌污染会引起霉变，加速变色、变味、泛油等变质进程，也可能产生真菌毒素，从而使其失去药用价值。

中药材和中药饮片绝大多数不适宜久储，特别是中药饮片更是如此，但少数中药品种陈用则能去除部分药物的燥烈之性、毒副作用、滋腻之性和腥臭之气等。例如，《孟子·离娄》谓"七年之病，求三年之艾"，这是中药陈用的最早记述。而"真伪陈新，并各有法"。这是中药具有效存储时限的最早认识，也是中医文献记载中药陈用的开端。《新修本草》提出"六陈"的术语和范围，"六陈"的范围相继扩大，至清代进一步扩大了陈药的范围，如《本草从新》提出包括山茱萸、燕窝、蛤蜊、石灰、米、麦、秋石等近 40 味（类）宜陈用的药物。中药陈用发挥着不同作用，如狼毒、半夏、吴茱萸陈用能减轻新品的毒副作用，枳壳、陈皮、麻黄陈用则能去除新品辛烈之性。化学成分分析表明，半夏储存年限久后化学成分种类减少，麻黄储放 2 年后生物碱含量下降。陈皮储存时间越长，橙皮苷的含量越高，生物碱类成分辛弗林减少，柠檬烯逐渐减少，气味随之香醇；吴茱萸储存 2 年后挥发油的成分种类及含量明显减少。尽管在《神农本草经》就中药陈用是否合理问题有过阐述，即根据临床治疗病症的需求选用。但中药陈用问题一直存在争议，目前仍缺乏确信的解释和明确的结论。

中药材和中药饮片存放过程中，微生物群落和种群结构一直处于动态演替中，微生物分泌的各种酶类能转化、分解大多数原有成分，各类成分变化随时间进程也不一样。例如，50 份广陈皮和 6 份非广陈皮样品的细菌菌群、多酚黄酮和挥发油组分的相关分析表明，陈化 1 年与陈化 2~5 年的陈皮之间在细菌 OTUs 水平和挥发油含量均有较大差异。而在相同的地点、果树树龄和储藏养护条件下，陈化 1~5 年的广陈皮表面微生物种类无明显差异，但菌群丰度出现明显差异，优势菌属也各不相同。随陈化时间延长，细菌优势属由甲基杆菌属、鞘氨醇单胞菌属逐步转变成芽孢杆菌属、假单胞菌属、寡养单胞菌属、乳球菌属（*Lactococcus*），真菌优势属逐步转变成枝孢属、短梗霉属（*Aureobasidium*）、曲霉属、耐干霉菌属（*Xeromyces*）。广陈皮中游离酚含量呈先减少后增加趋势，阿魏酸最高，依次是绿原酸、咖啡酸和香豆酸，香豆酸则持续增加，阿魏酸、绿原酸呈减少趋势。细菌群落结构变化驱动挥发油组成变化。药材中总黄酮、橙皮苷含量与节担菌属（*Wallemia*）、曲霉属呈显著正相关，辛弗林含量与节担菌属呈显著正相关。总黄酮、橙皮苷、辛弗林和多糖的含量与青霉属、假丝酵母属（*Candida*）、短梗霉属呈显著负相关。陈皮接种黑曲霉后引起了 13 种黄酮类成分含量的明显变化，还能增加李欧成分种类。从陈皮中分离得到 8 株能将橙皮苷转化成橙皮素、没食子酸、橙皮素–7–O–葡萄糖苷和甲基橙皮苷等的真菌，不同菌株的转化产物和转化效率存在明显差异。药理研究表明，不同储藏年限广陈皮对兔离体肠肌运动及祛痰作用均存在差异，应根据不同治疗目的选择不同储藏年限的陈皮。因此，中药陈化过程就是中药材或中药饮片微生态系统不断演替的过程，也是微生物群不断分解消耗原有的有机物，最终引起药材性状特征和质量改变的过程。至于这种改变是有益还是有害，就需要依具体品种和具体存放时间而定。利用中药微生态学的理论方法和技术，开展避害就利调控，这是实现安全、高效和可控储运的重要手段。

【进一步阅读文献】

[1] 杨放晴, 何丽英, 杨丹, 等 . 不同陈化时间广陈皮表面细菌和真菌多样性变化分析 [J]. 食品与发酵工业, 2021, 47（15）: 9.

[2] 杨放晴, 何丽英, 杨丹, 等 . 基于高通量测序技术分析不同地区自然陈化广陈皮表面微生物群落多样性 [J]. 中国酿造, 2021, 40（9）: 6.

[3] 杨丹, 徐双美, 熊素琴, 等 . 黑曲霉对不同陈化年份广陈皮黄酮类成分的影响 [J]. 中华中医药杂志, 2021.

[4] 郑国栋, 蒋林, 杨雪, 等 . 不同贮藏年限广陈皮黄酮类成分的变化规律研究 [J]. 中成药, 2010,（6）: 90–93.

【思考与探索】

1. 中药材和中药饮片的微生物组可从哪些途径获得？它们可产生哪些作用？

2. 中药材和中药饮片微生态空间的物理和化学环境有何特点？

3. 中药产地加工过程中发生了哪些生物学变化？

4. 中药炮制过程中发生了哪些理化特性和生物学变化？

5. 从微生态观点出发，如何防治中药的真菌污染，保障中药的安全性？

第六章　中药性效微生态学

中医理论通过"阴阳—五行—八卦"将人体与宇宙紧密联系在一起，视人体为一个小宇宙，而人体和天地又构成一个天人合一的大宇宙。这是中医理论认识人体生命现象和本质的核心观点，该观点与全生物理论对生命现象和本质的认识不谋而合。人体表面及其与外界相通的腔道中都存在种类和数量不等的微生物，它们主要分布在皮肤、口腔、鼻咽腔、外耳道、眼结膜、胃、肠道、尿道、阴道，但正常情况下血液及组织器官无菌。有统计表明，人体正常微生物群总量约 1 271 g，其中肠道约 1 000 g，皮肤约 200 g，口腔、上呼吸道和阴道各约 20 g，鼻腔约 10 g 和眼部约 1 g。人类与其微生物伙伴之间存在精确而复杂的共存、共栖和共生关系，这些关系中任何改变都可能产生对双方均不利的影响，导致宿主处于多种疾病状态，微生物组在多种疾病的发病中均发挥着作用，其重要原因是微生物群落有益功能的缺乏或者有害微生物活动的存在。在人体微生物与机体内外环境交互作用的稳态过程中，既可帮助宿主消化、吸收和利用营养物质，也能给宿主提供维生素和氨基酸等有益代谢产物，并维持机体自身健康和正常生理功能的发挥。当这种互利共生的稳态被打破时，机体组织器官的组织机构、免疫功能就会受到破坏，导致疾病发生。因此，恢复有益的微生物群落结构或功能可能成为一些疾病的新疗法。

人类肠道的丰富微生物群，在能量代谢调控、异源物质代谢、肠黏膜上皮细胞修复、肠黏膜免疫激活、宿主行为调控等方面发挥着重要作用。同时，肠道微生物与肥胖、糖尿病、肝代谢异常、慢性肝炎、肠癌、肠易激综合征和心血管系统疾病，以及阿尔茨海默病、精神分裂症、抑郁症或焦虑症等神经系统疾病密切相关。口服给药是中医临床主要的给药途径，药物进入消化道后必然会与消化道微生物发生相互作用。一方面消化道微生物及其分泌的大量胞外酶将降解、转化进入的药物；另一方面药物又会直接改变或影响消化道微生物群落结构及其代谢、分泌能力。即消化道微生物能提高或减弱中药的安全性和有效性，同时中药也会影响微生物及其代谢和分泌行为，这又是干预疾病发生发展进程的一条途径。可见，中药与肠道微生物相互作用以及其引起的宿主效应存在明显的生态学问题。因此中药性效微生态学就是研究消化道微生物影响中药安全性、有效性，以及中药影响消化道微生态系统功能而干扰疾病发生发展进程，探索中药发挥临床治疗作用的微生态机制，基于消化道微生态系统功能制订中药治疗的新方法和新方案的学科。

第一节　肠道微生态与人类健康

人体约有 30 万亿人类细胞和 39 万亿细菌，胃肠道（GI）长约 5 m，上皮表面积约 32 m^2，拥有机体 70%~80% 的免疫细胞，超过 1 亿个神经元，以及多达 10 万个外在神经末梢。肠道微生物数量为 10^{12}~10^{14} 个，种类在 4 600 以上，细菌占 99% 以上，包括 97% 的严格厌氧菌和 3% 需氧菌；肠道微生物大约可表达 70 万个基因，约是人类基因组的 150 倍，也是控制人体健康的"人类第二基因组"。目前已建立有人类肠道中 4 600 多种细菌的 20 万个基因组和 1.7 亿个蛋白质序列的数据库。

肠道菌群通过消化饮食成分和消除病原体而有益于人体健康，黏附宿主细胞并以其代谢产物和自身成分保持上皮屏障完整性，塑造黏膜免疫系统，平衡宿主防御和口服耐受性。上皮细胞通过建立化学和物理屏障隔离肠道菌群和免疫细胞以避免异常的免疫反应，建立"宿主—微生物"共生关系。肠道菌群不仅参与食物消化和新陈代谢、免疫反应和炎症等许多重要生理功能，还与大脑相互作用影响着人类情绪、食欲甚至生物节律。肠道菌群遭到破坏可能导致包括儿童哮喘、肥胖、结肠炎和结肠癌等，以及一些精神疾病，如焦虑、抑郁、自闭、精神分裂及神经退行性疾病等多种病症。

一、肠道微生态系统

肠道微生态系统是指人体肠道内的微生物与人体之间相互作用而构成的生态系统。从婴儿出生后就标志微生态系统形成的开始，在0~3岁时是人体肠道微生态系统发育的关键窗口期，该时期肠道菌群发育将与青少年时期乃至成年后的健康状态紧密相关。婴儿的自然分娩和母乳喂养都有利于初期微生态系统的建立。青少年时期的肠道菌群仍然未发育到成人的状态，但较接近成人的肠道菌群。成年后肠道菌群组成能保持相对稳定性，老年期肠道菌群也呈现出明显的衰老特征，长寿老人肠道菌群具有独有的特征。肠道菌群不仅与营养利用和代谢有关，还与肠道疾病和多种全身性疾病有关。肠道内生境多样、微生物空间分布特点及功能在维护机体健康中发挥着重要的作用。

1. 肠道中微生物的纵向分布

微生物数量随消化道走向自上而下逐渐增加。①十二指肠微生物：肠液呈弱碱性，微生物较胃中丰富。人十二指肠肠液中微生物数量为$10^3 \sim 10^4$ CFU/mL，优势菌群为厚壁菌门和拟杆菌门，其中以链球菌属最多，其次为普氏菌属、韦荣球菌属和放线菌属，以及拟杆菌属、乳杆菌属、白假丝酵母菌属等。②空肠微生物：空肠中微生物较十二指肠多，肠液中微生物数量为$10^6 \sim 10^7$ CFU/mL，主要属革兰阳性需氧菌，以拟杆菌属、乳杆菌属、链球菌属、白假丝酵母菌属等为优势菌属。③回肠微生物：回肠中微生物较空肠多，厌氧菌的数量开始超过需氧菌数，肠液中微生物数量为$10^7 \sim 10^8$ CFU/mL，以拟杆菌属、梭菌属、肠球菌属、乳杆菌属、肠杆菌属、韦荣球菌属、链球菌属、双歧杆菌属等为优势菌属。④盲肠和结肠微生物：盲肠和结肠微生物组成相似，也是消化道最丰富的部位，其中98%以上为专性厌氧菌。结肠蠕动缓慢，且呈中性或弱碱性环境，有利于细菌大量繁殖，导致结肠中细菌浓度急剧上升。人结肠中微生物最丰富，肠液中微生物数量为$10^{11} \sim 10^{12}$ CFU/mL，以拟杆菌属、肠杆菌属、双歧杆菌属、梭菌属、肠球菌属、真杆菌属、梭杆菌属、消化链球菌属、瘤胃球菌属和链球菌属等为优势菌属。

2.肠道中微生物的横向分布

从肠道横切面来看，即使在同一肠段内，不同空间的微生物群分布也不相同。例如，在结肠内细菌从管腔中部到黏膜沿横轴有序排列，往上皮细胞移动，如艾克曼菌（*Akkermansia muciniphila*）和某些拟杆菌属能较好利用黏液素的细菌通常丰度较高。而在离黏膜较近处，氧浓度较低则更易选择如放射杆菌和放线菌等耐缺氧菌类群。根据微生物在肠道横向分布特点，肠道菌群又可划分成以下四种类型：①肠腔共生菌：细菌达 1 000 多种，数量多达 10^{12} CFU /mL，优势菌群为厚壁菌门和拟杆菌门，占肠腔共生菌 90 % 以上，而放线菌门、变形杆菌门和疣微菌门的较少。Arumugam 等发现健康成人粪便中，厚壁菌门占 39 %、拟杆菌门占 25%、放线菌门占 9%、变形菌门占 4%，它们是消化道末端的优势菌群。②肠黏膜驻留菌：肠黏膜是将肠腔菌与肠上皮和全身组织分开的第一道防线。人结肠黏膜厚度约为 400 μm，两层结肠黏膜都主要由杯状细胞和帕内特细胞（又称潘氏细胞）分泌的多种聚糖和大量胶状黏蛋白 2（MUC2）构成；除内黏膜层的屏障功能外，疏松的外黏膜层具有大量的糖苷酶，从而成为能分解黏膜聚糖的特殊共生菌的营养直接来源。因此，只有脱铁杆菌和艾克曼菌等特殊菌才能成为黏膜驻留菌，并形成一层菌群膜，从而抑制病原体与宿主黏膜的接触起到保护宿主的作用。③肠上皮细胞驻留菌：肠上皮细胞构成位于两层黏膜屏障底部的另外一层机械屏障，在维持宿主和肠道菌群之间的平衡中发挥着关键作用。肠上皮细胞包括吸收型肠上皮细胞和分泌型肠上皮细胞，其中吸收型肠上皮细胞具有代谢和消化功能；分泌型肠上皮细胞包括肠内分泌细胞、杯状细胞和潘氏细胞，其分泌的黏蛋白和各种抗菌肽构成了机械和生物屏障，参与菌群与上皮细胞表面和下面免疫细胞间相互接触的调节。肠上皮细胞层曾认为是无菌区域，但越来越多的证据表明，各种细菌可以黏附甚至侵入肠上皮细胞。④肠淋巴组织驻留菌：肠相关淋巴组织包括集合淋巴小结、孤立淋巴滤泡、肠系膜淋巴结和肠道固有层淋巴细胞。病原体虽然可穿透内黏膜层，逃避抗菌肽和 IgA 的监视，并穿过肠上皮细胞层，但它们很快会被肠相关淋巴组织的巨噬细胞或其他淋巴细胞清除，因此以前认为健康哺乳动物的肠上皮下组织属绝对无菌区。目前的研究表明，肠道菌群中存在特殊群体，不仅可定植在肠相关淋巴组织，而且还能利用来自淋巴组织的营养物质繁殖。同时，淋巴组织驻留菌与肠腔驻留菌和肠上皮驻留菌的组成明显不同，淋巴组织驻留菌主要定植在肠相关淋巴组织的集合淋巴小结，在集合淋巴小结表面的细菌主要是分节丝状菌（SFB）和乳杆菌属，内部的细菌主要是产碱杆菌属和苍白杆菌属。在集合淋巴小结和肠系膜淋巴结的树突状细胞（DC）中产碱杆菌属菌主导地位。

二、肠道菌群与机体免疫

肠道是病原体入侵机体的主要途径之一，从而肠黏膜含有大量的各种免疫细胞。肠道特定细菌可诱导效应 T 细胞以及产生 IgA 的细胞发育，塑造机体先天免疫反应和获得性免疫反应。肠上皮细胞通过建立化学和物理屏障隔离肠道菌群和免疫细胞，建立肠道微生态系统，构成机体抵抗外来病原体的一道重要防线。免疫系统对大多数肠道有益细菌不会产生不利影响，甚至还有利于其在肠道定植，如 IgA 可帮助多种有益细菌在肠黏膜建立细菌群落。从而维持肠道微生态系统的平衡和肠菌膜的完整性，防止病原体定植，调节机体非特异性免疫和特异性免疫的应答水平，增强抗感染能力。

1. 微生物群与上皮细胞的相互作用

肠上皮细胞接收来自原籍微生物或入侵病原体的信号，通过调节黏膜屏障以及向固有层的免疫细胞传递信号适应肠道环境的改变。肠道微生物向肠上皮细胞发出的信号可分为细菌代谢物、细菌成分和细菌本身三种类型。细菌代谢物，如短链脂肪酸、次级胆汁酸和色氨酸代谢物在维持肠道上皮完整性中发挥重要作用。短链脂肪酸不仅可作宿主的能源，而且还是肠上皮细胞和免疫细胞的生理功能调节剂。尤其是丁酸能促进肠上皮细胞增殖，在黏膜损伤后对上皮层的完整性和组织修复起重要作用。此外，短链脂肪酸能增强杯状细胞的黏液产生和释放。同时，短链脂肪酸不仅是促进肠上皮细胞的增殖的能源，而且通过调节细胞因子和黏蛋白的基因表达调节肠上皮细胞的免疫功能。

胆汁酸盐从肝脏排泄进入肠道后，大部分通过门静脉返回肝脏。而未被吸收的鹅去氧胆酸被微生物群转化为熊去氧胆酸和石胆酸，游离胆酸被转化为脱氧胆酸。脱氧胆酸刺激内分泌细胞上的胆汁酸膜受体，通过释放 5-羟色胺（5-HT）

和降钙素基因相关肽（CGRP）促进结肠蠕动，肠道菌群产生的次级胆汁酸共同影响肠上皮细胞的活性和增殖。食物中的色氨酸通过肠道菌群中的色氨酸酶转化为吲哚，吲哚激活肠上皮细胞中的芳烃受体和孕烷 X 受体以增强屏障功能。此外，肠道菌群中的细菌成分，如脂多糖和鞭毛蛋白，能诱导信号转导促进肠上皮细胞增殖，促进细胞因子、抗菌分子和黏液产生，以及诱导结肠杯状细胞分泌 MUC2。同时，一些肠道细菌附着在黏膜表面，诱导肠上皮细胞中特定的基因表达。可见，肠道微生物产生的代谢物、细菌成分和细菌黏附持续刺激肠上皮细胞，对维持肠上皮细胞的完整性、增殖和屏障功能，以及保护肠道免受细菌感染和黏膜损伤至关重要。

2.肠道上皮调节肠道菌群的作用

肠道屏障系统在空间上隔离肠道微生物和宿主免疫细胞，避免对肠道菌群的过度免疫反应。肠上皮细胞产生的黏膜屏障系统包括物理屏障和化学屏障两种亚型。

（1）化学屏障：小肠的杯状细胞较少，从而产生黏液比大肠低。但小肠存在专门生产包括抗菌肽和 Reg3 家族蛋白等化学屏障分子的潘氏细胞，这些化学屏障分子在小肠肠道细菌和肠上皮细胞的分离中起着关键作用。抗菌肽包括蛋白质防御素家族和抗菌肽家族，两者都与带负电荷的微生物细胞膜结合，通过形成孔状结构而导致膜破坏。防御素家族有 α－防御素，β－防御素和 θ－防御素，仅在小肠的潘氏细胞中表达，并保护宿主免受病原体感染。cathelicidin 是大肠内天然抗菌防御的必要组成部分。而肠道菌群失调致使化学屏障的破坏，导致对肠道炎症的高度敏感性。

（2）物理屏障：大肠中无潘氏细胞样细胞，且有大量的菌群定植，形成了一个基于三个物理屏障隔离共生菌群和大肠的上皮层的黏膜屏障系统。大肠中的杯状细胞分泌的凝胶 MUC2（一种高度 O－糖基化的蛋白质）形成覆盖大肠上皮的厚黏液层，在结肠中提供了第一个物理屏障，大肠黏膜层包括内部牢固的黏膜层和外部疏松的黏膜层，内黏液层是 MUC2 聚合的网状结构，不允许微生物轻易侵入结肠上皮。肠上皮细胞上由糖脂或糖蛋白的碳水化合物部分的网状结构形成的多糖—蛋白质复合物，在结肠中提供了第二个抵御细菌入侵的屏障，包括 MUC1、

MUC13 和 MUC17 等跨膜黏液，这些跨膜黏液保护肠道组织免受肠道病原体的侵袭。肠道菌群的第三个物理屏障涉及细胞连接，包括紧密连接和黏附连接，连接上皮细胞并调节上皮细胞极性和细胞间隙中溶质和液体携带细菌的运动，紧密连接由紧密连接蛋白、闭合蛋白和细胞内的胞质紧密黏连蛋白组成，这些细胞连接阻碍微生物通过细胞旁途径的入侵。可见，肠上皮细胞构建的黏膜屏障由各种类型的物理和化学屏障分子组成，包括黏液素和抗菌肽。这些屏障将共生菌群与宿主免疫细胞在空间上分离，防止不必要的冲突并维持共生关系。

3. 从肠道菌群到肠道免疫细胞的信号

肠黏膜的固有髓细胞在固有淋巴细胞（ILC）和适应性淋巴细胞的活化和分化中起着关键作用。辅助性 T 细胞（Th 细胞）的两种亚型 Th1 和 Th17 细胞驱动的炎症反应保护宿主免受病原体的侵袭，而它们的过度激活与肠道炎症的发病机制有关。在适应性免疫细胞中，Foxp3$^+$ 调节性 T 细胞（Tregs）可抑制效应 T 细胞的不恰当活化，促进黏膜耐受。肠道菌群指导宿主先天免疫和适应性免疫的功能成熟。肠道微生物向免疫细胞发出的信号分为细菌代谢物和细菌成分两类。

（1）细菌代谢物和免疫细胞：微生物的代谢物有助于维持肠道稳态或参考肠道炎症的发病机制，这些代谢物包括短链脂肪酸、乳酸、次级胆汁酸和 ATP 等。短链脂肪酸包括乙酸、丙酸、丁酸等，短链脂肪酸在免疫细胞中发挥抑制组蛋白去乙酰化酶（HDAC）的作用；如梭状芽孢杆菌 Ⅵ、ⅩⅣa 和 ⅩⅧ 产生的短链脂肪酸通过引发上皮细胞转化生长因子（TGF）-β 的产生，促进 Foxp3$^+$ Treg 产生；丙酸引起产生白介素（IL）-10 的 Foxp3$^+$Treg，通过 GPR43 信号通路，抑制 HDAC 促进其抑制活性，预防 T 细胞引起的结肠炎；丁酸通过抑制 HDAC 促进外周组织中 Foxp3$^+$Treg 的产生，也通过抑制巨噬细胞中促炎性介质的表达并通过抑制 HDAC 抑制 DC 成熟，从而保持先天免疫系统对共生菌的低反应性。

乳酸是微生物发酵膳食纤维产生的有机酸，新生儿肠道主要是双歧杆菌、乳酸杆菌、拟杆菌、肠球菌、葡萄球菌、链球菌等产乳酸杆菌定植。益生菌产生的乳酸通过乳酸特异性受体 GPR81 在潘氏细胞和基质细胞中诱导 Wnt3 表达，支持上皮干细胞增殖，防止肠道损伤，有益于小肠屏障的完整性。乳酸还通过影响固有层 CX3CR1$^+$ 吞噬细胞发挥免疫调节作用，固有层 CX3CR1$^+$ 吞噬细胞通过将树突伸入管腔内摄取管腔细菌。小肠内微生物产生的乳酸和丙酮酸等肠道菌群代谢产物通过激活 GPR31 信号，诱导 CX3CR1$^+$ 吞噬细胞的树突突起，增强免疫应答；丁酸还能诱导巨噬细胞清除病原体。

次级胆汁酸通过 TGR5 和 FXR 等受体调节肠道和肝脏的免疫反应，次级胆汁酸（BAs）与 TGR5 的相互作用减少 NLRP3 炎性小体激活，抑制 NF-κB 信号传导或诱导 cAMP 反应元件结合蛋白（CREB）介导的 IL-10 的产生，下调巨噬细胞促炎细胞因子产生。例如，梭状芽孢杆菌产生的次级胆汁酸通过降低 CXCR6 的配体 CXCL16 在肝窦内皮细胞上的表达，抑制表达 CXCR6 的自然杀伤 T（NKT）细胞向肝脏募集。同时，效应 T 细胞和宿主衍生的次级胆汁酸通过 ABCB1 的协同相互作用对于 T 细胞稳态至关重要，可以预防回肠炎症。

细胞外 ATP 可激活免疫细胞并引发细胞死亡，并受 ATP 水解外切核苷三磷酸二磷酸水解酶（E-NTPD）和外切核苷焦磷酸酶／磷酸二酯酶（E-NPPs）的精细控制，其中 E-NTPD1 和 E-NTPD7 发挥免疫调节作用。例如，E-NTPD1（CD39）在 Tregs 上高度表达，T 细胞受体（TCR）刺激可促进 Foxp3$^+$Tregs 中 CD39 的水解酶活性，随后增强其免疫抑制活性；在先天髓样细胞上 CD39 的 ATP 水解负调控 ATP 诱导的嗜中性粒细胞趋化性，嗜中性粒细胞产生 IL-8 以及巨噬细胞产生 IL-1β。可见，ATP 水解酶在抑制与炎症性肠病（IBD）相关的肠道炎症中发挥着重要作用。

（2）细菌成分和免疫细胞：原籍菌和致病菌通过激活肠道中的 Toll 样受体（TLR）途径指导宿主的免疫反应。通过 TLR/MyD88 信号传导，肠道菌群限制固有层 CX3CR1 高吞噬细胞向肠系膜淋巴结运输。例如，益生菌丁酸梭菌通过 TLR2／MyD88 信号通路促进 CD11b + CD11cintermediate F4/80+ 肠巨噬细胞产生 IL-10，预防葡聚糖硫酸钠（DSS）诱发的结肠炎。TLR5 表达的 CD11chigh DC 位于肠固有层，在入侵病原体的鞭毛蛋白作用下产生大量促炎细胞因子。淋巴组织诱导（LTi）细胞通过独立于 T 细胞的机制支持 IgA 合成。LTi 细胞通过 LTβ 激活基质细胞促进次级淋巴组织生成。同时，TLR 介导的间质细胞对共生细菌的识别引起巨噬细胞和 DC 的募集和激活，导致 TGF-β 介导的 IgA 类别转换诱导。固有层和集合淋巴小结中表达 TLR5 的 DC 通过产生视黄酸、IL-6 和 IL-5，驱动未成熟 B 细胞分化成分泌 IgA 的细胞。来自产生肿瘤坏死因子（TNF-α）和产生诱导型一氧化氮合酶（iNOS）的 DC 的 iNOS 诱导 B 细胞上 TGF-β 受体表达，并引起依赖 T 细胞的 IgA 类别转换重组。

B 细胞通过 TLR / MyD88 信号传导产生的 IgM 增强上皮完整性，防止 DSS 诱导的与肠道细菌向肝和肺易位相关的结肠损伤。TLR2 介导的 CD4⁺CD25⁺Tregs 抑制活性的暂时抑制通过诱导效应 T 细胞增殖，增强对入侵病原体（包括白假丝酵母菌）的防御反应。例如，TLR2 通路还与脆弱拟杆菌的作用有关，脆弱拟杆菌是结肠的共生菌。脆弱拟杆菌通过产生被称为 GSL-Bf717 的鞘糖脂破坏恒定自然杀伤 T 细胞（iNKT 细胞）增殖，并产生荚膜多糖 A（PSA），PSA 直接作用于 TLR2，并通过驱动 DC 的 TLR2 依赖性激活维持 Th1/Th2 免疫应答的平衡。通过 TLR2、PSA 和 CD4⁺T 细胞之间的相互作用产生 IL-10 的 Foxp3⁺treg，通过抑制 Th17 反应促进脆弱拟杆菌定植。此外，益生菌短双歧杆菌 Yakult 菌株在结肠中促进产生 IL-10 的 Foxp3⁺CD4⁺T 细胞［1 型调节性 T（Tr1）细胞］的积累；益生菌唾液乳杆菌 Ls33 和鼠李糖乳杆菌 Lr32 通过 TLR2 和 NOD2 依赖性方式诱导生产吲哚胺 2，3- 二加氧酶（IDO）的 DC 促进 CD4⁺CD25⁺Treg 分化。

可见，先天免疫细胞和适应性免疫细胞暴露于肠道细菌产生的各种代谢物及其在肠道中的组成部分，这对诱导肠道稳态免疫耐受和区分共生菌和致病菌的炎症反应至关重要。肠道微生物一方面通过将肠道 DC 调节为耐受性表型来防止过度的免疫反应，即诱导常驻性 T 细胞分化为 T 辅助细胞 2 和 Treg 亚群，并抑制促炎转录因子 NF-κB 的激活；另一方面，肠道微生物通过激活常驻 DC 来刺激主要的肠黏膜抗体亚型 IgA 的产生，从而抑制肠黏膜抗体亚型的过度生长。同时，肠道微生物能通过促进血管生成、维持肠道屏障和黏膜糖基化来促进胃肠道结构的成熟。

4. 肠道免疫细胞调节肠道菌群的作用

肠道免疫细胞直接或间接控制微生物群落，肠道菌群又是影响宿主免疫系统的重要因素，其菌群破坏与包括 IBD 在内的多种相关性免疫疾病有关。因此，健康的微生物群落和宿主的终身健康都需要肠道免疫和菌群之间的充分相互作用。

（1）ILCs：先天免疫细胞通过 IL-23/IL-23R 途径产生细胞因子 IL-22，

IL-22 促进上皮细胞表达抗菌肽。IL-22 缺失会导致结肠菌群组成改变，以及对 DSS 诱发的结肠炎高度敏感。在小肠中，鞭毛蛋白诱导 CD103+CD11b+DC 产生 IL-23，这对 ILCs 产生 IL-22 以及随后的上皮细胞产生再生胰岛衍生蛋白（Reg）3γ 至关重要。在肠黏膜中，ILCs 产生的 IL-22 抑制 SFB 的繁殖，而 SFB 会诱导 Th17 细胞，预防 Th17 介导的肠道炎症。

（2）上皮内淋巴细胞（IELs）：IELs 分布于结肠和小肠的上皮细胞层，包括两个亚群，A 型 IEL（CD8αβ+TCRαβ+ 和 CD4+TCRαβ+）和 B 型 IEL（CD8αα+TCRαβ+ 和 CD8αα+TCRγδ+）。CD8αβ+TCRαβ+A 型 IEL 对轮状病毒、弓形虫和兰氏贾第鞭毛虫等侵入性微生物具有保护作用。例如，双歧杆菌通过 TLR 途径依赖性机制促进小肠中 CD8αβ+TCRαβ+IEL 的积累，小肠 CD8αβ+TCRαβ+IEL 响应上皮细胞衍生的 IL-15 高度表达抗菌因子，包括 Defa1、Lypd8 和 Reg3g，直接抑制细菌生长。上皮细胞固有的 MyD88 信号通过代谢调节促进 TCRγδ+IEL 反应，抑制病原体渗透到固有层中。此外，DC 通过 NOD2 介导的微生物识别通过 IL-15 产生维持 B 型 IEL 稳态。

（3）NKT 细胞：DC 和 IEC 表达的主要组织相容性复合体（MHC）类 I 类分子 CD1d 将糖脂抗原呈递给 NKT 细胞。CD1d 介导的 NKT 细胞活化对于调节共生细菌的定植、组成和易位至关重要。MHC 相关蛋白 1（MR1）结合细菌和真菌产生的核黄素（维生素 B）生物合成前体衍生物，但不结合病毒和哺乳动物细胞。细菌产生的核黄素代谢产物激活 MAIT 细胞是宿主抵抗细菌的防御的必要条件。

（4）IgA 产生细胞：IgA 是肠道内最丰富的抗体亚型，通过上皮细胞上的多聚免疫球蛋白受体（pIgR）运输，然后以分泌型 IgA（SIgA）的形式释放到肠腔内。在稳定状态下，SIgA 对肠道菌群的动态平衡至关重要。在集合淋巴小结中，高表达抑制性共受体编程性细胞死亡受体 1（PD-1）的滤泡辅助性 T（Tfh）细胞通过选择生发中心的 B 细胞促进足够的 IgA 反应。通过集合淋巴小结中 Tfh 细胞和 B 细胞之间的相互作用进行的 PD-1 信号传导对于小肠中 IgA 介导的微生物组稳态至关重要。除集合淋巴小结外，在盲肠斑块（阑尾的淋巴组织）中也产生结肠 IgA 产生细胞。盲肠贴片中的 DC 可以增强 CCR10 在 B 细胞上的表达，有助于将产生 IgA 的细胞迁移到结肠中。总之，肠道菌群通过细菌代谢产物和成分调节宿主的防御和耐受能力，指导功能性免疫系统。相反，肠道免疫反应可精确控制微生物的生态多样性和运输。营养不良和免疫功能异常均与肠道炎症的发病机制有关。因此，需要维持宿主免疫细胞和共生细菌之间的可持续共生关系，需维持肠道微生态的动态平衡。

三、肠道菌群与物质代谢

肠道菌群独立具有或与宿主共同参与下代谢肠道环境物质的强大能力，产生系列活性小分子，并调节着人类代谢、免疫和神经稳态。一方面肠道微生物能将抗性淀粉、纤维素和半纤维素等难消化食物成分发酵产生终产物短链脂肪酸，作为宿主能源以及调节代谢和免疫功能；另一方面，肠道微生物还将食物转化成有生物活性的化合物，如维生素（如叶酸和核黄素）、吲哚类、神经递质［如γ-氨基丁酸（GABA）、多巴胺（DA）、去甲肾上腺素和5-HT］和植物雌激素（如尿石和马醇），这些小分子在宿主营养、免疫功能、中枢神经系统中起主要作用。大量研究表明，营养不良导致的肠道菌群失调与多种疾病的发病机制有关，包括IBD、过敏性疾病、代谢性疾病、神经性疾病等。营养不良不仅由某些习惯引起，例如过量的高脂饮食和抗菌药，还由肠黏膜免疫系统功能障碍引起。深入了解肠道生态系统的机制以及所涉及的各种参与者，确定肠道微生物代谢产物与系统性疾病（如神经系统疾病和心血管疾病）之间的联系，有助于发现一些难治性疾病的新型治疗靶标。

（1）碳水化合物代谢和代谢调节：肠道菌群具有降解果胶、聚葡萄糖等人类难消化食物成分的多种酶，这类碳水化合物习称菌群可用碳水化合物（MAC）。MAC发酵产物是宿主的能源。当MAC摄入不足时，会导致降解肠黏膜的细菌数量增多，分泌更多降解黏膜的酶类从而造成黏膜层变薄，损害肠道屏障完整性，导致肠壁暴露于细菌之中，增加了炎症和病原体感染风险。而由低聚木糖（XOS）、聚葡萄糖和果胶等组成不同的"益生元"也对肠道菌群产生不同影响，如寡糖可增加双歧杆菌和乳杆菌的菌数。

短链脂肪酸是肠微生物发酵MAC的主要产物，包括乙酸、丙酸和丁酸等。短链脂肪酸通过中枢神经系统和几种蛋白受体参与调节能量稳态、脂肪和碳水化合物代谢、抑制炎症信号等一系列生理过程。其中，丁酸被肠上皮细胞摄取并作为其能源，乙酸和丙酸主要在肝脏中代谢，丙酸是糖异生的底物，乙酸作为能源，也参与脂肪酸合成；同时，丁酸和丙酸可阻断 HDAC。此外，乙酸可刺激胰岛素分泌，高脂饮食导致肠道菌群发生改变而在体内产生更多乙酸，乙酸通过迷走神经向胰腺和胃发出信号，使 β 细胞释放更多胰岛素，同时也刺激胃泌素和胃饥饿素释放，进一步导致暴饮暴食，这是肠道菌群改变导致肥胖的机制。值得注意的是，虽然不同结构类型碳水化合物的发酵产物主要是短链脂肪酸，但各种短链脂肪酸比例不同。

（2）脂肪代谢：肠道菌群在肥胖和相关疾病中都发生了明显改变，从而是促进宿主代谢的环境因素。胆汁酸受体 FXR 和 TGR5 是代谢疾病转化和介入的主要靶标，菌群通过胆汁酸修饰从而调节 FXR 和 TGR5 的信号传导。人体胆汁酸主要是鹅去氧胆酸和胆酸，胆汁酸在肝脏中合成，由胆固醇 7α- 羟化酶（CYP7A1）催化的胆固醇 7α- 羟基化引发；替代（或酸性）途径由甾醇 -27- 羟化酶（CYP27A1）引发，形成的 27- 羟基胆固醇通过氧固醇 7α- 羟化酶（CYP7B1）进一步羟基化生成 CDCA。肠道菌群调节 CYP7A1、CYP7B1 和 CYP27A1 等几种酶的表达，而人肠道的梭状芽孢杆菌将鹅去氧胆酸的 7α/β- 异构化形成熊去氧胆酸，并进一步经过 3α/β- 羟基和 5-H-β/α- 异胆汁酸的异构化。胆汁酸的另一种主要微生物转化是在环位置 3，7 或 12 的羟基氧化生成氧 -（或酮 -）胆汁酸。胆汁酸的微生物代谢增加了多样性以及胆酸池的疏水性，有利于胆汁酸的排泄，少部分去缀合的次级胆汁酸通过被动扩散从肠道吸收，并在肠肝循环中富集，然后充当宿主中的信号分子。从而菌群、胆汁酸和 FXR 和 / 或 TGR5 信号之间的相互作用，可能是一个治疗代谢性疾病很有希望的突破口。

肠道微生物能将食物中的胆碱分解形成三甲胺（TMA），并由肝脏代谢为氧化三甲胺（TMAO）。研究表明，高脂肪饮食导致 TMA 和 TMAO 的产生增加，这可能增加心血管疾病发生的风险；同时血液中微生物源的脂多糖（也称内毒素）增加，脂多糖与细胞上的 TLR4 结合，诱发炎症反应。

（3）蛋白代谢：蛋白经胃和小肠水解、吸收，部分蛋白和氨基酸进入大肠，经肠微生物代谢后产生短链脂肪酸，以及一些支链脂肪酸、吲哚类、酚类和胺类物质。其中的酚类、吲哚类和胺类可与一氧化氮结合形成具有遗传毒性的 N- 亚硝基化合物。同时，增加高蛋白摄入量可提高肠道微生物的多样性，以及稀有菌的比例；常能增加拟杆菌、梭杆菌、蛋白细菌，特别是脱硫弧菌、葡萄球菌和拟杆菌的丰度；但巨球藻、硒单胞菌、酸性氨基球菌、普氏菌、古菌和双歧杆菌的数量减少。

四、肠道菌群与中枢神经

胃肠道的一个重要功能是感知和响应外部信号，肠道菌群在神经发育、焦虑和抑郁症的诱发过程中，甚至很多中枢神经系统疾病中可能发挥着重要作用。肠道拥有超过 1 亿个神经元，以及多达 10 万个外在神经末梢。交感神经和副交感神经纤维通过肠系膜进入胃肠道并延伸遍及肠组织各层，各种免疫细胞驻留在肌层，这些免疫细胞也与神经元和神经胶质细胞紧密相连。肠道微生物组与中枢神经系统相通，经脑—肠轴通信影响宿主大脑功能和行为；也在下丘脑—垂体—肾上腺轴（HPA 轴）的发育中起着关键作用。

神经发育的主要过程与母体和新生儿肠道微生物的变化一致，脑—肠轴参与婴儿早期神经发育与感受。妊娠期肥胖会增加后代神经发育障碍，包括孤独症谱系障碍（ASD）；高脂肪饮食会对后代肠道微生态系统造成负面影响，导致乳酸杆菌缺乏，从而引起后代社交缺陷及大脑奖赏环路突触强化缺乏。肠道微生态失衡状况下，脂多糖等细菌结构性成分伴随肠渗透性增加而引起的过度刺激可能产生全身和 / 或中枢神经系统炎症；肠道细菌直接刺激肠神经系统的传入神经元，通过迷走神经向大脑发送信号。肠道微生物通过上述机制塑造了睡眠和 HPA 轴的应激反应结构。它们影响记忆、情绪和认知，并与酗酒、慢性疲劳综合征、纤维肌痛和不安腿综合征等系列疾病相关。

肠道是一个收集营养和能量、防止有害毒素和病原体、清除废物等的高度动态环境。肠道功能主要受两个肠神经系统和肠道内亿万共生细菌调节和控制，肠道菌群通过释放不同物质和干预免疫系统最终影响血脑屏障和中枢神经系统并产生联系。肠道菌群与大脑之间可能存在 5 种通信途径，包括肠道神经网络、神经内分泌—HPA 轴、肠道免疫系统、肠道菌群合成的一些神经递质和神经调节因子，以及包括肠黏膜屏障和血脑屏障在内的屏障。肠道细菌代谢能产生与人类相同的激素和神经递质，也能产生 D- 乳酸和氨等产生神经毒性作用的代谢物；菌群与中枢神经系统的相互作用也反应在血脑屏障的调节水平上，在菌群影响下从外围部位释放的细菌及其因子或细胞因子和其他免疫活性物质可穿过血脑屏障，改变血脑屏障的完整性和转运率，或诱导屏障细胞释放神经免疫物质。此外，肠道菌群产生的短链脂肪酸等有益代谢产物也可穿过血脑屏障并影响脑功能，如短链脂肪酸能促进神经炎症的发生，进一步使帕金森病（PD）恶化。

微生物组与多发性硬化症、视神经脊髓炎、吉兰—巴雷综合征（GBS）、脑膜炎、慢性疲劳综合征等免疫介导的中枢神经系统疾病，以及非免疫介导的孤独症、抑郁症、焦虑和压力、疼痛和其他神经精神疾病相关。可见，肠道菌群在中枢神经系统疾病诊断、预后和治疗方面均有重要的意义，调控肠道菌群在治疗中枢神经系统疾病中具有积极意义。

五、肠道菌群与生物拮抗

肠道菌群处于生态平衡状态时，能明显抵抗包括病原体在内的各种外袭菌引起的肠道感染。人类肠道微生物必须在各种宿主条件和环境因素下生存。在胃肠运输过程中遇到低 pH 值、胆汁、宿主产生的免疫因子、抗菌肽和缺氧条件，尤其是生活在肠道菌群其他成员的竞争行为中，如部分微生物能产生有毒代谢物，或通过调节宿主免疫力、改变 O_2 浓度产生不利于其他微生物生长的环境。其中一种微生物消耗另一微生物所需要的资源称剥削竞争；微生物通过合成的有害物质抑制其他微生物生长称干扰竞争，主要包括不同类型的调节分子，如小分子抗生素，非核糖体合成的抗菌肽，代谢物如过氧化氢、宿主产生的分子修饰、信号干扰以及核糖体合成肽和蛋白毒素。

在肠道微生物高度物种多样性的群落中，拮抗相互作用的群落比普遍存在合作相互作用的群落更稳定。相互合作作用倾向于降低对干扰的弹性，由于物种间依赖关系使成员特别容易受到合作伙伴干扰，而更多的拮抗群落有相对恢复力。在高度多样化环境中，相互对立的竞争对手能通过缓冲区彼此隔绝，减少物种相互作用的程度。许多肠道微生物包括乳杆菌属、双歧杆菌属、大肠杆菌属、肠球菌属和拟杆菌属通过Ⅵ型分泌系统产生一个或多个类型的对抗毒素系统，包括小肽细菌素、大肠杆菌素以及其他分泌蛋白、R型细菌素和毒素。乳酸杆菌和双歧杆菌肽细菌素的研究主要集中在细菌素结构和作用机制，以及预防感染的潜在作用等方面。

肠道原籍菌群等方面常是外袭菌入侵的障碍，该现象称定植抗性，其机制主要包括营养竞争、生态位占有、免疫应答和毒力因子的调节等。原籍菌分泌的抗菌素毒素在预防病原体入侵方面的作用越来越引起关注，如大肠杆菌毒素可杀灭致病性和产毒性大肠杆菌、志贺菌和沙门菌等多种人类肠道病原体。大多数肠道细菌的可扩散细菌素不会跨科跨目杀灭其他微生物，但也有例外，如唾液乳杆菌的 ABP-118 细菌素可杀灭包括李斯特菌在内的几种革兰阳性病原体。类似的跨目和门拮抗相互作用也发生在阴道和鼻腔微生态系统。在感染过程中病原体存在拮抗原籍菌群的作用，宿主相关菌群会产生毒素来相互对抗，在某些情况下这些毒素可以排除病原体，而病原体也会合成针对该菌群的毒素。病原体通过细菌素、接触依赖生长抑制（CDI）和 T6SSs 拮抗常驻菌群而实现定植，如桑氏志贺菌、霍乱弧菌和李斯特菌等肠道致病菌能拮抗肠道原籍菌群，并引起感染，由此导致大肠杆菌细胞死亡进一步驱动宿主先天免疫反应，增强机体的腹泻和转运，显示出对霍乱弧菌的额外拮抗作用。死亡的微生物也可提供 DNA，这些 DNA 被吸收从而导致基因组进化。微生物拮抗也是促进合作的方式，在同一物种菌株共存的自然群落中，对抗可以区分亲族和竞争对手。枯草芽孢杆菌生物膜中的合作是由一系列接触依赖和可扩散抗菌毒素的组合效应进行亲缘识别和协调，从而促进在不同空间尺度上的合作。

六、人体肠道的益生菌

益生菌是基于人类生理意义的概念，包括生物拮抗（竞争黏附、产生有害代谢产物、营养竞争）、营养作用（促进消化吸收、参与营养物质转化、合成维生素供人体利用）、免疫作用（抗原刺激—促进宿主免疫器官发育成熟、持续刺激免疫系统发生免疫应答）、抗衰老作用（消除自由基、抗氧化损伤等）、抗肿瘤作用（降解致癌物质、激活巨噬细胞）等。目前美国食品药物监督管理局（FDA）认为安全的益生菌有黑曲霉、米曲霉、凝结芽孢杆菌、迟缓芽孢杆菌、地衣芽孢杆菌、短小芽孢杆菌、枯草芽孢杆菌、嗜淀粉拟杆菌、发酵乳杆菌、纤维二糖乳杆菌、弯曲乳杆菌、瑞士乳杆菌、乳酸乳杆菌、胚芽乳杆菌、罗氏乳杆菌、肠膜明串珠菌、乳酸片球菌、多毛拟杆菌、栖瘤胃拟杆菌、产琥珀酸拟杆菌、青春双歧杆菌、动物双歧杆菌、婴儿双歧杆菌、长双歧杆菌、嗜酸乳杆菌、嗜热双歧杆菌、短乳杆菌、保加利亚乳杆菌、干酪乳杆菌、啤酒片球菌、戊糖片球菌、费氏丙酸杆菌、谢氏丙酸杆菌、酿酒酵母、乳脂链球菌、双醋酸乳链球菌、粪肠球菌、中链球菌、乳链球菌、嗜热链球菌40种。常用的益生菌主要是双歧杆菌、乳杆菌、芽孢杆菌等类型。

1. 双歧杆菌

双歧杆菌是人类肠道的一种生理性细菌，主要栖居小肠下部和大肠，数量分别可达 $10^3{\sim}10^5$ CFU/g 和 $10^8{\sim}10^{12}$ CFU/g，在口腔和阴道也见其栖居。双歧杆菌不仅是儿童肠道的绝对优势菌群，在成人肠道中也发挥着重要的生理作用。双歧杆菌的生理作用有：①改善人体肠胃道功能，如各类胃部不适、腹痛、腹胀、急慢性腹泻及便秘、食欲不振、消化不良、营养吸收差等，以及纠正儿童厌食、偏食。②调整肠菌群失调，完善肠生物屏障，维护机体健康；保护肝脏并增强肝脏的解毒、排毒功能，减少体内毒素水平。③免疫调节作用，提高机体抵抗力，有效缓解失眠、易疲劳或疲劳后难以恢复、易生病等亚健康状态。④营养合成和促进营养吸收，产生多种氨基酸、维生素及蛋白质，以及乳酸和乙酸，以提高钙、磷、铁的利用率，并促进铁和维生素D的吸收；乳酸和乙酸还可抑制多种致病菌与条件致病菌。此外，还有降血脂、抗氧化、预防肿瘤发生等多种作用。双歧杆菌也是目前商业化产品比较多的一类益生菌。

2. 乳杆菌

乳杆菌耐酸，常分解糖成乳酸，主要包括发酵乳杆菌、纤维二糖乳杆菌、弯曲乳杆菌、瑞士乳杆菌、乳酸乳杆菌、胚芽乳杆菌、罗氏乳杆菌等。乳杆菌的生理功能有：① 通过竞争性定植和产生抗微生物物质，调节肠道菌群，保护胃黏膜，改善肠道功能和通便、防治腹泻、促进消化。②提高免疫应答、增强免疫力，吸附真菌与细菌毒素、影响大肠酶活性，以及抗肿瘤、抗氧化等作用等。此外，阴道内乳杆菌能分解糖原产生乳酸，降低 pH 值，发挥抗病原体黏附和定植等作用。

3. 芽孢杆菌

芽孢杆菌中需氧芽孢杆菌主要有凝结芽孢杆菌、迟缓芽孢杆菌、地衣芽孢杆菌、短小芽孢杆菌、枯草芽孢杆菌等。芽孢杆菌的生理功能有：①分解蛋白质、碳水化合物和脂肪等产生氨基酸、有机酸、寡聚糖等多种易被人体吸收的发酵产物。②产生抗肿瘤、降血压、抗菌等作用的物质。③产生溶血栓、抗氧化、促凝血和预防骨质疏松等作用的物质。

另外，丁酸梭菌是革兰阳性厌氧芽孢菌，也是非人体肠道常驻菌，它能使糖类发酵形成大量的丁酸。丁酸梭菌的生理功能有：①调整肠道菌群平衡，人服用丁酸梭菌后，粪便中双歧杆菌和乳杆菌的数量明显增加，但不影响肠球菌、肠杆菌和产气荚膜梭菌的数量。②增强免疫功能，如能增加血清中 IgA 和 IgM 的含量，可预防肿瘤发生。③在肠道产生有益产物，如丁酸、乙酸、丁醇、乙醇、甲酸、1，3- 丙二醇、淀粉酶、蛋白酶、糖苷酶、纤维素酶等。

第二节　化学药物与肠道微生物组

肠道微生物与进入胃肠道的物质存在复杂的相互作用，微生物分解转化这些物质，同时这些物质也影响着肠道菌群结构。药物进入肠道后，一方面会影响肠道菌群结构，另一方面肠道微生物通过酶促反应转化药物的结构、改变药物生物利用度、生物活性或毒性，从而影响人体对药物的反应；还可间接影响人体对免疫疗法的反应。这里重点讨论常用化学药物（非抗生素）诱导的肠道菌群变化，以及它们如何影响药物有效性及其潜在的临床意义。

一、肠道菌群与常用化学药物

人肠道菌群与药物的毒副反应和疗效相关，而这些药物又影响肠道菌群组成和功能。41 种常用化学药物中有 19 种与微生物的特征有关，在控制多种药物使用时，质子泵抑制剂（PPIs）、二甲双胍、抗生素和泻药与微生物群的相关性最强；肠道微生物组相关的非抗生素药物主要包括 PPIs、降脂他汀类药物、泻药、二甲双胍、β 受体阻滞剂和血管紧张素转化酶抑制剂（ACEI），以及选择性 5-HT 再摄取抑制剂的抗抑郁药。尽管，饮食、化学药物、吸烟、生活方式、宿主遗传和疾病等数百种因素会影响健康个体的肠道微生物组，在这些众多因素中化学药物具有举足轻重的作用。

（1）PPIs：PPIs 是最常用药物之一，用于治疗与酸相关的疾病，如消化性溃疡、胃食管反流和消化不良，以及预防非甾体抗炎药（NSAIDs）引起的消化道出血等疾病。研究表明，PPIs 是与肠道微生物组多样性降低和分类学变化相关性最高的药物，PPIs 使用者与未使用者相比，有高达 20% 的肠道细菌类群的相对丰度会发生改变。PPIs 使用者的粪便中肠杆菌科、肠球菌科和乳杆菌科增加，疣微菌科和双歧杆菌科减少；而口腔中龋齿罗氏菌、黏滑罗斯菌、放线菌属和微球菌科增加。宏基因组研究表明，PPIs 与 24 个分类单元和 133 个代谢途径显著相关，功能变化包括脂肪酸和脂类生物合成，发酵烟酰胺腺嘌呤二核苷酸代谢，L- 精氨酸生物合成和嘌呤脱氧核糖核苷降解。PPIs 诱导的微生物组变化可能是造成疾病的重要原因，如肠道微生物组变化会导致肠道病原体（包括艰难梭状芽孢杆菌、弯曲杆菌和沙门菌）的定植。此外，在儿童早期增加 PPIs 用量可能会诱导肠道微生物组长期变化，从而引起肥胖。虽然 PPIs 的疗效和安全性仍然有利，但应考虑它改变肠道微生物组的影响及其对以后生命健康和疾病的影响。

（2）二甲双胍：二甲双胍是治疗 2 型糖尿病的常用口服降糖药，它的某些有益作用是由肠道菌群介导的效用。健康志愿者的干预研究表明，口服二甲双胍后引起了肠道中 80 个物种的变化，显著增加大肠杆菌的丰度，降低肠杆菌的丰度，这与患者接受和未接受二甲双胍治疗的结果一致。而将接受二甲双胍或安慰剂治疗志愿者的粪便样本移植到无菌小鼠中，观察到接受二甲双胍治疗志愿者的粪便样本能降低小鼠血糖水平，这表明肠道微生物组直接影响血糖水平。二甲双胍引起肠道微生物组的变化，包括增加毒力因子和气体代谢基因（大肠杆菌增加），可能会导致如腹泻、腹胀和恶心等胃肠道反应，这也解释了二甲双胍部分治疗功能以及某些副作用。

（3）其他常用的非抗生素药物：英国、荷兰和比利时等的大规模人群微生物组数据分析表明，除 PPIs 和二甲双胍外，其他常用药物（泻药，他汀类药物，抗抑郁药和阿片类药物）均会影响微生物组特征的某些变化。

（4）化学药物影响肠道微生物的机制：药物影响肠道微生物组成至少有两种方式。其一，药物引起微生物组从其他部位转移到肠道。例如 PPIs 能降低胃的酸性屏障，使口腔微生物通过胃进入肠道，从而诱发微生物失调。其二，药物改变肠道微环境而直接影响微生物生长。例如，二甲双胍能促进肠道中短链脂肪酸产生菌生长，抗生素等药物会抑制某些细菌生长。在 1 000 多种药物抑制 40 种细菌的系统评估研究中也证实了上述观点，有 24% 药物至少影响 1 种细菌的生长速率；其中 4 种抗肿瘤药（柔红霉素，5- 氟尿嘧啶，链脲佐菌素和氟尿苷）、2 种抗炎和抗风湿药（醋硫葡金和双醋瑞因）、一种抗痛风药（苯溴马隆）和一种治疗消化性溃疡疾病药物（奥昔卡因），它们影响了至少 50% 菌株的生长速率，也表明肿瘤治疗对肠道菌群存在副作用。

二、肠道菌群与化学药物的作用

肠道微生物组携带的 70 万个基因覆盖物质代谢和转化的各个方面。口服药物进入肠道后就会与肠道菌群发生双向交互作用，一方面药物改变肠道微环境并影响细菌的生长、组成和功能；另一方面肠道菌群通过酶促反应改变药物的结构，从而改变其生物利用度、生物活性或毒性，从而直接影响个体对特定药物的反应。同种药物对一些人有效，而另一些人却无效或延迟起效，甚至还产生严重的副作用，这种"个体药物反应"的出现可能与肠道菌群相关。大多数药物经宿主或微生物—宿主代谢活动最终分解成有活性、无活性或有毒代谢产物。从而如何通过改变微生物群来提高药物的临床疗效或减少副作用，也就成为临床优化治疗方案的重要靶标。

（1）肠道微生物影响药物安全性和有效性：肠道菌群通过酶促反应改变药物结构、生物利用度、生物活性或毒性，从而影响药物的有效性和安全性。例如，口服抗病毒药物布里夫定可被宿主和肠道菌群代谢成具有肝毒性的溴苯脲嘧啶；伊立替康（结肠癌药物）在肝脏通过葡萄糖醛酸化过程给药物添加基团而解毒，但肠道菌产生的 β – 葡萄糖醛酸酶又可移除添加的基团或修饰伊立替康，将药物分解成一种有毒化合物，并引起严重腹泻。无菌小鼠实验确定布里夫定的大部分毒性（70%）可归因于肠道多形拟杆菌和卵形拟杆菌等微生物。76 株肠道菌代谢271 种口服药物的结果表明，有 176 种药物至少能被 1 种细菌代谢；大多数 PPIs（泮托拉唑、奥美拉唑和泰妥拉唑）、化疗药物（美法仑、抗疟药物青蒿素）和PD 药物（甲磺酸）等几乎能被细菌菌株代谢，而拟杆菌和梭状芽孢杆菌属超级药物代谢菌株，它们分别可代谢 164 种和 154 种药物。同时，两项分别评估药物抗菌作用和细菌代谢药物能力的研究表明，在肠道细菌代谢下可延续药物发挥的作用，但不表现出强大的抗菌作用。

他汀类药物是降低血液中低密度脂蛋白（LDL），减少心脏病和脑卒中风险的常用药。临床研究表明，服用瑞舒伐他汀后 46% 患者的血液 LDL 下降 50% 以上，43% 患者低于 50%，有 11% 患者没有下降，甚至有所升高。在 50 名连续 8周服用瑞舒伐他汀志愿者中，证实他汀类药物可促进肠道中产胆盐水解酶的细菌繁殖（胆盐水解酶：降解胆汁酸，消化脂肪类食物），肝脏将胆固醇降解为胆盐，胆汁酸也在肝脏被分解，胆固醇由血液进入肝脏，在肝脏被降解，同时降低了血液中 LDL 的水平，若某一些菌株不能产生足够多的水解酶，他汀类药物就不起作用。可见，肠道菌群产生的多种酶和代谢物能够改变药物化学结构，减少药物治疗效应或引起更多的副作用。同时，各种药物都可能改变菌群平衡，引起消化系统功能紊乱或者其他问题。

（2）肠道微生物的双向作用：1 000 多种药物影响 40 种人类肠道菌的研究表明，约 25% 的药物具有抗生素作用，尽管它们并不作抗生素使用，但仍然能影响人体肠道菌群。部分肠道菌能合成多巴胺、乙酰胆碱等神经递质，以及色氨酸等合成血清素的前体物质，如双歧杆菌等有益菌可合成色氨酸，表明肠道菌可影响心理健康。

左旋多巴是治疗 PD 的常用药，口服经小肠吸收后通过血脑屏障进入大脑，故大脑的生物利用度是影响左旋多巴疗效的关键因素，它常与卡比多帕、恩他卡朋等邻苯二酚类代谢抑制剂同用抑制其异位代谢，而体内的芳香族氨基酸脱羧酶能将左旋多巴转化成具治疗活性的多巴胺。粪肠球菌等部分肠道菌产生的 L-多巴代谢酪氨酸脱羧酶能代谢左旋多巴，而突变粪肠球菌的 L-多巴代谢酪氨酸脱羧酶可阻断左旋多巴—多巴胺的代谢，从而提高药物疗效；乳酸杆菌中 L-多巴代谢酪氨酸脱羧酶的代谢效率远不如粪肠球菌。同时，左旋多巴的肠道菌代谢不仅降低了药物可用性，还会诱发不良反应。例如，迟缓埃格特菌（*Eggerthella lenta*）和其他 10 种细菌产生的钼依赖性脱氢酶可进一步将菌源性多巴胺转化成 m-酪胺，从而引起高血压危象。许多肠道菌也能直接代谢与左旋多巴共同使用的卡比多巴和恩他卡朋等儿茶酚代谢抑制剂，如粪肠球菌代谢左旋多巴和恩他卡朋的效率达 98.9%，而恩他卡朋又能抑制 10 种不同细菌的生长速率，包括代谢效率达 84% 的扭转瘤胃球菌。表明药物与肠道微生物之间存在复杂的双向作用。

三、肠道菌群与肿瘤免疫疗法

肿瘤通过免疫检查点阻断（ICB）实现免疫治疗，它激活 T 细胞介导的免疫反应以改善肿瘤的免疫监测。肿瘤微环境中的免疫检查点抑制剂（ICIs）通过拮抗 T 细胞上的负调控因子来抑制肿瘤细胞的免疫逃逸。目前临床应用的 ICB 治疗包括细胞毒性 T 细胞相关抗原-4（CTLA-4）、PD-1 和程序性死亡受体配体（PD-L1）等三个主要靶点。ICB 疗法成功应用于临床治疗黑色素瘤、肾细胞癌、非小细胞肺癌、DNA 错配修复缺失型结直肠癌等实体瘤。研究表明，ICB 临床疗效与宿主肠道菌群的特征相关，肠道微生物组参与着肿瘤免疫治疗的临床反应调节，在使用 PD-1 及 PD-L1 或 CTLA-4 的单克隆抗体进行免疫治疗时就发生这类调节反应。在无菌小鼠和预先用抗生素处理后的特定无病原体小鼠中，抗 CTLA-4 治疗的有效性降低，而给小鼠口服脆弱拟杆菌、联合多形拟杆菌或伯克氏菌后，会诱导 Th1 细胞介导的免疫反应和瘤内 DC 成熟，进而抗 CTLA-4 产生更好的抗肿瘤效果；在小鼠体内植入高浓度脆弱拟杆菌患者的粪便能提高抗 CTLA-4 治疗的抗肿瘤反应。同时，在诱导 PD-L1 阻滞的抗肿瘤药物研究中还发现小鼠体内双歧杆菌相对丰度越高，PD-L1 阻断效果越好，该作用也可通过粪便微生物移植或给予含双歧杆菌的益生菌来诱导 DC 的成熟和增强 T 细胞反应活性。在采用抗生素破坏小鼠肠道菌群后，经鼠李糖乳杆菌 Probio-M9 调节或自然恢复后进行肿瘤移植，随后基于 PD-1 抗肿瘤治疗，经不同阶段监测粪便宏基因组变化及抑瘤效果表明，鼠李糖乳杆菌协同 ICB 治疗能显著抑制肿瘤增长（$P < 0.5$），还能有效恢复被抗生素破坏的粪便微生物群等。

肠道微生物产生的短链脂肪酸等代谢物可影响宿主免疫系统，但肠道微生物群影响免疫治疗反应的确切机制仍未明确。微生物群负责一般的外周免疫同调和微生物抗原诱导的 T 细胞反应性可以促进肿瘤特异性反应。在小鼠模型中证明，暴露于特定肠道微生物的特异性和非特异性免疫细胞均可浸润肿瘤微环境并产生趋化因子（如 CXCL9，CXCR3，CCR9 和 CXCL10），这些因子可诱导免疫细胞向肿瘤部位转运。另一种假设的机制可能是微生物和肿瘤相关抗原之间的交叉反应。临床研究表明，调节肠道微生物组可能会提高或降低 ICIs 治疗后的患者存活率。在使用 ICIs 治疗后，抗生素和 PPIs 的使用均与较短的生存期和无病生存期相关。此外，饮食干预措施，使用特定的益生菌，甚至针对转移性肿瘤的检查点抑制开始之前进行粪便微生物组移植等以提高肿瘤生存率的多项干预研究也有报道。一种包含 11 种克隆共生细菌菌株的口服微生物产品（VE800）正在进行Ⅰ/Ⅱ期临床试验，已证明这些菌株可诱导 CD8+T 细胞应答并增强检查点抑制的功效（美国临床试验资料库：NCT04208958）。总之，认识到微生物组在抗肿瘤疗效中的作用，改变了人们预测和改善肿瘤免疫治疗的想法。

四、饮食—微生物组与药物效应

饮食是一个影响胃肠道微生物群的关键因素，特定饮食成分是微生物代谢的基质，能发挥塑造胃肠道微生物组组成和功能的作用。由于胃肠道微生物群参与着药物的代谢和转化，而饮食能引发肠道微生物组群落结构和代谢功能的变化，进而改变药物、微生物群代谢和宿主之间的关系，从而饮食—微生物组互作可改变宿主的药物反应，以及其有效性和安全性。例如，膳食中的腺苷和丝氨酸可通过不同的微生物机制增强秀丽隐杆线虫（*Caenorhabditis elegans*）中 5-氟-2'-脱氧尿嘧啶核苷（FUdR）的毒性；腺苷可促进微生物将 FUdR 转化成有毒的 5-氟尿苷 -5'-单磷酸（FUMP），从而增加宿主与线粒体 RNA 和 DNA 耗竭相关的死亡，并激活致死性的自噬作用。虽然，丝氨酸不改变 FUdR 的代谢，但改变了大肠杆菌的 1 碳（1C）代谢，减少对宿主的核苷酸供应，从而在不出现线粒体 RNA 或 DNA 耗竭的情况下，加剧 DNA 毒性以及宿主死亡；而自噬作用促进了这种情况下的生存。可见，饮食—微生物互作可在不改变药物情况下改变宿主对药物的反应。

肠道微生物组的构成因人而异，这意味着个体内负责代谢的基因也不同。微生物组差异能影响药物的有效性和安全性，即同一药物在美国的检测结果和在非洲或北美的结果可能出现完全不同。同时，目前缺乏肠道微生物组和药物相互作用的确切机制。正如生物化学家 Cabreiro 说，似乎每种药物同微生物相互作用都有其自己独特的方式，很难得出一个普遍适用的结论。他认为某一类药物同微生物群的作用机制具有广泛相似性，如抗精神病类药物能够影响微生物群平衡，一些抗癌药可被肠道微生物降解或修饰，从而增强或者减弱它们的效果。但肠道微生物与药物相互作用相当复杂，同时饮食—肠道微生物—药物之间的复杂关系经常联系在一起。若能明白这些复杂关系，就意味着可通过改变微生物群构成干预它们间的相互作用，即通过战略性地使用抗生素，或改变饮食结构来促进或阻止特定微生物群的繁殖，或通过粪菌移植实现肠道有益微生物群替换等策略，以提高药物的安全性和有效性，以及预判断药物疗效和副作用。在精准医学临床实践中，不仅要考虑患者的遗传特质，也要考虑其微生物组的情况。

第三节　中药与肠道微生物组

人类肠道微生物组的构成又因人而异，这也意味着负责代谢的基因和能力也不同。正如前述的饮食—肠道微生物—药物之间存在复杂的关系，这些关系和微生物组代谢的差异可能会影响药物的有效性和安全性。这也正是中医临床长期实践中总结出"因人、因时、因地"选择药物，实现个体化、精准化治疗策略的依据。

中药的化学成分复杂且同质性差，即使同种中药也几乎不可能存在化学成分完全相同的饮片。即中医临床实践是利用一个复杂的物质系统干预人体生态系统的组成和功能，并纠正人体微生态系统的失调状态或维护其平衡状态的稳健性。大多数中药的本质就是一个生态系统的产物，不仅含有目前认知的生理活性成分，也包括生态系统中细胞活动的基本功能性物质和储藏物质。可见，中医临床药物治疗的实质就是利用多个或一个生态系统的产物调节或纠正人体生态系统的失调状态（病理或亚健康状态）。尽管，中药的宏量成分常是非活性组分，活性成分常是微量或痕量成分，但长期的临床实践证明中药具有肯定的治疗作用。这表明中药是通过干预人体微生态系统和直接的病理干预两条途径纠正人体生态系统的失调，从而发挥临床治疗作用。

中药的物质组成复杂，从而饮食—肠道微生物—中药之间的互作关系远较化学药物复杂。在认识和研究这种复杂体系时，就必须先分解再综合。一方面，肠道微生物组通过酶促转化中药中各类化合物的结构，改变其生物利用度、生物活性或毒性，从而影响中药的安全性和有效性；另一方面，中药所含物质又能影响肠道微生物组的构成和功能，以及由此带来的安全性问题；同时，中药所携带的信息分子和信号调节物质能直接干预或调节人体代谢和肠道微生物组及其代谢类型与能力。可见，必须从生态学角度理解和认识中药，从微生态系统调控视野揭示中药作用的实质，才能保证临床用药的安全性和有效性。

一、肠道菌群影响中药活性成分

人胃肠不仅存在消化系统分泌消化食物的水解酶，还有数量庞大的微生物群及其产生的各种降解和转化酶类。当中药进入胃肠道后必然与消化道微生物和消化道上皮细胞发生相互作用，一部分中药成分直接被消化道吸收；另一部分中药成分则在肠道微生物组的作用下，通过酶促转化成生物活性更强、生物利用度高的成分，或生物活性更低，或无生物活性甚至毒性成分，从而影响中药安全性和有效性。这里介绍肠道微生物代谢和转化多酚类、苯丙素类、生物碱类、萜类和甾体类等的情况。

1. 多酚类化合物

多酚类化合物是指具有多个酚基团化合物，也是植物界广泛存在的一类物质，常具有抗氧化、强化血管壁、促进肠胃消化、降血脂、抗动脉硬化、抗血栓，以及利尿、降血压、抑制细菌与癌细胞生长等活性。多酚类种类多、结构各异、生物利用度和生理活性也不同，可分为黄酮类化合物和非黄酮类化合物两类。

（1）黄酮类化合物：指具有 2- 苯基色原酮结构的系列化合物，又可分为黄酮、黄酮醇和黄烷酮等。黄酮类化合物是最常见的中药活性成分之一，具有抗菌、抗炎、抗肿瘤和抗氧化等作用，防治心血管疾病的疗效显著，部分具有雌激素的双重调节作用。黄酮苷类化合物首先被肠道微生物产生的各种糖苷酶转化成苷元，如芦丁、橙皮苷、柚皮苷被 α- 鼠李糖苷酶和 β- 葡萄糖苷酶转化为苷元。多数苷元可进一步发生环裂解、脱羟基、还原、去甲基化、异构化等多种反应，其中普遍在 C 环发生环裂解反应，生成 C_6-C_3 或 C_6-C_2 型的酚酸。例如，肠道微生物先将黄芩苷去糖基化成黄芩黄素，再经环裂解、脱羟基等反应进一步代谢成 3，4- 二羟基苯甲酸、焦没食子酚和苯乙酸。黄酮类化合物经肠道微生物的转化作用，一方面提高了生物利用度和有效性，如大多数黄酮苷亲脂性低、吸收较差，去糖基化成苷元后提高了生物利用度。另一方面形成新活性物质提高了活性，如大豆异黄酮糖苷的肠道微生物代谢产物 S- 雌马酚，对雌激素受体和血栓素受体更有亲和力，也增强了抗氧化活性，葛根素也被转化成新的活性物质雌马酚；芦丁去糖基化成槲皮素后，进而转化为 3，4- 二羟基苯乙酸，其抑制血小板释放血栓素的活性高于芦丁和槲皮素。而染料木素等部分黄酮类化合物经肠道微生物代谢后则失去活性。同时，肠道微生物组对黄酮类化合物的转化能力及效率与它们的结构类型和肠道菌群组成有关，且肠道菌群的转化作用不都是有益的作用。

（2）非黄酮类化合物：包括酚酸、酚醇类、原花青素和花青素等，这类化合物也是最常见的中药活性成分，具有抗菌、抗氧化、抗炎、抗肿瘤作用。原花青素类经肠道微生物转化为酚酸类才能被吸收，单体原花青素的转化产物主要有 3-羟基苯丙酸、m- 香豆酸、4- 羟基苯甲酸和香草酸，而三聚体原花青素的转化产物主要是儿茶素衍生物。花青素先经肠道菌去糖基化成苷元，再进一步转化成苯甲酸、原儿茶酸、香草酸、p-香豆酸、阿魏酸、异阿魏酸、马尿酸、丁香酸、没食子酸等不同酚酸。酚酸类（绿原酸、咖啡酸、阿魏酸和鞣花酸等）常与其他化合物结合在一起，绿原酸少部分能吸收入血，而大部分经肠道菌群的酯化酶降解成咖啡酸和奎尼酸，再进一步转化成 3-羟基苯丙酸和苯甲酸；阿魏酸经肠道微生物转化成咖啡酸和香豆酸，鞣花酸则转化成尿石素 A，酚醇类转化成高香草酸、香草醇、3,4-二羟基苯乙酸和 3,4-二羟基苯乙醛。

多酚类化合物在肠道微生物转化中，苷类首先糖基化成苷元，酯类则经酯化酶降解，经环裂解、脱羟基、还原、去甲基化、异构化等多种反应，其间产生了一些具有抗氧化、抗肿瘤、抗炎等生理活性的中间产物，但最终转化成苯丙酸、苯乙酸及其羟化衍生物等合成芳香族氨基酸等的前体物质。

2. 苯丙素类化合物

苯丙素类化合物（phenylpropanoids）是指含有一个或几个 Ar-C_3 单位的天然产物，包括苯丙酸类、香豆素、芪类和木脂素类，它们常是植物生长调节和病害防御的成分。常与醇、氨基酸、糖、有机酸结合成酯的形式，具有抗菌、利胆、耐缺氧、抗血小板聚集和动脉硬化等多种活性。在肠道游离的香豆素很快被吸收，苷类首先去糖基化成苷元后吸收。例如，紫花前胡苷、补骨脂苷、异补骨脂苷等在肠道微生物作用下去糖基化成苷元，而秦皮苷则被水解成秦皮素，经脱甲基转化成 6,8-三羟基香豆素。芪类主要以糖基化形式存在，在肠道首先去糖基化，白藜芦醇仅极少量进入血液，大部分经肠道微生物转化成二氢藜芦醇、云杉新苷等有潜在抗氧化、抗肿瘤、保护心脏的活性代谢产物。木脂素常由肠道微生物转化成肠木脂素和肠内酯，能够显著降低雌激素相关恶性肿瘤和心血管疾病的发病率。在肠道菌群作用下可引起苯丙素类化合物酯键和内酯结构断裂或脱甲基等反应，最终生成 C_6-C_3 型酚酸类或肠内酯。

3. 生物碱类化合物

生物碱类化合物是指一类含氮的碱性天然产物，常以盐形式存在植物体内，游离生物碱亲水性差，易被肠道吸收入血，从而常具强烈的毒性或生理活性，是重要的中药活性成分。生物碱分子一般较小，或具有醚键、配位键等，在肠道微生物组作用下易发生脱乙酰基、脱苯甲酰基、脱甲基、脱羟基以及酯化反应，从而减低毒性或生理活性。例如，肠道微生物将川乌、草乌和附子的毒性成分乌头碱转化成新型的单酯型、双酯型和脂类生物碱等产物，从而进入心脏发挥强心作用；小檗碱和黄连碱则被转化成易吸收但活性低的氢化产物，巴马汀转化成去甲氧基产物；东莨菪碱、山莨菪碱和樟柳碱等托品类生物碱可被转化成莨菪品、脱水山莨菪碱、6β-羟基托品、托品酸和樟柳酸等，氧化苦参碱转化成苦参碱而吸收入血；马兜铃酸类成分可被转化成毒性更大的马兜铃酰胺类化合物，可引起肝癌和肾病。此外，肠道菌群也产生丰富的硝基、亚硝基和偶氮还原酶类，还能将生物碱还原成毒性或活性更低的代谢产物。

4. 萜类化合物

萜类化合物（terpenoids）是以异戊二烯单元（C_5单元）为基本骨架结构单元的化合物及其衍生物，包括单萜、环烯醚萜、倍半萜、二萜、三萜和多萜化合物。萜类化合结构类型复杂，生理活性多种多样，是一类重要的中药活性成分。在肠道微生物作用下，萜类化合物易发生去糖基化、氧化、还原、重排、脱乙酰基、脱甲基、脱羟基以及酯化反应等，但挥发性成分亲脂性强，很快被肠道吸收，肠道微生物影响最明显的是苷类成分。

（1）单萜苷类：包括无环、单环、双环、三环单萜苷及环烯醚萜苷，在肠道微生物的 β-葡萄糖苷酶和 β-葡萄糖酯酶作用下去糖基化成苷元，易吸收入血。例如，芍药苷经肠道微生物作用去糖基化成苷元，才能发挥抗癫痫活性；龙胆苦苷被转化为龙胆碱和龙胆醛等活性的中间产物才能吸收入血。

（2）皂苷类：是三萜或螺甾烷类的糖苷类化合物，在肠道微生物作用下发生水解、氧化还原和重排等反应，最终生成苷元、次级糖苷或其衍生物吸收入血。例如，人参中有50多种人参皂苷，主要包括原人参二醇型皂苷、原人参三醇型皂苷和齐墩果烷型皂苷，天然人参皂苷含4个以上的糖基，口服给药后不能直接入血；经肠道菌群转化成次级皂苷（0~2个糖基）才能吸收入血，常具更强的生理活性；人参皂苷结构因糖基侧链不同而具有不同活性，如Rb_1具有营养神经、保护心肌、改善记忆力、抗衰老、抗氧化、保肝等作用，Rh_2具有明显抗肿瘤活性，Rh_1和Rg_2具有治疗恶性肿瘤、神经炎症性疾病和2型糖尿病等的潜力；原人参

二醇型皂苷 Rb_1、Rb_2、Rb_3 和 Rc 经肠道菌群转化成稀有原人参二醇型皂苷 Rd、F_2、Rg_3、CK 和 Rh_2，其 C_3 位、C_{20} 位更易脱糖基生成次级皂苷元，Rd、F_2、Rg_3 是转化过程的中间产物，终产物是 CK 和人参二醇（PPD），CK 和 Rg_3 具较强抑制肿瘤活性，而 Rd 和 Rh_2 则无明显作用，Rh_1 和 Rg_2 均有抗肿瘤转移活性。又如，走马胎、九节龙和白头翁等中药所含的三萜皂苷经肠道微生物转化成的次级皂苷或苷元有比天然皂苷更强的抗肿瘤活性。可见，皂苷类经肠道菌群转化产生的次级皂苷（低糖链皂苷）比天然皂苷更容易吸收入血，达到靶器官，发挥显著的药理作用。

5. 甾体类化合物

甾体类化合物是指一类具有环戊烷多氢菲碳骨架化合物，几乎所有生物都能合成甾体类化合物，也是生物界最广泛存在的天然产物。肠道微生物组对非苷类甾体类化合物的转化通常发生在取代基上，而甾体母核难被肠道菌群代谢。例如，蟾酥含有一类强心作用的甾体化合物，肠道微生物作用下华蟾毒精转化成乙酰基华蟾毒精，羟基华蟾毒精转化成去乙酰基羟基华蟾毒精，转化产物无抑制人肿瘤细胞生长的活性。

甾体皂苷类亲脂性差，入血成分少。在肠道微生物作用下发生去糖基化、氧化、脱水、羟基化、脱水和 E 环断裂重排等反应产生次级苷或苷元等多型代谢产物，增加了入血能力。例如，薯蓣皂苷在肠道微生物作用下发生去糖基化和氧化反应，转化成薯蓣皂苷 A、延龄草苷、薯蓣皂苷元等，而薯蓣皂苷元与葡萄糖醛酸结合形成新的皂苷，薯蓣皂苷元具有较好抑制肿瘤细胞活性，而其氧化产物则无明显作用；知母皂苷 B-Ⅱ（TB-Ⅱ）在肠道菌群作用下发生水解、脱水和异构化等转化成知母皂苷 B-Ⅲ（TB-Ⅲ）和知母皂苷 A-Ⅲ（TA-Ⅲ）、知母皂苷 A-Ⅰ（TA-Ⅰ）等，进一步的转化产物 TB-Ⅲ-a、B-Ⅲ、TB-Ⅲ-a 和 TA-Ⅲ均有抗抑郁活性，TA-Ⅲ还有抗肿瘤活性。

从上可见，肠道微生物不仅数量大、种类丰富，并能产生有机化学反应所需的各种酶类，能将进入肠道的天然化合物进行降解转化，并将肠道各类内容物转变成被微生物或宿主能利用的物质或无害物质；或者合成一些新的有用物质或消除毒性。例如，人肠道微生物组能利用代谢过程中产生的氨基酸和天然或代谢转化产生的含氧化合物，进一步合成含氮化合物。值得注意的是，这些新合成的含氮化合物，可能具有全新的活性。总体上，肠道微生物组将胃肠内容物降解转化成微生物或宿主有用的物质与无害物质，这是人体和肠道微生物协同进化的客观需求；而在胃肠内容物降解转化过程中产生的中间产物对宿主有生理活性或毒性，或部分微生物有毒性的物质只是附带的产物。同时，也要看到人肠道微生物的转化作用是肠道菌群协同代谢的结果，而肠道微生物的群落结构又受到人种、性别、地域、生活习惯等因素的影响，且微生物代谢酶存在大量的诱导酶类，这就意味着相同化合物在不同人的肠道会出现代谢速度的差异性和各种转化中间产物存在时间差异性，即活性和毒性物质在肠道的浓度和时间具有差异。因此，中药活性或毒性物质在肠道微生物组的转化问题，只能从这些物质在胃肠道的驻留时间和吸收入血情况进行分析，很难简单用解毒、增效来概括。

二、中药成分影响肠道微生物组

人体微生物组在维持机体健康中具有不可替代的作用，特别是肠道微生物组直接参与人体的营养吸收、生长发育、生物屏障、免疫调节、脂肪代谢、抗肿瘤等诸多方面。一方面肠道菌群在胃肠道营养物质的消化吸收和利用以及非营养物质降解利用和解毒中承担着重要的作用。另一方面，胃肠内容物在给微生物提供能量来源的同时，也对部分肠道菌群产生促进或抑制作用，特别是进入胃肠道的非营养物质（尤其是药物）更是如此，引起微生物群结构的改变，从而影响到人体健康和疾病发生、治疗和预后等。这里主要介绍从中药影响胃肠道菌群视角解析中药治疗的可能机制。

1.小分子化合物

1）次生代谢产物：是植物响应环境胁迫的产物，常具有多种生理活性，也普遍存在于食物之中。这些次生代谢产物无论以食物或药物方式进入胃肠道后均会影响胃肠道微生物组的菌群结构。

（1）调节肠道菌群紊乱，维护机体健康。中药的化学组分具有纠正肠道菌群非病理性改变，维护肠道微生态健康的作用。黄酮类化合物、酚酸、对苯二酚和木脂素类不仅广泛存在于食物中，也为中药的活性成分；这些多酚类成分能有效调节肠道微生物多样性以及厚壁菌门与拟杆菌门的比例（F/B），通过抑制潜在病原菌（如幽门螺杆菌、葡萄球菌等）和促进乳杆菌、双歧杆菌等有益菌生长，以纠正肠道菌群紊乱。例如，花青素、酚酸（表儿茶素、对香豆酸和邻香豆酸）、槲皮素、芦丁、绿原酸和芥酸可提高肠道有益菌（如双歧杆菌和乳杆菌）的丰度，减少人类肠道中潜在病原菌的定植数量；柑橘类果实的柚皮素（naringenin）可调控肠道菌群的生长，茶叶的多酚提取物可抑制肠道有害菌梭菌和拟杆菌的生长，葡萄、石榴皮、红酒和绿茶等的多酚物质可增高脂饮食动物粪便双歧杆菌和乳杆菌的丰度。槲皮素能抑制与饮食导致肥胖相关的韦荣球菌、芽孢杆菌、圆柱状真杆菌（*Eubacterium cylindroides*）的生长，显著降低肥胖致非酒精性脂肪肝大鼠 F/B 值，降低变形菌门菌数，从而恢复大鼠肠道菌群的平衡，抵抗高脂饮食诱导的内毒素血症，降低脂肪毒性。黄芩苷可降低肠道中革兰阴性菌与阳性菌的比值，减少内毒素的入血及炎性因子的分泌，从而减轻代谢性炎症。姜黄素能显著提高间歇性睡眠剥夺模型大鼠的乳酸杆菌、双歧杆菌及拟杆菌菌数，显著降低产气荚膜梭菌菌数，使肠道菌群趋于正常。双咖啡酰奎宁酸可增加另枝菌属（*Alistipes*）、拟杆菌属、双歧杆菌属、丁酸弧菌属（*Butyricimonas*）、梭状芽孢杆菌属、埃希氏杆菌属（*Escherichia/Shigella*）、副萨特菌属（*Parasutterella*）、罗姆希茨菌属（*Romboutsia*）、颤杆菌属、韦荣球菌属、考拉杆菌属（*Phascolarctobacterium*）、毛螺菌属（*Lachnospira*）、吉米菌属（*Gemmiger*）、链球菌属、嗜血杆菌属（*Haemophilus*）的丰度，降低瘤胃球菌属、厌氧棒状菌属（*Anaerostipes*）、小杆菌属（*Dialister*）、巨型球菌属（*Megasphaera*）、巨单胞菌属（*Megamonas*）、普氏菌属的菌群数量。白藜芦醇的摄入能增加拟杆菌、乳酸杆菌和双歧杆菌的丰度和生长速度，从而调节肠道微生物的生长。

临床试验表明，食用可可源多酚（494 mg/d）4 周后，与低多酚饮食（23 mg/d）相比可显著增加粪便中双歧杆菌和乳杆菌的丰度；红酒中的多酚增加了肥胖者粪便中双歧杆菌和乳酸杆菌的数量，以及产生丁酸盐普拉梭菌（*Fecalibacterium prausnitzii*）和罗氏菌（*Roseburia sp.*）的数量，但只有当拟杆菌数量低时，多酚补充剂才能增加双歧杆菌数量。同时，男性、女性代谢多酚的程度不同，超重男性补充表没食子儿茶素 –3– 没食子酸酯和白藜芦醇可上调 F/B 值来调节肠道菌群，但在超重女性中未观察到类似的关联。体外和临床前研究均显示，主要的多酚类化合物有将肠道菌群调节至具有丰富的双歧杆菌属、乳杆菌属、艾克曼菌属和粪杆菌等有益菌群的能力，主要归因于多酚类在肠道菌群转化中可促进产生短链脂肪酸和其他细菌代谢产物，这些代谢产物有助于肠道健康的积极变化并减少了炎症过程，从而改善了全身性疾病的状况。

（2）纠正疾病状态肠道菌群紊乱以治疗疾病。许多中药活性成分有抑制人体病原菌，或调节疾病相关菌群，纠正肠道菌群病理性改变的作用。例如，黄连、黄柏的主要成分小檗碱不仅能抑制痢疾杆菌、大肠杆菌、肺炎双球菌、金黄色葡萄球菌、链球菌、伤寒杆菌及阿米巴原虫等病原菌，在临床上治疗肠道感染及菌痢等；还能显著降低肥胖大鼠肠道菌群多样性，降低异杆菌属、拟杆菌、布劳特菌属、丁酸梭菌、考拉杆菌等产短链脂肪酸细菌菌数；以及显著增加糖尿病大鼠肠道内双歧杆菌数量，降低大肠杆菌数量，降低血浆内毒素水平；增加脂肪性肝炎大鼠肠道内双歧杆菌和乳酸杆菌的数量，提高血清中转氨酶的含量；降低非酒精性脂肪肝大鼠肠道内 *Faecalibacterium prausnitzii* 的水平，提高拟杆菌丰度。白术挥发油和人参总皂苷的配伍能够在门的水平上恢复 5– 氟尿嘧啶造成的小鼠肠道菌群紊乱，恢复 F/B 值到正常水平，降低拟杆菌、瘤胃球菌、脱硫弧菌等机会致病菌的相对丰度，从而抑制腹泻。栀子苷和绿原酸明显提高非酒精性脂肪性肝病患者及模型动物肠道具有诱导 Treg 细胞作用的拟杆菌及梭菌菌群相对丰度，从而抑制肠道的炎症，改善肠道屏障功能，最终降低血清中内毒素的水平。石斛中多酚类成分能使糖尿病模型小鼠疾病状态中下降的 F/B 值得到了回升，增加艾克曼菌相对丰度到模型组 24 倍，降低疾病状态下上升的大肠杆菌相对丰度，抑制了炎症，并降低从食物中获取能量的能力。丹参中的多酚类成分通过调节双歧杆菌、乳酸杆菌、消化球菌等有益菌的活性，从而发挥保护心脏的作用；三七皂苷通过调节肠道双歧杆菌、乳酸杆菌等有益菌的丰度，以保护心脏免受阿霉素诱导的心脏毒性，并阻断单核细胞诱导的大鼠心脏肥大。临床试验表明，葛根芩连汤的主要成分有黄酮类（黄芩苷、吴茱萸苷、葛根素、黄芩素）、生物碱类（小檗碱、巴马汀、药根碱）和三萜皂苷，随剂量依赖性增加有益菌中肠杆菌、双歧杆菌、吉米菌的数量增加，并下调病原菌中另枝菌属（*Alistipes*）、臭气杆菌属

（*Odoribacter*）数量，从而减轻糖尿病心脏损伤。同时，葛根芩连汤能够恢复腹泻猪的肠道菌群多样性，显著增加生产短链脂肪酸菌的相对丰度，从而增加粪便中短链脂肪酸（包括乙酸、丙酸及丁酸）的浓度水平。

2）初生代谢产物：这类成分是生物正常生长所需的物质，如单糖、寡糖、氨基酸等。单糖除在小肠被吸收外，还可使利用黏膜聚糖的细胞扩张，逃脱小肠的吸收到达结肠。高单糖饮食能显著降低多形拟杆菌的生存能力，如喂食高单糖食物的小鼠肠道多形拟杆菌的丰度显著低于喂食高多糖食物的小鼠。低聚果糖（FOS）、大豆低聚糖（SBOS）、XOS、低聚异麦芽糖（IMO）、低聚半乳糖（GOS）等功能性低聚糖能选择性促进有益菌的增殖，减少产生有毒发酵物；FOS和SBOS能显著促进肠道双歧杆菌的增殖，XOS和IMO促进人体肠道中乳杆菌和双歧杆菌的增殖；GOS能促进肠道内双歧杆菌、乳酸杆菌等的增殖，并抑制肠杆菌、肠球菌和产气荚膜梭菌等的增殖。色氨酸在体内被转化为吲哚类衍生物，并通过维持顶端链接复合体及其相关肌动蛋白调控蛋白的完整性，抑制肠道屏障通透性的增加，从而缓解DSS诱导的小鼠溃疡性结肠炎。尽管，氨基酸与肠道菌群的因果关系研究较少，但仍然可以推测不同氨基酸通过影响人体生理功能而间接调控肠道菌群。

3）生理活性物质：这类成分包括激素和各种维生素等，中药传统汤液中通常还包括一些植物激素和水溶性维生素等水溶性组分。这些成分也会影响肠道菌群结构，从而影响肠道微生物系统的功能，如在上消化道中维生素K和B类的最小吸收就可调节消化道微生物群的丰度和多样性。流行病学研究表明，适当补充维生素A会显著降低鼠诺如病毒（MNV）的感染率和临床症状，以及降低与感染性胃肠道有关疾病的死亡率和发病率；显著增加儿童孤独症患者的拟杆菌和拟杆菌种群，并降低F/B值。补充维生素A（如视黄酸）可抑制小鼠模型中MNV复制，给予维A酸（维生素A的活性代谢物）能增加MNV感染期间乳酸杆菌的含量，视黄酸能提高异杆菌属、凝聚杆菌属、双歧杆菌属、小杆菌属和栖水菌属的菌群丰度。

B族维生素一些成员通过修饰宿主防御以促进细菌在肠道定植，调节细菌毒力并参与病原菌与宿主的相互作用。例如，补充维生素B_{12}可增强多形拟杆菌（*Bacteroides thetaiotaomicron*）在悉生模型小鼠肠道定植，一些利用乙醇胺的病

原体也必需维生素 B_{12}，如乙醇胺可促进鼠伤寒沙门菌生长及其毒力基因的表达需要维生素 B_{12}。同时，肠道菌群中90%以上的梭杆菌和拟杆菌都可能是维生素 B_{12} 的生产菌，这两类菌群增加也有利于维生素 B_{12} 的合成；肠道拟杆菌还可合成维生素 B_6，而它是宿主免疫反应相关的许多生物反应的辅助因子。临床研究表明，维生素 B_6 缺乏可引起淋巴器官萎缩，导致淋巴细胞数量显著减少，以及抗体反应和IL-2生成受损；而维生素 B_6 通过促进拟杆菌生长，调节宿主免疫系统或干扰鼠伤寒沙门菌生长或毒力因了表达。肠道菌群失调能降低肠道内维生素 B_6 的水平并降低肠道内沙门菌致病菌的定植，而补充维生素 B_3 和 B_6 可能导致肠道中大量有害/潜在致病物种的增加。维生素C是机体内最重要的水溶性抗氧化剂，但不能在体内重新合成，必须从肠内容物中吸收，而肠道氧化还原状态又可强烈调节肠道菌群。断奶仔猪补充维生素C能清除自由基和恢复肠道菌群微环境，增加乳酸杆菌和双歧杆菌数量，并减少肠道中大肠杆菌数量。临床试验表明，补充维生素D会增加粪便中短链脂肪酸的水平，并增加能产生短链脂肪酸菌群的数量，如提高瘤胃球菌属、粪杆菌属和小杆菌属的丰度。例如，补充维生素 D_3 可调节人上消化道的微生物组，显著降低 γ-变形菌类的相对丰度并增加微生物多样性，这对IBD或微生物感染等胃肠道疾病有积极的影响。此外，维生素D具有免疫调节特性，能影响肠道微生物的定植，调节肠道微生物组成以及增加潜在有益菌菌株的数量。而维生素D缺乏可显著影响健康成人的粪便微生物群结构，并且在高血压的发展过程中起重要作用。孕妇产前/产后补充维生素D会影响婴儿菌群中几种关键微生物类群的丰度，从而影响婴儿肠道有益菌群/有害菌群的发展。维生素E是天然抗氧化剂，通过清除自由基并支持细胞和体液免疫反应来调节肠道微生物群。

从上可见，维生素与肠道菌群之间存在强烈的相互作用，肠道菌群可产生某些维生素，而一些维生素则依据在肠腔微环境中的浓度来调节有益/有害菌。临床前和临床研究表明，维生素A能调节双歧杆菌属、乳杆菌属和艾克曼属微生物，具有恢复ASD患者F/B的功能。而某些肠道菌群会产生多种B族维生素，其中一些B族维生素参与增强潜在病原菌的毒性/定植等作用。维生素C、D和E可调节有益微生物群，尤其是双歧杆菌属和乳酸杆菌属的有益菌；维生素D和E能调节罗氏菌属的有益菌，降低F/B值。总之，维生素可通过增加双歧杆菌、乳酸杆菌、艾克曼菌、粪杆菌等有益菌的数量，减少大肠杆菌、肠球菌等致病菌的数量，降低 F/B 值以调节肠道菌群结构；增加罗氏菌属和优杆菌属等产生短链脂肪酸的菌群，以提高肠道中短链脂肪酸的浓度。从而调节肠道微生态系统的组成和功能，但宿主体内维生素水平决定着其调节方式和能力。

2.大分子物质

中药汤液中除小分子化合物外，还存在一些水溶性大分子物质，如水溶性多糖和肽类等。水溶性多糖成分可以从肠道免疫、肠道屏障、肠道菌群等方面调节肠道功能，维持机体健康。例如，人参多糖能保护一些益生菌，促进肠道乳杆菌属和拟杆菌属的生长；黄精多糖可显著降低 2 型糖尿病大鼠肠道内拟杆菌门和变形菌门细菌的丰度，增加瘤胃球菌属细菌的数量来调节肠道菌群失调而发挥治疗作用；麦冬多糖能增加高脂饮食小鼠肠道拟杆菌丰度和降低厚壁菌丰度，提高肠道益生菌的丰度，以及台湾乳杆菌（*L.taiwanensis*）和鼠乳杆菌（*L.murinus*）等的代谢产物含量；马齿苋多糖能明显增加溃疡性结肠炎模型小鼠肠道中双歧杆菌和乳酸杆菌数量，降低肠杆菌、肠球菌的数量，同时提高抗炎细胞因子 IL-10 的水平，降低致炎细胞因子 TNF-α 和 IL-6 的水平，通过抗炎和降低肠道过度免疫反应以调节肠道微生态失调，发挥治疗溃疡性结肠炎的作用；黄芪多糖能调节高脂饮食致肥胖模型小鼠的肠道菌群失调；蒲公英多糖能够改善林可霉素致小鼠肠道菌群失调；桑葚多糖 FMP-6-S2 及其降解产物均可增加益生菌多形拟杆菌的数量；石斛多糖、山药多糖、山茱萸多糖、桑叶多糖、酸浆多糖等均能促进肠道益生菌生长，以调节肠道菌群失调。

同时，阿拉伯木聚糖（AX）、阿拉伯低聚木糖（AXOS）和 XOS 能提高肠道双歧杆菌和乳杆菌等有益菌群。AX 不仅能增加双歧杆菌的丰富度，其降解产物 AXOS 和 XOS 也可增加健康成年人和儿童中肠道的双歧杆菌和乳杆菌。GOS 有利于双歧杆菌和乳杆菌的繁殖，摄入 GOS 会提高健康成人、青少年和老年人粪便中双歧杆菌的水平，以及提高乳糖不耐受者乳糖发酵菌烘杆菌属和乳杆菌的相对丰度。菊粉型果聚糖可持续促进双歧杆菌生长，可增加肥胖患者双歧杆菌和粪杆菌属的丰度，并减少拟杆菌属的有害微生物群的丰度。FOS 低聚果糖可增加饮食诱导的肥胖模型大鼠双歧杆菌、乳杆菌和罗氏菌属的丰度，并可减少柔嫩梭菌菌数；也可增加健康的粪便中双歧杆菌菌数。可见，中药的多糖类成分尽管不是直接的活性成分，但可通过干预肠道微生态系统，以改善病理状态的微生态失调和维护机体健康。

3.无机盐和微量元素

中药传统汤液中含有多种无机盐，包括人体新陈代谢所必需的营养元素。肠道微生物具有高度结合力和转运系统以利用胃肠道的无机盐和微量元素，中药煎煮液进入胃肠道后，这些无机盐和微量元素也会与肠道微生物组发生相互作用，当无机盐和微量元素过量摄入时也会引起人类各种疾病。人类健康的干预实验表明，持续 8 周摄入 1 000 mg/d 的钙，导致男性粪便样品中梭状芽孢杆菌数量明显增加；使用钙与磷（500 mg 钙和 1 000 mg 磷）导致粪便中丁酸生产菌群大量增加。产妇摄入钙过多（＞ 12 g/kg）可能引起后代肠道疣微菌群减少，而钙不足（＜ 2.5 g/kg）可引起 F/B 值升高。临床前和临床研究均表明，补充铁后有益微生物的丰度不断降低，有害微生物的丰度不断提高；在给肯尼亚的贫血婴儿和科特迪瓦人补充铁时，由于有益微生物群减少和有害微生物数量增加，从而引起儿童肠道菌群失调和炎症。在一项婴儿比较研究中，补铁较多剂量（1.2~6.4 mg/d）显著降低了双歧杆菌水平的丰度，乳酸菌丰度反而提高。但肠道菌群响应铁的化学形态不同，如食用铁含量明显较高的饮食可能导致日本女性双歧杆菌水平升高。磷是人体中第二丰富的无机元素，在维持全身酸平衡中起着重要作用。人体干预实验表明，补充磷（1 000 mg/d）可改善粪便微生物多样性，增加短链脂肪酸浓度。锌是维持上皮完整性的必需微量元素，也是许多细菌至关重要的元素，锌发挥调节共生菌和致病菌在肠道中的定植和功能，锌可增加乳酸菌的丰度，影响免疫功能。例如，6 月龄婴儿补充锌或可抵消铁对肠道菌群的副作用。慢性锌缺乏会改变肠道微生物组，显著增加变形杆菌丰度，而降低厚壁菌丰度；摄入锌过量使肠道菌群容易受到低水平的干扰，并降低抗病原菌的梭状芽孢杆菌定植所需抗生素阈值。此外，硒、碘的缺乏和过量与健康状况有关，但缺乏有关人类摄入锌、硒、碘等调节肠道菌群的临床数据。尽管，迄今研究大多评估微量元素缺乏以及补充后微生物组的变化，而缺乏临床前 / 人为干预研究评估特定元素在调节肠道菌群和功能中的作用。但现有的实验和临床数据也说明，无机盐和微量元素通过干预肠道微生态系统和功能，在改善病理状态的微生态失调和维护机体健康，以及中药活性成分代谢转化中发挥不可缺少的作用。

4. 生物信息分子

大多数中药中存在原动植物的生物信息分子或调控分子，它们进入胃肠道后也参与宿主或肠道微生物组的调控，干预肠道微生态系统和功能。例如，植物来源的部分 miRNA 可以跨界调控人体 mRNA 表达，从而影响宿主生理过程。miRNA 存在于植物分泌的各式各样的细胞外囊泡（extracellular vesicles，EVs）中，EVs 可参与肠道组织更新过程和肠道菌群的调节，在炎症性疾病中发挥着重要功能。植物细胞向外分泌的类外泌体（PELNs）中的脂质成分可通过诱导细胞骨架重排，调节参与囊泡转运 / 内吞作用的蛋白参与 PELNs 摄取，影响其在肠道中驻留时间以及被特定肠道菌群靶向识别。例如，生姜 PELNs 中磷酰胆碱（PC）可促进其从肠道向肝脏的迁移，富含磷脂酸（PA）的生姜 PELNs 易被鼠李糖乳杆菌吸收，而富含 PC 的葡萄柚 PELNs 则优先被瘤胃球菌吸收。不同的脂质组成使 PELNs 被肠道菌群靶向吸收，而 PELNs 中富含的 miRNA 则是其发挥生物学功能的重要成分。生姜 PELNs 中 miRNA 可调节肠道菌群并改善小鼠结肠炎，小鼠喂食 1 周 PELNs 后，粪便中乳杆菌和拟杆菌增加，而梭菌属菌群减少；生姜 PELNs 中的 miRNA 影响了乳杆菌的基因表达，一方面促进了乳杆菌的繁殖，另一方面也影响了其代谢并产生了更多芳烃受体的配体；芳烃受体的激活可以使肠组织产生更多的 IL-22，而 IL-22 可以让肠道分泌更多的黏液，避免细菌黏附到肠上皮上，从而在维持肠道的屏障功能中具有重要作用；生姜 PELNs 中的另一种 miRNA 能抑制乳杆菌的菌毛，让乳杆菌保留在肠腔里，阻止它们进入肠黏膜上皮，从而改善机体健康。金银花中一种非典型的 miRNA-MIR2911 在金银花煎煮的汤汁中仍然能稳定存在并被小鼠口服吸收，发挥抗病毒作用；临床试验也证实，金银花汤剂中的 miRNA 可通过饮用被人体有效吸收，并在体内有效抑制病毒复制，加速患者康复。可见，部分中药中的生物信息分子或调控分子类物质不仅能被人体吸收后参与机体的调控，也能在胃肠道被肠道微生物有效吸收，并参与相关菌群繁殖和代谢的调控，从而干预肠道微生态系统和功能，这也是中药发挥治疗作用的又一重要途径。

三、中药与胃肠道菌群的相互作用

中药汤液是一个多组分的化学体系，从物质组成上包含有小分子、大分子有机物和无机元素以及其络合物，从生物活性上分为活性成分和非活性成分。这些物质进入胃肠道后，部分物质如苷类首先在胃酸条件下水解成苷元或直接被胃吸收，或通过胃排空进入肠道；进入肠道后经小肠黏膜层的上皮细胞及肠道菌群表达的酶系统进一步水解产生苷元、次级苷或其他代谢产物被小肠吸收。同时，这些物质也干扰了肠道微生物群落结构和代谢能力，从而造成活性成分在肠道被肠道菌群降解转化的程度和浓度的差异性；而未被小肠吸收的部分原型成分或转化代谢物进入结肠后经肠道菌群进一步水解或裂环降解而代谢成其他成分被人体吸收或肠道菌群代谢利用。可见，中药与胃肠道微生物组的相互作用是互为因果的循环关系（图6-1），一方面，中药各类组分吸收入血的形式和量受到肠道菌群结构的影响，另一方面中药的各类组分又干预着肠道菌群结构，从而又影响到肠道菌群转化和利用中药各类组分的能力，导致它们入血、活性或毒性的差异进而影响到中药的安全性、有效性。即中药的各类组分在影响肠道微生态系统组成和功能的同时，又反过来影响它们被人体吸收，以及降解转化成活性、毒性或无活性成分的能力。

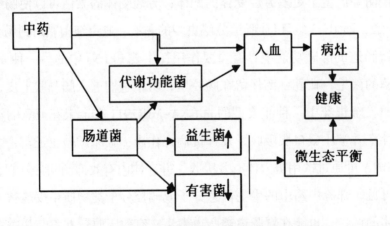

图6-1　中药与肠道微生物组的相互作用示意图

1. 发挥中药组分减毒增效作用

中药组分经肠道菌群的代谢转化成具有更容易入血或活性更强的成分，或减低毒性成分的毒性并保留活性结构，从而实现减毒增效的作用。例如，川乌、草乌及附子中乌头碱、次乌头碱、中乌头碱等双酯型二萜生物碱类毒性成分，在肠道内发生 C_8 位酯键的水解而生成毒性较小的单酯型二萜生物碱，后者进一步水解可生成毒性更小的乌头原碱，并保持原生物碱的抗炎镇痛作用。

苷类成分在胃酸条件下水解为苷元进而被胃吸收，或通过胃排空进入肠道，在肠道微生物作用下发生去糖基化、脱氢和去甲基化等反应，生成亲脂性更强的成分吸收入血进入病灶，起到增效作用。例如，人参皂苷在肠道微生物作用下转化成苷元或次级苷，增加吸收入血能力而发挥抗糖尿病、抗癌、抗过敏及抗炎等作用，其中人参皂苷 Rb_1 和 Rd 被转化成具有较强抗肿瘤活性的人参皂苷 CK 代谢物；番泻叶中的番泻苷无泻下作用，经肠道微生物转化成苷元后方能发挥泻下作用；黄芩的主要成分黄芩苷、汉黄芩苷、千层纸素 A– 葡萄糖醛酸苷及去甲汉黄芩苷等，在肠道菌群作用下被转化为相应的苷元，增加亲脂性和吸收入血能力，苷元的抑菌活性均强于相应的天然苷，除去甲汉黄芩苷及其苷元外，其余苷元抗补体活性均高于其苷，黄芩素的抗血小板聚集活性显著强于黄芩苷。肠道微生物通过去糖基化、脱乙酰基、环裂解、脱羟基、去甲基化、脱苯甲酰基、异构化和酯化等可将进入胃肠道的中药组分最终降解成宿主或微生物可利用的代谢产物，并从中获得部分生命活动所需的能量，在这一过程中起到减毒或增效的作用。

2. 转化中药组分产生致毒作用

肠道微生物组在降解转化中药各组分的同时，也可能产生较天然物质毒性更强的转化产物，而对机体产生毒害作用。例如，栀子的活性成分栀子苷在肠道菌群作用下发生去糖基化，产生具有肝毒性的苷元（京尼平），京尼平的细胞毒性是栀子苷的 20 倍，如大鼠灌胃给予栀子苷后出现肝毒性，而腹腔注射同等剂量栀子苷却不会出现肝毒性。士的宁是马钱子的主要毒性成分，成人服用 5 ~ 10 mg 士的宁即可中毒，30 mg 可致死亡；士的宁能被肝内细胞色素 P450（CYP450）酶氧化生成相应的氮氧化物，其毒性为原型的 1/10；而人肠道菌群能将低毒性的士的宁的氮氧化物还原成高毒性士的宁，以及 16-羟基-士的宁，导致血液中士的宁的浓度上升，从而起到毒害作用。马兜铃酸类成分则可被肠道菌群转化成毒性更强的马兜铃酰胺类成分，从而引起肝癌和肾病。可见，肠道菌群转化作用是针对不同的组分而产生不同的转化效应，其转化产物增加了毒性，也是肠道菌群转化利用天然产物的环节，与高毒性成分的转化菌群以及能利用这类成分的菌群有关，也与这类成分在肠道的存在时间有关。可见，肠道菌群结构决定了高毒性成分的转化能力和存在时间、浓度，即肠道菌群结构在一定程度上决定着中药的毒性问题。

3. 干预人体微生态平衡和健康

中药通过增加胃肠道有益菌的菌群数量，抑制病原菌定植和减少机会致病菌的菌群数量，降低 F/B 值或转化异物成分，从而调节人体微生态平衡以实现治疗疾病和维护机体健康。例如，白术挥发油和人参总皂苷配伍可降低拟杆菌、瘤胃球菌、脱硫弧菌等机会致病菌菌群的相对丰度，以恢复 5-氟尿嘧啶造成的肠道菌群紊乱引起的小鼠腹泻。葛根芩连汤能显著提高短链脂肪酸产生菌群的相对丰度，增加腹泻猪粪便中短链脂肪酸（包括乙酸、丙酸及丁酸）的浓度，从而抑制 HDAC 和 NF-KB 通路以缓解肠黏膜的炎症反应。猴头菇多糖 EP1 能改善乙酸造模引起的肠道菌群紊乱，提高碳水化合物代谢功能菌群的丰度，恢复粪便中乙酸和丁酸的相对比例使其接近正常水平，通过增加短链脂肪酸生成来改善肠屏障，从而发挥治疗大鼠溃疡性结肠炎的作用。乌腺金丝桃的乙酸乙酯提取物能够增加 DSS 诱导的结肠炎模型小鼠肠道毛螺菌科和疣微菌科的相对丰度并恢复正常水平，降低造模引起的肠杆菌、埃希氏杆菌等革兰阴性菌和艾克曼菌的相对丰度，从而有利于抑制炎症，保护肠屏障。栀子苷和绿原酸能显著增加拟杆菌和梭菌的相对丰度，有利于诱导 Treg 细胞以抑制炎症反应，从而改善肠道屏障功能，降低血清内毒素水平。黄连主要抑制葡萄球菌及大肠杆菌，而几乎不影响乳酸菌及双歧杆菌等益生菌，从而能够降低胰岛炎症和 β 细胞损伤，发挥治疗糖尿病的作用。党参和茯苓灌胃能提高小鼠肠内容物中乳杆菌的水平，显著降低大肠杆菌水平，从而调节肠道菌群平衡，实现治疗作用。可见，中药通过促进益生菌生长以增加种群数量，抑制病原菌定植和减少机会致病菌的数量以降低 F/B 值，从而维护肠道屏障功能，减轻炎症反应等，从而发挥治疗疾病的作用。

4. 介导中药组分间的相互作用

中药在调节肠道菌群结构的同时也改变了肠道微生物组的代谢能力，从而引发肠道菌群介导的中药组分相互作用。例如，大鼠肠道菌群能够将大黄水提物中的结合型蒽醌转化为游离型蒽醌，而黄连生物碱具有抑菌作用且生物利用度低，能够显著抑制大黄水提物灌胃后大鼠肠道中芦荟大黄素、大黄酸及大黄素的生成；黄连抑制肠道菌群代谢能力是泻心汤（大黄、黄连和黄芩）中游离蒽醌类成分在大鼠体内低于相同剂量的单味大黄的原因。在给予大鼠桔梗提取物后的桔梗皂苷 D 的血药浓度—时间曲线下面积（AUC）大于给予单体的桔梗皂苷 D，而大鼠粪便中桔梗提取物中桔梗皂苷 D 的苷元含量小于单体桔梗皂苷 D，但两者在人克隆结肠腺癌细胞（CaCO-2）中的表观渗透系数并无区别，提示桔梗提取物中有其他成分能抑制肠道菌群的水解能力，从而提高了肠道中桔梗皂苷 D 的量，进而提高其 AUC。此外，中药的肠道菌群转化产物也能影响小肠吸收，如四逆汤中的干姜和甘草经过肠道菌群代谢后能显著降低毒性成分乌头碱被小肠吸收，并且该作用同肠道菌群代谢的活性有关。

从上可见，中药和胃肠道微生物组之间为互为因果的循环关系，这也是中药性效研究和临床治疗中不容忽视的关系。一方面肠道微生物的代谢特征不仅影响中药的有效性（活性成分的转化、降解、吸收），还影响到中药的安全性（减毒和致毒特性）。另一方面，中药又通过对特定肠道菌群的促生和抑制作用，调节肠道微生态平衡以治疗疾病和维护人体健康，并在调节肠道菌群的同时又改变了肠道菌群的代谢特征，进一步影响中药组分的转化、降解、吸收，以及中药安全性和有效性。值得注意的是，人体和微生物组共同构成一个复杂的生态系统，微生物组群落结构受到遗传、生活方式等诸多因素的影响，微生物多样性高并不能和健康等同，且生物多样性也不与功能多样性等同。特别是肠道菌群结构和代谢特征不仅存在个体差异性，还存在年龄阶段的差异性，这些差异性都会影响疾病治疗中药物的安全性、有效性和时效性。人体微生物组的这些特性促使人们在审视中药有效性和安全性的问题，以及中药治疗疾病机制时，势必将人体微生物组特别胃肠道微生物组作为一个重要的考虑因素，这也是精准医学个体化治疗中必须考虑的因素。中医临床中一人一处方的个体化治疗和中医临床要求忌口是否与肠道菌群的个体差异所导致的代谢差异有关？但饮食—肠道微生物—药物治疗三者间肯定存在不可忽视的相互作用，这些问题的深入理解，将有助于更好地利用中药来治疗、改善和维护人类的健康。

【进一步阅读文献】

[1] YOUNG V B . The role of the microbiome in human health and disease: an introduction for clinicians.[J]. BMJ, 2017,357(8103):194–195.

[2] WELCH J L M, DEWHIRST F E, BORISY G G . Biogeography of the Oral Microbiome: The Site–Specialist Hypothesis[J]. Annual review of microbiology, 2019,73: 335–358.

[3] KAYAMA H, OKUMURA R, TAKEDA K . Interaction Between the Microbiota, Epithelia, and Immune Cells in the Intestine[J]. Annual Review of Immunology, 2020, 38(1): 23–48.

[4] SCHIRMER M, SMEEKENS S, VLAMAKIS H, et al. Linking the Human Gut Microbiome to Inflammatory Cytokine Production Capacity[J]. Cell, 2016, 167（4）: 1125–1136.

[5] KAYAMA H, OKUMURA R, TAKEDA K . Interaction Between the Microbiota, Epithelia, and Immune Cells in the Intestine[J]. Annual Review of Immunology, 2020, 38（1）: 23–48.

[6] CATANIA F, BAEDKE J, DELGADO A N, et al. Global climate change, diet, and the complex relationship between human host and microbiome: Towards an integrated picture[J]. Bioessays, 2021, 43（6）: 1–12

[7] LOGSDON A F, ERICKSON M A, RHEA E M, et al. Gut reactions: How the blood brain barrier connects the microbiome and the brain.[J]. Experimental Biology and Medicine, 2018, 243（2）: 159–165.

[8] WEERSMA R K, ZHERNAKOVA A, Fu J Y . Interaction between drugs and the gut microbiome[J]. Gut, 2020, 69（8）: 1510–1519.

[9] SAVAGE N. Drugs and the microbiome can change each other incomplex and little understood ways[J]. Nature, 2020, 577（1）:S10–S1129 .

【思考与探索】

1. 人体微生物组的来源和组成特点？它们可分为哪些微生态系统？

2. 人体肠道微生态系统有何特点？它有何功能和作用？

3. 人体肠道菌群如何影响药物发挥治疗作用？

4. 试述人体肠道菌群与中药间有何应用价值？

5. 试述饮食、肠道菌群和中药治疗之间的关系及临床意义？

第七章　中药微生态工程

　　中药微生态工程是中医药学及现代生命科学的重要组成部分，它是依据中药微生态理论和方法，设计和研制适于中药不同应用阶段的微生态制剂，用以调整中药各类微生态系统的菌群结构，达到提升中药品质以保证中药临床疗效的目的。中药微生态工程的理论核心是中药生产和应用各环节都分别存在一个主导中药有效性和安全性的自然生态系统，系统中存在有益的、无益的和有害的微生物群。有益微生物群的作用包括提高药材产量、质量，保证中药有效性，减少中药的毒副作用等。从而利用有益微生物可实现中药增产、提质、保质、减毒、增效等，以及减少化肥、农药、激素、抗生素的施用和生产过程标准化和可控化等。例如，从自然界或动植物体分离鉴定的有益微生物，经发酵、干燥等工艺制成的药用植物的各种菌肥，药用动物的生物兽药、饲用微生物添加剂、活性生物饲料等，用以维持药用动植物最佳微生态平衡，实现抗病和提高动物生产性能；从人体肠道微生物中分离、鉴定有益于中药安全性和有效性的有益微生物制成微生物制剂，或从食物或中药中开发这些微生物的益生元，它们配合相应的中药治疗使用，以保证中药的安全性和有效性。最终实现生态、安全、优质的中药生产和应用。可见，中药微生态工程的研究与应用也是保证药品安全有效和人类健康长寿的重要任务之一。

第一节　中药品质的微生态调控

　　中药品质是指一组中药固有的、达成中医临床要求的整体特征或特性，它受到遗传特性、产地环境、栽培技术、采收加工、储藏运输和使用方法等诸多因素的影响。微生态问题贯穿在中药生产和应用的各环节，各阶段微生态系统的产物是中药品质的源泉，从而中药微生态研究势必成为解决中药一些长期悬而未决重大问题的新策略和新手段。中药品质微生态调控是指采用生物、物理、化学等方法调整原有不利的微生物群结构，重塑有益微生态系统，或维持有益微生态系统的生态平衡，防止其演替，以及保障中药品质的技术和理论。它将给中药品种培育、栽培生产、采收加工、储藏运输和临床使用注入新理念、新方法和新技术，形成控制中药安全性和有效性的新观念和新方法。

一、中药品质调控的思想

中药固有的性效特质是其成立的基本条件，这就决定了中医临床疗效是中药品质110备用控制的依据，而保证临床疗效是中药品质调控的目标。中医药界在长期的临床实践中认识到中药品质受到诸多因素影响。例如，《神农本草经》谓："药……有毒无毒，阴干暴干，采造时月，生熟，土地所出，真伪陈新，并各有法""若有毒宜制，可用相畏、相杀者，不尔勿合用也""药有宜丸者，宜散者，宜水煎者，宜酒渍者，宜膏煎者，亦有一物兼宜者，亦有不可入汤酒者，并随药性，不得违越"。《本草经集注》谓："诸药所生，皆的有境界。"《新修本草》谓："离其本土，则质同而效异，乖于采摘，乃物是而实非。"孙思邈谓："古之医者，自将采取，阴干、曝干，皆悉如法，用药必依土地，所以治十得九。今之医者，但知诊脉处方，不委采药时节，至于出处土地，新陈虚实，皆不悉，所以治十不得五六者。"并形成了"天人合一""天药合一""人药合一"和"方药合一"等临床治疗中选药、组方用药的指导原则，实现一人一方的精准治疗策略。

中药品质调控就是在研究影响中药临床疗效诸多因素的基础上，明确影响中药安全性和有效性的关键因素，通过人工干预营造保证中药安全性和有效性的措施。中药的原动、植和矿物种类、品种，采收加工，储藏和使用方法等都是影响中药安全性和有效性的因素，这些环节就构成了中药品质调控的研究领域。而微生态问题贯穿上述各环节，每个环节所处微生态系统的产物都是构成中药品质的基础。因此，在优良品种、产地、栽培技术、采收加工、炮制、储运措施和用药方法的基础上，微生态干预和调控不仅是上述措施和方法的补充，也是调控和保障中药品质的重要措施，以及保证中药的安全性和有效性的重要手段。

二、中药品质的微生态调控

微生物组是人体、动植物的第二大基因组，参与着他们的营养吸收利用、生长发育、繁殖和衰老、死亡的各个阶段，并发挥着重要的作用。微生物不仅参与着从品种选育、栽培、采收、加工、炮制、储运等到临床使用的各个环节，并在保证中药安全性和有效性等方面发挥着不同的作用。可见，在充分认识中药涉及的各微生态系统组成和功能的基础上，从微生态调控角度保障中药安全性、有效性和资源有用性又是一条中药品质调控的主线和策略。

中药各微生态系统中，不同的微生物群在保障中药临床疗效方面可能发挥有益或有害作用，消除或抑制微生物群的有害作用，提高或维持有益微生物群的作用，从而保证中药的品质，这是中药品质的微生态调控的思路和策略。同时微生物群的有益或有害作用是有条件性和时限性的，不总是有益或有害，在一个阶段有益而在另一阶段可能有害，即中药生产和应用各环节的微生物群落一直处于动态平衡的演替过程中。因此，从病原学观点认识的有益或有害微生物，不足以解决中药生产和应用中微生态问题，应从生理学和生态学观点认识和应用中药的微生态问题，即研究生态平衡（生理作用）、生态失调（病理作用）和生态防治，在防止微生物造成的有害作用中，应实行"扶正祛邪"，矫正有益生态失调，维持生态平衡，间接排除或遏制有害微生物群过度发展。

中药品质微生态调控是指在中药生产和应用各环节，设计、调整或构建其微生物群落而形成有益微生态系统，通过菌动（植）互作、菌菌互作和菌药互作过程以保证中药的安全性和有效性。主要通过添加引入有益微生物群（微生物制剂），或化学物质（益生元）促进有益微生物生长或抑制有害微生物生长，或采用物理化学的方法抑制有害微生物生长，以发挥控制、调节中药生产和应用各环节微生态系统的功能和作用。通过干预中药生产和应用各环节微生态系统组成、结构和功能以及系统的代谢产物，提高中药材的产量和质量、中药饮片质量和实现中药储运保质的目的，还能保证或提高临床用药的安全性和有效性。

三、中药品质微生态调控的目标

中药生产和应用各环节的共同目标是保证临床的安全性、有效性和有药可用。中药生产的具体目标是获得优质的药材、饮片和制剂，中药应用的具体目标是临床用药的安全性、有效性。这就决定中药微生态调控在各环节上的目标不完全相同，各有所侧重。

1. 中药高产、优质生产的微生态调控

中药材的产量和质量是中医临床有优质药物使用的基础，也是保障中医临床用药安全有效和有药可用的前提。中药种（养）殖生产过程主要围绕药材产量和质量两个目标进行微生态调控。动植物体内和体外存在大量的微生物，有部分微生物在它们的营养吸收利用、生长发育、繁殖和抗病能力等方面发挥着有利作用，也有部分微生物具有中药活性成分合成途径的全部或部分基因能补充和完善活性成分生物合成。添加或提高前者的菌群数量、促进营养吸收利用、生长发育和抗病能力，从而提高药材的产量；添加或提高后者的菌群数量将有利于活性成分生物合成，从而提高药材的质量。例如，盾叶薯蓣内生菌丝多糖能诱导薯蓣皂苷元的生物合成，黄花蒿（*Artemisia annua* L.）内生炭疽菌（*Colletotrichum sp.*）的细胞壁寡糖能提高黄花蒿合成青蒿素，而沉香、龙血竭等就是微生物侵染植物才能产生的药材，牛黄也是感染微生物后的病理产物。由于这些有益微生物群发挥作用具有阶段性，从而依据动植物的生长发育特点，在它们不同的生长发育阶段添加或提高这些有益微生物群数量，重塑动植物各阶段有益的微生态系统不仅能减少了化学和农药施用的机会，也能获得优质高产的药材，实现高产优质药材生产。

中药产地加工是保证药材质量的中药环节，而微生物参与药材加工全部过程，在干燥过程中，生活细胞受到干旱和温度胁迫，它们的代谢活动和产物发生改变，从而又是一个中药品质形成的关键时期。合理控制微生态系统的演变过程才能保证优质药材性状和质量，如"发汗"后的厚朴内表面"紫色多润"、丹

参"断面紫色"等。因此，合理利用干燥过程中微生物的有益作用和规避不利作用，这是中药微生态调控的又一重点内容，但仍然缺乏有关中药产地加工过程中这方面的研究数据。

2.中药减毒增效的微生态调控

中药炮制不仅提供满足中医临床需求的饮片，也是中药生产实现中药减毒增效的重要环节。中药炮制的增效减毒作用除物理和化学过程外，微生物驱动的生物学过程也是增效减毒重要的方面。例如，六神曲、建神曲、半夏曲、采云曲、沉香曲、红曲、南星曲、淡豆豉和百药煎等发酵中药就是典型微生物驱动的增效减毒生物学过程的产物。在明确传统发酵中药生产过程中微生态系统演替过程和中药品质的关系，明确有益和有害菌群，就能开发微生态制剂提高生产效率，实现安全、有效、可控地生产发酵中药。例如，采用合成微生群落不仅缩短了百药煎的生产时间，提高了有效成分没食子酸的含量，还能防止产毒真菌的污染。尽管，微生物也参与着炒、炙法、蒸、煮、炖、煨、燀、制霜、发芽等炮制过程，但有关这些炮制过程中微生物驱动的生物学过程仍缺乏认识。从而阐释中药炮制过程中的生物学机制，明确增效减毒涉及的有益和有害菌群，开发微生态制剂可能形成绿色、环保、安全的炮制新工艺和新技术。

中医临床需遵循中药配伍和用药规律进行遣方用药，这是中药减毒增效以保证临床用药安全有效的重要环节。肠道微生物产生有降解和转化中药的各种组分的酶类，肠道微生物的代谢特征不仅影响中药的有效性（活性成分的转化、降解、吸收），还影响到中药的安全性（减毒和致毒特性）。同时，中药与肠道微生物组之间存在互为因果的循环关系，而肠道菌群结构和代谢特征不仅存在个体差异性，还存在年龄阶段的差异性，这些差异性都会影响疾病治疗中药物的安全性、有效性和时效性。尽管，中药与肠道微生物的互作问题得到了广泛关注，也积累了大量的实验数据，但中药与肠道微生物的具体关系仍不清晰。从而阐释肠道微生物组在中药安全性、有效性和时效性的关系，以及主要的微生物群，开发能配合具体中药或方剂使用发挥减毒增效的微生态制剂（菌剂或益生元），将有利于中医临床更好地掌控中药治疗的效果和疾病预后，以及改善人体微生态和维护人类的健康。

3. 中药保质的微生态调控

中药加工、炮制、储运和使用过程中，方法不当会降低中药品质，而微生物驱动的生物学过程在其中发挥着重要作用。例如，药材干燥过长、水制过长、储运环境温湿度高，饮片煎煮中初始水温和低温时间，以及人体肠道菌群代谢差异性等都会影响中药的安全性和有效性。尽管在长期生产和临床实践中已总结出一套行之有效的方法，但这些方法没有完美解决中药保质问题，特别是熏硫或其他化学药物不仅给中药带来了安全隐患，也降低了中药的疗效。通过研究中药加工、炮制、储运和使用过程中发生的生物学过程，阐明微生物的作用机制和条件，采用微生态调控的技术和方法，开发利用微生物有益作用和抑制有害作用的相关微生态制剂，发展中药炮制、储运和使用中的绿色、环保、安全的方法和技术，这是中药保质微生态调控的重点和发展方向。

四、中药品质调控微生态制剂的原则

中药品质微生态调控以保证中药安全性和有效性为核心，无论是使用微生物制剂或益生元均必须是对人体无害和环境友好，也不改变中药性状特征。同时要求添加微生物能在相应生态系统中有较强的定植和竞争能力。因此，中药微生态调控制剂研发和使用要遵循以下原则。

微生态制剂采用的微生物应具有增效、减毒和保质等多种性能。例如，调控药用植物生产的微生态制剂应具有促进植物生长发育、增强抗逆性、提高药材产量、优化农艺性状、保证药材质量等的作用，同时还应利于药材采收、加工和储运等过程中的增效、减毒和保质。药用动物生产的微生态制剂也同样如此，但不能产生动物激素、抗生素等。在设计和制备微生态制剂时，通常针对某一主要目标，兼顾其他性能。

微生态制剂是在微生态系统中人为引入微生物或其他物质，这就要求这些微生物在系统中具有较强的适应性与定植能力，并有较强的竞争能力，以利于稳定、长效地发挥作用。同时，引入菌种不能造成"生态入侵"，破坏产地生态环境，防止引发植物大面积的病害。因此，微生态制剂采用的微生物应是动植物体或原产地的微生物，并经过严格筛选和考察以及生物安全评估，特别是跨区域的微生物"引种"。

微生态制剂不应使用对宿主、环境、动物、植物、人体有害的菌群。例如，动物养殖和植物栽培中，应筛选和应用在动物、植物生理上无害的菌株或菌群，以利于宿主在无病状况下发挥增产作用；同时不应产生动物激素、抗生素以及动物毒素。需要注意的是，微生物的作用具有宿主差异性，若某微生物仅对一种植物生长有益，对其他植物生长都有害，那么使用其微生态制剂势必会严重破坏生态环境。同时，部分微生物属机会致病菌，在宿主植物不同发育期和不同生理状态下，产生不同的效应。而盲目地使用机会致病菌则极可能引起当地短期或长期的疫情。

微生物菌株通常只能在有限的自然环境中生长，只有在生长状态良好才能发挥明显的调控效应，这就要求微生态调控要因时因地制宜选用微生物菌株和微生态制剂。因此，微生态制剂研发应遵循因地制宜原则进行适宜菌种的选育，通常引入到其他地区，部分菌株难以适应新环境中的气候、水热及土壤条件等而发生丢失，或是发生代谢调整，无法发挥预期的调控效应。例如，从四川中江产地筛选出的丹参连作障碍调控微生态制剂，应用到其他产地就不能发挥明显的调控效应。因此，要根据地域、季节、宿主生长发育特征，因时因地制宜地采用不同的微生态制剂进行微生态调控。

五、中药品质调控微生态制剂

微生态制剂是指应用在生物体表或体内，通过调节宏观生物微生态系统或特定微生态系统组成和功能的生物或非生物制剂。大多数微生态制剂是有益微生物经培养、发酵、干燥等特殊工艺制成对宏观生物有益的生物制剂或活菌制剂。非生物制剂是指能抑制了有害微生物的非微生物产品，如草木灰、桑木灰等能抑制嗜酸性有害微生物的生长和繁殖；或提高有益微生物群数量的产品。中药微生态制剂是指在中药微生态学理论指导下，应用于调节中药生产和应用各环节的菌群结构而发挥增产、减毒增效和保质的有益生物制剂或活菌制剂。微生态制剂按剂型分为液状剂型和固状剂型等，液状剂型包括益生活菌＋死菌＋死菌成分＋代谢产物，固状剂型包括益生活菌＋死菌＋死菌成分＋载体；按应用对象又可分为药用植物微生态制剂、药用动物微生态制剂、药材微生态制剂、饮片微生态制剂、临床微生态制剂等，各类型下还可依据功能分为不同的类型。

1. 中药微生态制剂的菌种

菌种选择是中药微生态制剂技术成败的关键之一，菌种特性是微生态制剂研究的重点。按菌种来源不同可分为三大类。中药微生态制剂研发中，无论选择哪类菌种，首要是安全、有益、有效；其次是营养要求不高，易于培养。同时，菌种应能耐高温、耐酸、耐碱，易于规模化生产，以及有明确的微生态平衡与失调理论指导。

（1）从生物体或自然界分离的纯天然菌种。动物、植物体、土壤、空气和人体肠道中都存在丰富多样的微生物群，它们是中药微生态制剂菌种的重要来源，通常采用纯培养技术从中获得天然的纯菌种。特别是人和动物消化道、植物根际和叶际、动植物体内常常是获得中药微生态制剂菌种的主要来源，它们包括真菌、细菌、放线菌等有益菌。动物微生态制剂菌种常以有益细菌和酵母菌为主，植物微生态制剂菌种包括真菌、细菌、放线菌等。按菌种热耐受不同又可分为耐热菌和非耐热菌，耐热菌能在100℃耐受10 ~ 20分钟，如芽孢杆菌；非耐热菌在100℃立即死亡，如乳酸杆菌、双歧杆菌、粪肠球菌、酵母菌等。药用动物微生态制剂使用的菌种需经有关部门批准使用，例如，蜡样芽孢杆菌、枯草芽孢杆菌、乳酸杆菌、粪肠球菌、酵母、噬菌蛭弧菌6个菌种可用于生产生物兽药；干酪乳杆菌、植物乳杆菌、嗜酸乳杆菌、粪肠球菌、乳链球菌、屎肠球菌、乳酸片球菌、枯草芽孢杆菌、纳豆芽孢杆菌、啤酒酵母、产朊假丝酵母、沼泽红假单胞菌等40余种可用于饲料微生物添加剂。而药用植物微生态制剂使用的菌种种类较多，我国采用登记行政许可制度管理，主要有细菌（根瘤菌、固氮菌、解磷菌、解钾菌、光合菌），放线菌（抗生菌、生防菌），真菌（外生菌根菌剂和内生菌根菌剂）和藻类（如固氮蓝藻菌等），除药用动物饲养和药用植物栽培的菌种外，中药其他环节的菌种和微生态制剂缺乏研究和应用，这也是以后研发的重点。

（2）定向培育工程菌：在人为设置的培养条件下对天然菌株进行连续的传代

培养过程，目的是在天然菌株的基础上，结合微生物诱变技术，选育或培育出人类所需要的稳定高产功能菌株。

（3）基因工程菌：直接进行目的基因的转化，制备遗传修饰菌株。例如，氨基酸基因、抗原基因、酶基因、泌乳基因等在大肠杆菌、乳酸杆菌、芽孢杆菌等益生受体菌能克隆表达构成基因工程菌。工程菌是快速制备优质微生态制剂的途径。但需要注意生物安全的问题，防治环境中的基因污染。

2. 中药微生态制剂的分类

中药微生态制剂的分类方法较多，按应用对象可以分为土壤微生态制剂、植物微生态制剂、药用动物微生态制剂、药材微生态制剂、饮片微生态制剂、人体微生态制剂等。按菌种的来源可分为天然菌剂、工程菌剂。按物理状态可划分为可湿性粉剂、固体、液体、浓缩液、膏剂等剂型。

按微生态制剂的成分组成可分为活性菌剂、菌细胞产物制剂、理化制剂等类型。活性菌剂是通过大量繁殖益生或生防菌株的细胞、菌丝、孢子等，再用一定的基质混合制成含高浓度活细胞的微生物制剂。这类制剂是为了菌细胞能在宿主环境或微环境中定居和繁衍，改善原有微生态系统的平衡，起到抑制有害微生物，或刺激宿主生长、发育、代谢，达到预期的目标。菌细胞产物制剂则是将富集益生或生防菌株的代谢产物或其细胞结构性物质制成非活细胞的微生物制剂。这类菌剂充当抗生素的作用，或植物生长调节剂的作用，或诱导剂的作用，调控宿主次生代谢，提高药材的品质。理化制剂则包括有机肥、堆肥、草木灰等能增加微生态系统中菌群多样性、抑制有害微生物的非生物制剂。

按微生态制剂的菌种组成可分为单纯菌剂、复合菌剂。前者是只由一种微生物制备而成的菌剂，后者是两种或两种以上的微生物制备而成的菌剂。按作用时间可分为短效菌剂、长效菌剂。根据适用宿主种类可分为广谱微生物菌剂和特定微生物菌剂。

3. 中药微生态制剂的作用机制

中药微生态制剂的调控目标不同，菌种组成也不同，作用机制也不完全相同。总体上微生态制剂主要有以下几方面作用机制。

（1）优势菌群作用：优势菌群主导微生态系统的功能，影响宏生物的生理病理状态，从而影响中药的产量或质量或临床疗效。例如，健康畜禽肠道厌氧菌占99%以上，拟杆菌、双歧杆菌、乳酸杆菌、消化球菌等是优势菌群，而兼性厌氧菌和需氧菌仅占1%。畜禽下痢时优势菌群发生更替，微生态失调，即厌氧菌显著减少，大肠杆菌等兼性厌氧菌显著增加；下痢仔猪服用地衣芽孢杆菌制剂后，肠道厌氧菌逐步恢复到优势菌群，生态平衡状态得到恢复。植物根腐病发生时，根系镰刀菌属致病真菌占优势。药材的丝状真菌占优势时，药材发生霉变，黄曲霉占优势时产生大量的黄曲霉毒素等真菌毒素。

（2）生物拮抗作用：有益微生物对有害微生物的生物拮抗作用，主要通过生态位占位性保护、生物夺氧和改变微环境等实现。①占位性保护或竞争性排斥：正常微生物通过竞争黏附位点来排斥有害微生物，如给1日龄雏鸡喂服成年健康鸡肠内容物悬浮液或厌氧培养物，能有效地提高雏鸡对沙门菌的抵抗力。②生物夺氧：好氧菌生长繁殖过程中造成微环境缺氧，Eh下降，利于厌氧菌定植和生长繁殖，如给育肥猪饲喂芽孢杆菌后，肠道菌群中厌氧菌（双歧杆菌、乳酸杆菌等）增多，而需氧菌及兼性厌氧菌特别是大肠杆菌显著减少。植物根系表面好氧菌开始生长繁殖，逐步造成厌氧状态，使根表内层厌氧菌占绝对优势，有利于抵御土传病发生。③改变微环境：有益微生物通过分泌细菌素、有机酸和过氧化氢等改变微环境理化性质，以抵御有害微生物生长繁殖，如芽孢杆菌通过产生细菌素、有机酸而发挥拮抗猪大肠杆菌、猪霍乱沙门菌、鸡大肠杆菌、鸡白痢沙门菌的作用。

（3）改善宏生物体内外生态环境：药用动植物体内外微环境的微生物群落结构主导微生态功能，决定动植物健康，而人肠道微生物在中药安全有效方面也发挥着重要作用。例如，药用动物在肠道微生态失调情况下，大肠杆菌的比例增高，使蛋白质分解产生氨、胺等有毒物质，导致机体生产性能下降或出现疾病；猪日粮中添加芽孢杆菌制剂或乳酪乳酸杆菌制剂，能显著降低肠内大肠杆菌、沙门菌等致病微生物数量，增加有益微生物数量，减少血液中非蛋白氮（尿酸、胺、尿素）浓度，从而净化了体内外环境，减少疾病的发生。

（4）增强宏生物免疫功能：正常菌群使宏生物免疫系统处于高度反应的"准备状态"，从而抵御病原菌感染。例如，普通动物较无菌动物的黏膜基底层细胞增加，出现淋巴细胞、组织细胞、巨噬细胞和浆细胞浸润；细胞吞噬功能增强，机体免疫功能提高，分泌型 IgA 增加，从而抵御感染。动物口服乳酸杆菌能提高干扰素和巨噬细胞的活性，肉鸡饲喂地衣芽孢杆菌微生物饲料添加剂能使其免疫器官生长迅速和成熟速度快。

（5）提高养分吸收利用和代谢：有益微生物产生多种酶类，能提高养分转化、吸收利用。药用植物根际的一些有益微生物能产生氮固定、溶磷以及氮转移、磷转移和铁载体等酶类，有利于根系养分转化、吸收利用；一些内生微生物还产生宿主次生代谢途径的酶，从而能增强宿主合成次生代谢产物的能力。动物的有益微生物也能产生淀粉酶、脂肪酶、蛋白酶、RNA 酶、几丁质酶、葡聚糖酶、木糖酶、木聚糖酶、纤维素酶、纤维二糖酶、果胶酶、磷酸酶等多种消化酶，能促进动物对营养物的消化吸收。例如，枯草芽孢杆菌和地衣芽孢杆菌分泌的蛋白酶、淀粉酶和脂肪酶活性较强，还有降解复杂碳水化合物的果胶酶、葡聚糖酶、纤维素酶等，从而有利于植物饲料的消化、分解和利用。

4. 微生态制剂的生产工艺流程

中药微生态制剂包括从小试→中试→产业化三个环节，不同制剂的生产工艺有所不同，微生态制剂产业化的生产工艺流程主要包括以下 5 个系统。

（1）能源系统：主要提供蒸汽和电力，蒸汽常由锅炉供给。

（2）空气压缩净化系统：发酵罐内大量培养好氧菌时需要提供无菌的空气，以保证微生物正常生长。工作流程是：空气→空压机→储气罐→灭菌罐→总过滤器→分过滤器→无菌空气→培养罐。

（3）发罐酵培养控制系统：深层液体发酵的流程是菌种活化→摇瓶摇培养→一级种子罐培养→二级种子罐培养→生产罐培养。自动化系统控制培养过程中罐内的温度、pH 值、空气流量、罐内气压、搅拌速度等参数。

（4）干燥系统：除去发酵物中的水分。常用的方法有：①采用连续离心设备，除去水，保留菌泥，将菌泥与载体按比例混合均匀，进行干燥。②采用板框过滤设备，除去水，保留菌泥，进行干燥。③采用低温真空浓缩设备，除去过量水分，发酵液浓缩至 20% ~ 30% 时与载体混合进行干燥。④喷雾或气流干燥设备，发酵液加入载体后直接进行气流干燥、喷雾干燥等。无论采用哪种干燥方法，应避免污染环境，保证人畜安全。

（5）检验系统：是微生态制剂生产的中枢机构，承担种子培养，保证菌种纯净无杂菌生长；按时检测发酵液中益生菌生长状况，以及检验半成品和成品质量等。

5.微生态菌剂的使用方式

微生态菌剂根据对象采用不同施用方式才能保证微生态调控效果。

（1）喂饲：是动物微生态菌剂主要的使用方式。微生物兽药、微生物饲料添加剂和微生物发酵剂都可直接喂饲动物，也可以拌以普通饲料喂饲。

（2）拌种：是药用植物微生态菌剂处理繁殖材料的主要方式。先用水浸湿繁殖材料后，再将粉剂、膏剂或液体菌剂等均匀撒/拌入繁殖材料中，翻动使菌剂均匀黏附材料表面，稍晾干后即进行正常播种。茎节、块茎等可直接拌种接入菌剂。

（3）喷施：利用气压使液态微生态菌剂形成气雾，直接喷施到植物表面或动物饲养环境。在药用植物生长的特定时期，将微生态菌剂按一定比例加水稀释后，借助喷洒设施将菌剂喷洒在植株表面。喷雾期接种常选择出苗期、分蘖期、拔节期、初花期、坐果成熟前期、药用部位膨大期等。环境净化剂常直接喷施到动物饲养环境中。

（4）浸泡根苗：取粉剂、全粉剂、膏剂或固体菌剂、液体菌剂或浓缩液，合理加水稀释，将苗根蘸稀释液，稍晾干即可栽植或扦插。

第二节　药用植物微生态工程

药用植物微生态工程（medicinal plant microecological engineering，MPME）是指应用微生物与宿主植物互作关系，结合系统最优化方法设计和研制适于不同药用植物、不同疾病和不同目标代谢产物的微生态制剂。理论核心为药用植物是由微生物和宿主相互作用形成的一个自然生态系统，中药材产量和质量是药用植物微生态系统的产物。微生态系统存在有益、无益和有害微生物，有益微生物的作用主要包括提高植物养分和水分吸收的利用效率，提高植物抗逆性和活性产物的合成，减少肥料和农药使用，增加药用部位产量和活性成分含量等，从而在植物栽培中利用有益微生物提高药用价值和经济价值。

一、药用植物微生态制剂

药用植物微生态制剂是指药用植物栽培中用以提高药材产量和质量的微生态制剂。主要包括抗重茬菌剂、抗虫菌剂、抗病菌剂和微生物菌剂等，微生物菌剂常是利用微生物活动促进栽培植物获得特定肥料效应的一类肥料制品，也称微生物肥料、生物肥料等。目前，我国登记的微生物肥料产品有 6 000 多个，主要适用于蔬菜、瓜果、烟草等经济作用，在人工种植有 300 余种药用植物中，只有人参、三七、丹参、贝母、当归、板蓝根等 10 余种有微生物肥料。并且缺乏从药用植物微生态系功能调控和药用植物生产特点出发研制的微生态制剂。

植物微生态制剂的菌种主要来自根际促生菌，包括根瘤菌、固氮菌、解磷解钾、光合菌等细菌以及菌根真菌、放线菌和藻类等，常有上述几种微生物制成的多功能复合菌剂。常见液体和固体两种剂型，液体菌剂主要用于拌种、蘸根、喷根、喷施、灌根，固体菌剂主要用于拌种、浸种或基肥、追肥和育苗肥用等。

植物微生态制剂常基于土壤营养转化，通过增加土壤肥力、改善土壤结构、刺激作物生长发育、增强植物抗病（虫）和抗逆性等实现减少化肥使用量、提高肥料利用率和减少外源性污染物，从而改善作物或经济植物的品质。这些菌肥使用的微生物菌株通常源自某一地区，这类微生物菌剂属其他区域土壤环境的入侵微生物，从而导致这些微生物在不同生态环境存活和发挥作用的时间长短不同，效果也不同。同时，植物微生物组是植物长期选择的产物，这也导致菌肥中的微生物很难实现在所有药用植物中定植和繁殖。因此，以提高药用植物产量和质量为目标，开发针对具体药用植物品种的增产、增效、减毒、减肥等专用微生态制剂是药用植物微生态制剂的主要研制方向。

二、药用植物微生态制剂的应用

药用植物微生物菌肥研发和应用报道较少。例如，人参专用微生物菌肥可以缓解连作障碍，减少红锈病发生，增加根粗和提高人参皂苷的含量；伊贝母在生育期开沟追加菌肥可增加产量；菌肥拌种处理太子参种根能改善块根性状及主要品质指标，提高块根中氨基酸、多糖、皂苷、微量元素锰、铁的含量。3 年生三七植株施用枯草芽孢杆菌、哈茨木霉和德根贝等微生物菌剂均能发挥一定的病害防治、提高药材产量和总皂苷含量的作用，而以德根贝菌剂提高产量和总皂苷含量的效果较好；而用 25 株生产复合菌肥具有明显防治三七根病的效果。丹参施用深绿木霉 D_{16} 固体菌肥后，能显著提高药材产量和丹参酮类成分的含量。可见，微生物菌肥是绿色肥料，可提高肥料利用率，减少化肥用量，改善土壤环境和提高药材产量和质量。随着人们对优质、安全、绿色无公害中药认识的提高和需求的增加，以及生态环保意识的增强，药用植物微生物肥料必将在中药生产中发挥更加重要的作用。

第三节　药用动物的微生态工程

药用动物微生态工程（medicinal animal microecological engineering，MAME）是指应用微生物与宿主动物互作关系，结合系统最优化方法设计和研制适于不同药用动物、不同疾病和不同目标代谢产物的微生态制剂，用以调整失去平衡的菌群，达到防病、治病和优质药材高效生产的目的。理论核心为肠道不仅是动物消化吸收的重要场所，同时也是最大的免疫器官，在维持正常免疫防御功能中发挥着极其重要的作用。而消化道微生物组是动物的第二大基因组，肠道菌群紊乱与多种疾病的发生密切相关，如消化系统疾病、内分泌系统疾病、自身免疫性疾病和一些感染性疾病。从而在药用动物养殖中利用有益微生物能提高药用价值和经济价值，并能减少环境污染。

一、药用动物微生态制剂

药用动物微生态制剂是指饲养药用动物中用以维护动物健康，提高药材产量和质量的微生态制剂。动物微生态制剂的菌种需经有关部门批准使用，目前主要是消化道益生菌。例如，蜡样芽孢杆菌、枯草芽孢杆菌、乳酸杆菌、粪肠球菌、酵母、噬菌蛭弧菌 6 个菌种可用于生产生物兽药；干酪乳杆菌、植物乳杆菌、嗜酸乳杆菌、粪肠球菌、乳链球菌、屎肠球菌、乳酸片球菌、枯草芽孢杆菌、纳豆芽孢杆菌、啤酒酵母、产朊假丝酵母、沼泽红假单胞菌等 40 余种可用于动物饲料添加剂的菌种。

动物微生态制剂按用途可分为以下几类：①微生物兽药，用以调整菌群失调实现治疗疾病的各种微生态制剂，也称微生态调整剂或药用微生态制剂。主要用于消化道疾病（腹泻、肠炎、消化不良等）的治疗，也用于乳房炎、子宫炎等细菌性感染的治疗以及抗应激反应，如调痢生、宫康素、乳孕生等。②微生物饲料添加剂，用以提高饲料利用率，维持动物机体健康，提高动物生产性能等的各种微生态制剂，主要发挥拮抗病原菌、提供营养、帮助饲料消化和吸收、合成蛋白质和维生素、刺激动物体免疫功能、除臭等功能。③微生物发酵剂，具有协同作用的细菌、真菌等有益微生物菌株组合而成的生物发酵剂。主要用于有毒、有害饲料（菜籽饼、棉籽粕、毒素污染饲料等）或粗饲料和青贮饲料等的脱毒、解毒，或提高粗蛋白和维生素含量，消灭人畜共患病原菌，净化环境，增加香味和改善适口性，提供预防疾病的有益微生物等。④环境净化剂：利用多种微生物协同发挥净化环境、消除环境有毒、有害物质的微生态制剂，除在动物吃食后能发挥上述微生态制剂的作用外，还具有减少粪便的臭气，消除寄生虫和害虫，改善畜禽圈舍环境，消除氨、胺、吲哚等有害气体以及减少环境中病原菌等的作用。

二、动物微生态制剂的应用

动物生产中主要应用的微生态制剂有生物兽药、饲料添加剂、发酵剂和生物净化剂等。例如，动物生产应用饲用微生物添加剂的 500 余篇文献数据的统计结果表明，喂饲猪能增重 14.3 %，提高饲料转化率 7.8%，降低发病率 22.8 %，降低死亡率 7.5%；反刍动物喂饲后增重 10.89%，提高饲料转化率 4.2%，降低发病率 15.5%，提高产奶量 7.3 %；家禽喂饲后增重 7.0%，提高饲料转化率 9.1%，降低发病率 21.1%，降低死亡率 3.88%，提高产蛋量 6.3%；鱼虾喂饲后增重 12.5%，提高饲料转化率 11.8%，降低死亡率 14.6%。梅花鹿生茸期喂饲饲用微生物添加剂（益生素）不仅能提高梅花鹿对饲料的利用率，还能提高鲜茸重量和优等茸比率。东亚钳蝎喂饲含酵母细胞壁多糖的饲料能减少发病率，提高存活率，以及提高产量和产仔量。可见，在动物生产中应用饲用微生物添加剂能取得很好的经济效益，但药用动物养殖中使用微生态制剂对药材产量和质量的研究报道较少。

第四节　中药材与饮片微生态工程

药用动植物采集药用部位（病理产物除外）后进行干燥成药材的过程中，不仅是生活细胞在干旱或高温胁迫下的死亡过程，还伴随生活细胞代谢特征的变化，同时也是栖居微生物群落结构重组的过程。中医药界在长期生产实践中针对不同的药材形成了不同的加工干燥方法而不是每种药材都采用暴晒等快速干燥的简单方法，就是利用不同温湿度胁迫下生活细胞代谢对药材质量形成的有利方面。中药炮制更是针对药材和临床用药目的形成了数十种炮制加工方法，除药材本身发生的物理化学变化外，也是引起栖居微生物群落结构重组以及控制和利用微生物转化物质的过程，尤其是发酵中药生产的过程。

中药材或饮片的表面和内部仍然存在活的微生物和虫卵，它们在相适宜的温湿度条件下生长繁殖，引起大多数中药材或饮片的霉变或虫蛀等现象，导致品质下降而变质。同时中医药界也利用适宜温湿度条件下微生物对中药材的有利作用方面，总结出典型"六陈"（枳壳、陈皮、半夏、麻黄、吴萸、狼毒）。此外，在防止干燥过程引起中药性效的不利变化，又保留了部分鲜药。可见，无论是中药产地加工的干燥，还是中药材炮制或饮片存储过程都有微生物参与的过程，这些过程中微生物群落结构的变化都引起药材质量的变化。因此，中药材与饮片微生态工程就是合理利用微生物参与的积极作用，有效规避其不利方面，保证中医临床疗效，同时也具有重要的经济价值。

一、中药加工微生态工程

中药加工微生态工程是指利用中药产地加工和炮制过程微生物与中药品质的关系，结合系统最优化方法设计和研制适于不同药材、不同加工和炮制方法的微生态制剂，用以干预相应的微生态系统的代谢功能，达到保质、增效、减毒和防止污染的生产目的，并以此建立稳定可控的生产工艺。理论核心是药用部位或药材分别存在一个微生物主导的自然生态系统，微生物之间的相互作用不仅影响成分转化和形状特征的变化，也添加了微生物的代谢产物。微生态系统存在有益于中药保质、增效、减毒和防止污染的有益微生物，也有降低中药活性成分或产生毒素的有害微生物。从而在中药产地加工和中药炮制中，有目的地利用有益微生物的作用，不仅可以实现传统的生产目的，也能建立稳定可控生产工艺，实现规范化、自动化、智能化生产。同时，中药材和饮片的传统生产工艺通常存在耗时长、操作烦琐、成本高、难以客观控制等缺点，难以适应社会发展的需求。因此，在明确驱动传统工艺中中药品质的有益微生物和有害微生物，利用微生态学理论结合现代工业生产技术优势，设计和研发相应的微生态制剂，形成满足社会生产力发展需求的工程技术，这是中药加工微生态工程的重要发展方向。

中药材加工的微生态工程研究适合于那些品质明显受干燥方法影响的药材。首先需明确不同干燥方法是否给药材带来品质变化，其次是干燥过程中微生态种群和群落结构与药材质量的关系，最后需明确有益和有害微生物。例如，代谢组分析表明，"发汗"厚朴中 6'-O- 甲基和厚朴酚、和厚朴酚、厚朴酚和桉叶醇高，而和厚朴新酚、α-蒎烯、O-聚伞花素、木脂素类则以烘"发汗"厚朴高，表明干燥方法引起药材成分变化；高通量测序表明，"发汗"厚朴"味浓厚，内表面棕褐色"的性状变化与曲霉属和假丝酵母属的种群变化相关；采用灭菌后发汗和内生菌回接证实它们参与厚朴"发汗"中的成分转化和品质形成过程。尽管，许多实验都证实微生物参与干燥过程中药材后续品质的形成，但缺乏实验明确引起这种变化的有益和有害微生物，从而没有一个微生态工程中进行设计和研发微生态制剂的研究事例。

中药炮制的微生态工程研究适合于炮制过程明显引起活性成分降低或成分转

化明显，或需要降低毒性成分的中药。首先需明确炮制过程是否存在或需要成分转化，以及成分转化与中药安全性和有效性的关系，最后需明确影响中药安全性和有效性的有益和有害微生物。目前传统发酵生产中药的研究已开始关注微生物群变化，而大多数炮制工艺中微生物的作用仍缺乏认识。例如，百药煎生产过程研究中发现，采用鞣质降解特性和降解鞣质生成没食子酸的功能组合菌群生产的百药煎，不仅简化工艺，缩短生产时间，提高没食子酸含量，还提高了抗黄曲霉污染的能力。

二、中药藏储保质微生态工程

中药藏储保质微生态工程是指利用中药材或饮片栖居微生物与中药品质的关系，结合系统最优化方法设计和研制适于不同中药材或饮片的微生态制剂，用于干预相应微生态系统成员的繁殖和代谢，达到藏储保质的目的，并以此建立稳定可控的藏储保质新技术。理论核心为中药材或饮片栖居的微生物组成一个自然生态系统，微生物之间的相互作用不仅影响成分转化和形状特征的变化，也添加了微生物的代谢产物。微生态系统存在降解活性成分或产毒的有害微生物，也有转化出活性成分或拮抗产毒微生物产毒的防止污染的有益微生物。从而有目的地利用有益微生物的作用就能实现藏储保质的目的。

中药藏储保质是中药资源利用中的重要环节，如何防止中药藏储过程出现品质恶化一直是中医药界关注的内容。在长期的中药藏储实践中，已总结出通风、晾晒、吸湿、密闭和密封、对抗同储5种经典的中药藏储保质方法。例如，《本草经集注》记载人参"惟内器中密封头，可经年不坏"。《本草蒙筌》专设"藏留防耗坏"条，提出藏储"人参须和细辛，冰片必同灯草"。目前，霉变、虫蛀和真菌毒素污染是中药藏储保质面临的最主要问题，虫蛀、霉变不仅影响性状特征，降低活性成分含量，同时带来真菌毒素污染，严重威胁着临床用药的安全性和有效性。而虫蛀、霉变和真菌毒素污染是微生态失调的果，而因是湿度和温度驱动的微生物群落演替。根据中药藏储保质的目的不同，中药藏储保质的微生态制剂可分为以下两类。

（1）中药保质微生态制剂：霉变主要是曲霉、青霉菌、毛霉菌等丝状真菌繁殖引起，虫蛀是虫卵孵化引起，两者可同时发生，也可以只发生一种。从中药材和饮片栖生的微生物中筛选出防止霉变和虫蛀的有益微生物，通过人工培养制成微生态制剂，接种在中药材和饮片上形成优势种群，结合湿度和温度控制，就能有效控制虫蛀和霉变的发生发展，并控制真菌毒素污染。要求使用的菌株不应对活性产生影响，并符合食品生产使用菌株的相关要求。

（2）中药陈化微生态制剂：大部分中药久储都会变质，但"六陈"为代表的少数中药适当延长藏储能起到解毒增效的作用。在陈化过程中仍然是微生物群落演替引起的质量变化，其中也存在有益和有害两类微生物。例如，代谢组学（metabolomics）和高通量测序结果表明，在陈化最初的 5 年内，广陈皮中酚酸、总黄酮含量整体呈现先减少后增加的趋势，假单胞菌属、芽孢杆菌属和乳球菌属等菌群结构变化驱动挥发油组成变化。有研究提出四甲基黄芩素、川陈皮素和橘皮素等黄酮物质是陈皮"陈久者良"的关键物质，它们主要是 7– 甲氧基黄酮、5–甲氧基黄酮、柠檬油素等的转化产物，进一步发现黑曲霉在陈皮陈化中发挥了重要作用。目前，从陈皮中分离出有益微生物已经制成微生物制剂并应用于陈皮的生产，以缩短陈皮的陈化过程。

三、鲜药保质的微生态工程

鲜药保质微生态工程是指利用药用部位栖居的微生物与中药临床疗效的关系，结合系统最优化方法设计和研制适于不同鲜药的微生态制剂，用于维持鲜药微生态系统处于稳态，达到藏储保质的目的，并以此建立鲜药藏储保质新技术。理论核心为鲜药是一个限制性营养的生态系统，微生物之间的相互作用以及微生物与宿主细胞之间的相互作用不仅会影响药材中小分子和多糖类等大分子产物的含量，也会影响微生物特别是细菌和酵母等的群落结构。有目的地利用细菌和酵母等单细胞的有益微生物的作用能减少物质和菌群的变化，从而实现藏储保质的目的。

中医临床最早都是现采现用的鲜药，随着人类定居和社会分工细化，药材商品化进程中才出现以便藏储运输的干燥药材。至今仍然有部分药材提倡和保留鲜用的习惯，这些主张新鲜使用的药材主要是寒凉药、辛香药。寒凉药的鲜品较干品偏凉偏润，药汁润燥力强于干品，药汁起效快，如鲜茅根、鲜芦根、鲜地黄、鲜荷叶、鲜蒲公英等。辛香药的鲜品较干品味厚力峻，如鲜菖蒲、生姜、鲜青蒿、鲜藿香、鲜佩兰等。尽管，鲜药具有一些独特的临床疗效优势，但鲜药保质短和藏储运输成本较高等，限制鲜药难以在现代临床广泛使用，伴随而来的是鲜药治疗经验也不断流失。

鲜药与干燥品的疗效差异究其主要原因是药材干燥过程植物生活细胞和微生物受到干旱、高温胁迫死亡过程中的代谢变化，也有部分是温度和氧引起氧化还原反应等。由于鲜药通常是直接服用或榨汁服用，从而鲜药保质研究需要进行以下工作内容：①微生物群落结构研究，明确鲜药汁的微生物种群结构，以及能在肠道定植的类群。②次生代谢产物研究，明确鲜药（特别是鲜药汁）中次生代谢产物类型和受微生物影响的成分，以及引起成分转化的微生物。③鲜药的益生元研究，明确鲜药汁中多糖类成分类型，以及它们分别是哪些肠道微生物的益生元。在这些研究的基础上就可以开展两方面的鲜药保质的微生态工程设计与研发工作，一方面，利用与次生代谢产物转化无关的有益和中性微生物，人工培养制成微生态制剂，抑制鲜药变质，增长其保质期。另一方面，若鲜药汁具有在肠道定植的有益微生物，或鲜药汁中具有益生元，则可以采用现代的快速干燥技术，防治次生代谢产物的转化和保留益生元，而将有益微生物进行培养，并制成与干药材（或鲜药汁干燥物）配合使用的制剂，既保证了鲜药汁的临床疗效，有便于工业化生产和藏储运输保质，也有助于进一步阐释中药的作用机制。

第五节　中药临床微生态工程

中药临床微生态工程（Clinical microecologicalengineering of Chinese Medicine，CMECM）是指利用人类胃肠道微生物与中药的互作关系，结合系统最优化方法设计和研制适用于不同疾病、不同人群、不同方药类型等的微生态制剂。理论核心为人类肠道微生物组与中药组分相互作用影响中药有效性和安全性，也影响肠道微生物组的组成和功能，从而影响疾病的治疗和预后。人类肠道存在能将中药成分转化成活性高、毒性低或降解有毒组分的有益微生物，也具有将中药成分转化非活性或毒性更强组分的有害微生物，同时常规非活性组分也影响肠道微生物组的组成和功能。从而在中药临床治疗过程中，添加微生态制剂以调整肠道菌群，可以促使活性成分高效吸收入血，毒副反应成分被转化成无毒成分或降低其毒性，有利于保证临床用药的安全有效，提高中药的临床疗效水平。鉴于中药现代制剂基本除去大分子物质，在临床使用这类中成药时，配合使用微生态制剂，对保证其安全有效更具有现实意义。

中药传统煎剂或鲜药汁中不仅包括小分子代谢产物和多糖、蛋白等大分子，还有微生物孢子或芽孢，鲜药汁含有耐热和不耐热微生物。肠道微生物不仅具有各种代谢酶类，还能将中药中各类组分降解转化，其程度与微生物种群和群落结构密切相关。而传统汤剂中的微生物也可能在肠道定植，人体不能直接利用的多糖类，可能成为特定微生物种群益生元，从而影响肠道微生物种群和群落结构及其代谢功能，进一步影响肠道微生物的降解转化，进而影响中药临床疗效。同时，肠道微生物组对中药成分的有益转化具有时空性和有效性，任何进入胃肠道的中药成分都可能在肠道微生物作用下，经环裂解、脱羟基、还原、去甲基化、异构化等多种反应，最终被降解成苯丙酸、苯乙酸及其羟化衍生物等合成芳香族氨基酸等的前体物质而失去药理活性，或有助于肠道健康的短链脂肪酸。值得注意的是，肠道菌群与中药组分相互作用产生的中医临床影响是全方位的，存在减毒、增效、增毒、减效的多方面的作用，从而很难简单用解毒、增效来概括，这里仍然从临床的直接有益和有害进行讨论。

一、中药减毒临床微生态工程

中药减毒临床微生态工程是指利用微生态制剂以促进肠道微生物发挥降解中药有毒成分的功能，或阻止肠道微生物降解转化产生毒性更强成分的作用。例如，有些肠道微生物能将乌头碱类转化成低毒性的苯甲酰乌头原碱和脂乌头碱等，能将中药毒性成分转化为低毒、无毒成分，添加有益于这种减毒功能的微生态制剂就能保证乌头类药物使用的安全性和有效性。相反，有些肠道微生物能将苦杏仁苷、马兜铃酸、苏铁苷等中药成分，转化产生毒性更强的代谢产物，影响临床用药安全。如何利用微生物通过竞争抑制、二次转化、钝化等途径减少中药组分向毒性成分转化，需要开展大量的研究工作。目前尚不清楚大多数中药成分代谢物的毒性问题，以及转化降解中药特定成分代谢的肠道微生物，只有明确肠道微生物与中药成分的转化机制，才能设计相关减毒微生态制剂。

在中医药临床应用中，常通过中药配伍和组方实现降低中药的毒副作用。中药配伍的机制可能包括通过发生化学反应，毒性成分生成毒性较低的新成分或其代谢过程被其他成分拮抗，从而降低了有害成分的毒副作用；或可能通过微生物介导不同中药成分之间的互作，即中药配伍后，某些中药成分改变了肠道菌群，或起到益生元作用，促进降低有害菌群的生长，从而引起肠道微生物酶活性改变等而发挥减毒作用。因此，我们可以从中药配伍和组方的减毒方法和过程中获取经验，通过悉生动物平台、粪菌移植技术、多组联用技术等现代技术，明确中药与肠道菌群的因果关系，以及肠道菌群与疾病发生发展的关系，这将有助于我们快速准确地开发相关减毒微生态制剂。

中医用药治疗疾病过程中，药物的多靶点作用常带来不良反应，尤以胃肠道功能紊乱和腹泻等最常见；而含有乳酸杆菌、嗜酸乳杆菌和乳酸链球菌的微生态制剂，可用于预防或辅助治疗抗生素及化疗药物所致的肠道菌群紊乱。例如，β-葡萄糖醛酸酶参与常见结肠癌化疗药物伊立替康（CPT-11）产生毒性的过程，β-葡萄糖醛酸酶也能够激发 NSAIDs 的毒性。而肠道的多种主要细菌中都存在 β-葡萄糖醛酸酶，难以设计特定细菌靶点来减少药物毒性，从而调节细菌酶活性就成为减轻药物毒性的一种潜在有效方法。筛选鉴定 β-葡萄糖醛酸酶抑制剂是最为直接的方法，从微生物代谢物中进行高通量活性物质筛选并用于微生态制剂设计与开发也是重要的途径。中药成分复杂，其毒副作用常具有隐藏性，如通过改变肠道菌群结构引发肠道微生态失调并影响食欲或消化等，此时可通过服用益生菌或益生元，协助机体恢复微生态平衡。中药减毒临床微生态制剂开发过程中尚需要注意的是，所用益生菌是否对中药中广谱抗菌成分敏感？微生态制剂大多数为细菌或蛋白，应注意其是否引起过敏；同时，不同人群免疫能力、肠道菌群差异较大，要明确其适用范围等。

二、中药增效临床微生态工程

中药增效临床微生态工程是指利用微生态制剂以促进肠道微生物发挥转化中药组分成高活性、低毒性成分的作用，以提高中药活性成分的生物利用度、活性强度等。很多药物的成分只有在肠道微生物作用下才能发挥治疗作用。例如，百浪多息在体外不具有抗菌作用，通过肠道细菌的偶氮还原酶切断偶氮键、释放磺胺才能产生抗菌作用；溃疡性结肠炎的一种治疗药物——柳氮磺吡啶，肠道细菌切断柳氮磺吡啶的偶氮键，有利于抗炎的磺胺吡啶和 5- 氨基水杨酸的定点释放。尽管，如前讨论过有多种中药成分通过微生物转化后产生活性更强的代谢产物，但许多机制仍然不明确，这限制了针对性强的临床微生态制剂研发。

中药增效临床微生态的设计和研发主要有以下几个途径：①提高中药成分的生物利用度，利用微生态制剂增强细菌编码糖苷水解酶的能力，从而能提高糖苷类成分的生物利用度。例如，胃肠道吸收糖苷成分有限，这类不易入血的成分经肠道菌群催化脱糖基化逐步裂解主链上的糖基或葡萄糖醛酸基部分，在这个过程中产生的次级糖苷和 / 或苷元通常能更好地被肠道吸收，如人参皂苷转化成次级苷，氧化苦参碱转化成苦参碱更容易被肠道吸收入血，发挥药理活性。②将中药组分转化成活性更强的成分，利用微生态制剂提高肠道菌群将中药中低活性成分或非活性成分转化为生物利用度更高和活性更强的产物。例如，肠道菌群能将大豆异黄酮糖苷转化成雌激素活性更强的 S-雌马酚，而将鞣质转化为鞣花酸、尿石素，从而增强其活性，发挥其功能，如抗炎和抗前列腺癌。③调节肠道微生态功能，提高肠道吸收中药活性组分的能力，从而增强临床疗效。通过补充特定益生菌或益生元调节肠道微生态功能，以调节中药活性成分吸收、利用和代谢。

三、中药保效临床微生态工程

中药保效临床微生态工程是指利用微生态制剂调节肠道微生态系统的代谢能力和方向，以促进中药成分的肠道吸收和利用，并防止肠道代谢引起活性成分活性下降或钝化现象或产生毒性成分。如何保持中药成分活性是中药临床保效微生态工程的重要任务之一。例如，黄酮类成分经肠道菌群转化后可生成 3，4- 二羟基苯乙酸、苯酚等中间产物，从而降低黄酮类成分原有的活性。肠道菌迟缓埃格特菌株具有在转录阶段被地高辛激活的心脏糖苷还原酶（cgr）双基因操纵子，导致地高辛在肠道存在钝化现象；cgr 操纵子的转录活化依赖于精氨酸浓度，精氨酸又是迟缓埃格特菌生长主要的氮源和碳源，而精氨酸又能够抑制地高辛钝化；这使患者通过吃高蛋白（高精氨酸）食物，就能阻碍地高辛钝化。

中药临床保效和增效微生态工程的共同点是，首先要明确中药组分转化机制及其代谢产物的活性，从而设计研发相关微生物、益生元，通过调节胃肠道微生态系统的功能保持或增强其活性。通常可通过以下几个途径实现中药临床保效果：①拮抗作用，通过竞争性抑制降解中药活性组分相关微生物的代谢能力来减缓活性成分降解。②转化作用，利用特定肠道微生物将中药组分转化成活性更好成分，并防止或减少微生物将这些活性成分进一步降解成低活性或无活性成分。③调节胃肠道微生态系统的代谢能力，单株胃肠道微生物转化中药组分的能力有限，通常是胃肠道不同微生物协同代谢作用。例如，肠道菌群中梭杆菌属 K-60 能将槲皮苷去糖基化，而 Pediococcus Q-5、Streptococcus S-3、拟杆菌属 JY-6 和双歧杆菌属 B-9 等则能进一步分解槲皮苷的糖配基。可见，胃肠道各种微生物的协同作用是中药发挥药效的关键，微生态失调可能会降低中药组分发挥作用的能力。中药与微生态制剂合用，特别是针对微生态失调人群，可能使中药成分发挥正常药效，以保障中医临床治疗效果和疾病预后。

从上可见，胃肠道微生态系统在保障中药的临床疗效和疾病预后中发挥着重要的作用，中药与胃肠道微生物的相互作用存在复杂性和不确定性，从而利用胃肠道微生物转化中药组分达到临床增效、减毒和保效仍然存在以下问题：①中药成分—肠道菌群—疾病之间的动态平衡关系及因果关系尚不清晰，不利于研发和利用有针对性的微生态制剂。虽然，大量研究表明中药成分与肠道微生物、疾病间具有相关性，然而这些研究结果常常是基于体外或动物实验，临床研究较少，且因果性研究不足，存在较多有争议和矛盾的研究结果。从而由政府主导，科研单位联合攻关，进一步加强研究方法标准化和数据可比性以及共享机制，提高基础研究力度和应用的能力。②不同人体肠道菌群结构高度差异，同一人在不同阶段肠道菌群的动态变化特性导致中药组分转化具有明显的个性化差异。而辨证施治是中医临床治疗的重要原则，从而微生态制剂也应做到因人、因病、因药和因时而异。例如，重症监护室（ICU）患者、住院老人等特殊人群使用益生菌，可能增加菌血症风险；在极端情况下，免疫力弱的老年人常年服用酸奶，也可能造成肝脓肿和菌血症。从而应分步在临床中实现微生态制剂的精准化。③微生态制剂使用的菌株也可能引起中药中非常规活性成分被吸收入血，引发其他安全问题。从而在设计微生态制剂时，应考虑该制剂是否影响中药中非靶标成分的代谢和吸收活性等问题。可见，中药临床微生态工程是中医药研究的新兴领域，尽管在疾病的中医临床治疗和预后等方面具有重要的价值，但在研究方法、研究方案和数据标准化等方面还有很多工作要做。

第六节　中药康养微生态工程

中药康养微生态工程（microecological engineering of heath-preservation and rehabilitation）是指在中医药养生理论指导下，利用食材的性效特点，设计和研发适于各生命周期人体微生态健康管理的食物搭配方案和食物补充的微生态制剂。理论核心为中医药界认为食材具有偏性，大多数都赋予性效特征，食物与人类肠道微生物组相互作用不仅影响物质的消化、吸收与利用，食物也影响胃肠道微生态系统的组成和功能，从而影响人类健康和疾病预后。从而利用食物合理配搭以及微生态制剂维护人体胃肠道微生态健康，不仅具有"简、便、廉、验"等特点，在满足人们口腹之需外，还能帮助人体维持健康状态。

人类从未间断过寻求养生长寿之道，如《灵枢·师传》谓："人之情，莫不恶死而乐生。"《素问·上古天真论》谓："上古之人，其知道者，法于阴阳，和于术数，食饮有节，起居有常，不妄作劳，故能形与神俱，而尽终其天年，度百岁乃去。"这是中医药养生的纲领，并在中国形成有服食、行气、导引和房中等四大内容复杂的养生术。同时，养生界乱象丛生，很多方式和方法背离了养生原旨。而在中医药传统养生文化中长期出现精华与糟粕并存，从而中药康养微生态工程是中医药传统养生文化守正创新的重要任务之一。饮食不仅是人体营养和能量的重要来源，也是保持机体健康的第一要素。《黄帝内经》和《万物》均把服食放在首位。例如，《素问·脏气法时论》谓："五谷为养，五果为助，五畜为益，五菜为充，气味合而服之，以补精益气。"《素问·六节藏象论》谓："草生五色，五色之变，不可胜视，草生五味，五味之美，不可胜极，嗜欲不同，各有所通。天食人以五气，地食人以五味。五气入鼻，藏于心肺，上使五色修明，音声能彰。五味入口，藏于肠胃，味有所藏，以养五气，气和而生，津液相成，神乃自生。"《素问·生气通天论》谓："谨和五味，骨正筋柔，气血以流，腠理以密。如是则骨气以精，谨道如法，长有大命。"这是饮食和饮食养生的中医药指导纲领。微生态研究表明，饮食结构直接影响人体胃肠道健康和微生态平衡，胃肠道微生态失调与疾病发生和预后更为密切，如糖尿病、肥胖、抑郁、溃疡性结肠炎、肠癌、过敏性湿疹和类风湿等 50 多种常见病、多发病、慢性病都是起因于人体肠道微生态失调。可见，中医药的饮食养生观和微生态健康观在人体胃肠层次有异曲同工之妙，不同性味和功效的食材配合食用以维持胃肠道微生态健康是服食养生的机制之一。

人类食材也存在一些人体胃肠道部分微生物嗜好的物质或生理活性物质，也存在一些不利于人体健康的组分。例如，中国食物成分表（2019 年版）收载的 1 284 种食材中，80% 以上是药食两用食材，《中国食用本草·植物卷》收载了 271 种药食兼用植物，食用植物资源数据库已收录 1 133 条。这些食材中大多数种类都有中医药理论认知的性味、归经和功效。我国既是食品又是药品的法定名录中有食材 110 种，可用于保健食品的食材 112 种。同时，食物存在有益方面，也存在不利方面，如特定的生理病理状态。例如，《素问·生气通天论》谓："味过于酸，肝气以津，脾气乃绝；味过于咸，大骨气劳，短肌，心气抑；味过于甘，心气喘满，色黑，肾气不衡；味过于苦，脾气不濡，胃气乃厚；味过于辛，筋脉沮弛，精神乃央。"说明中医药理论主张饮食有节、因人、因时、因地的养生观和实施策略，而中国食材烹饪方面，除食材特性充分发挥色、香、味方面的作用外，还利用食材性味和功效配合发挥饮食养生、疾病治疗和护理等养生保健作用。尽管，微生态研究和应用实践证实，人体胃肠道微生态失调与疾病发生和预后密切相关，微生态制剂（益生菌和益生元）能提高有限菌种的丰度，在维护人体健康方面具有积极的作用。但胃肠道微生态健康是多种菌群协同作用的结果，维护胃肠道微生态健康是维持肠道微生态系统结构和功能的完备性，从而益生菌或益生元在维护肠道微生态平衡方面非常有限。因此，中医药养生理论和微生态健康理论有机结合的中药康养微生态工程顺势而生，它以食材合理组合为基本食疗手段，进行全生命周期人体微生态健康管理，在人类追求无疾而终的超级健康时代，实现无疾而终的健康目标，也必将在饮食养生、疾病治疗和护理中发挥越来越重要的作用。

一、中药康养食疗的微生态策略

食疗在中医的疾病治疗、预后和护理，以及养生保健中占有重要地位。例如，《黄帝内经》中涉及饮食内容的篇目有40余篇，而记载的13首方剂中多是药物和食物合用的方剂；而《素问·四气调神大论》谓："圣人不治已病治未病，不治已乱治未乱。"更是强调了养生保健的重要性。《灵枢·五味》首先指出五味与五脏的关系，谓："五味各走其所喜，谷味酸，先走肝；谷味苦，先走心；谷味甘，先走脾；谷味辛，先走肺；谷味咸，先走肾。"并列出"五谷：秔米甘，麻酸，大豆咸，麦苦，黄黍辛。五果：枣甘，李酸，栗咸，杏苦，桃辛。五畜：牛甘，犬酸，猪咸，羊苦，鸡辛。五菜：葵甘，韭酸，藿咸，薤苦，葱辛。五色：黄色宜甘，青色宜酸，黑色宜咸，赤色宜苦，白色宜辛。"又进一步指出："凡此五者，各有所宜。所谓五宜者，脾病者，宜食秔米饭、牛肉、枣、葵；心病者，宜食麦、羊肉、杏、薤；肾病者，宜食大豆、黄卷、猪肉、栗、藿；肝病者，宜食麻、犬肉、李、韭；肺病者，宜食黄黍、鸡肉、桃、葱。五禁：肝病禁辛，心病禁咸，脾病禁酸，肾病禁甘，肺病禁苦。肝色青，宜食甘，秔米饭、牛肉、枣、葵皆甘。心色赤，宜食酸，犬肉、麻、李、韭皆酸。脾黄色，宜食咸，大豆、猪肉、栗、藿皆咸。肺白色，宜食苦，麦、羊肉、杏、薤皆苦。肾色黑，宜食辛，黄黍、鸡肉、桃、葱皆辛。"这是首次阐述五谷、五果、五畜、五菜的特性和食用所宜和禁忌，以及食物和人体健康、疾病的关系。《素问·生气通天论》进一步强调"谨和五味，骨正筋柔，气血以流，腠理以密……长有天命。"即日常饮食和饮食养生中，最基本的法则是五味调和。《素问·痹论》谓："饮食自倍，肠胃乃伤。"《灵枢·师传》谓："食饮者，热无灼灼，寒无沧沧，寒温中适，故气将持，乃不至邪僻也。"指出过饥或者过饱、饮食过热或过凉等均会造成机体危害。"饮食有节"和"五味调和"也构成中医饮食养生的基本法则。

食材中除营养和能量物质外，还存在人体不能直接利用的多糖以及具有各种生理活性的次生代谢产物等。微生态研究和流行病学调查表明，人体肠道有益菌主要以天然膳食纤维作为营养物质，从而改变饮食结构中膳食纤维和全谷物饮食结构，可调节、改善肠道微生态，提高免疫力，避免病原菌的感染，以及降低肠道肿瘤发生的风险。同时，食材中含有多酚类、苯丙素类、萜类、生物碱类、甾体类、多糖等天然产物，这些化合物一方面经肠道进入血液而发挥生理活性，另一方面可能抑制肠道部分微生物生长或成为部分微生物的能量来源，从而干预胃肠道微生物群落结构，影响肠道微生态平衡。可见，不同的饮食结构都会因其所含糖类、脂类、蛋白质、无机元素、次生代谢产物的不同，干预肠道微生物群落结构的类型和强度不同。从而要维护肠道微生态健康，就必须因人、因时和肠道微生物系统类型改变饮食结构，才能维持肠道微生态平衡，维护机体健康。

中医药养生理论、微生态理论和现代膳食营养理论在饮食多样化，反对偏食等策略上不谋而合。中医药养生理论从五味和五脏关系出发，提出"五味调和、顺时服食"的观念在饮食多样化方面更深入和具体化，但关于食物性味、归经和功效，具体掌握和应用又存在中医药文化的广泛推广问题。因此，中药康养食疗的微生态研究，首先是明确主要食物各类成分与肠道微生物功能群以及有害微生物类群的关系；其次，依据人体各生命阶段肠道微生物群落和种群结构特点，制订食物配比和搭配策略维持个体各生命阶段肠道微生态平衡，实现从饮食入手进行全生命周期人体微生态健康管理，以实现人类追求无疾而终的健康目标。

二、中药康养微生态食品补充剂

饮食多样化的生活理念已深入人心，社会生产力发展也给人类提供了品种更加丰富多样的粮食、水果和蔬菜，以及饮食多样化的选择条件。然而，在规模化、集约化、工业化和社会化的新型农业生产模式下，人们易于获得的食材只能是满足新型农业生产的粮食、水果和蔬菜，而粮食、水果和蔬菜的品种选育，则以提高产量和口感为目标。例如，粮食向高产、高淀粉或高蛋白质或高脂类方向发展，水果也向高产、口感好（苦涩等不适味减少，甜味增加）方向发展，蔬菜也向高产、口适性好等方向发展；总体上食材在向高糖、高蛋白质或高脂类、低次生代谢产物和低纤维等方向发展。尽管，食材的品种不断增多，但各种食材都在向高糖、高蛋白质或高脂类，以及口适性好等方向发展。从食物内涵来看，饮食多样化的实质已发生了本质上的改变，要保持饮食多样化的科学内涵就必须在现有饮食中进行额外的补充，即服食食品补充剂。

中国饮食文化对食物的要求可谓精益求精，如孔子谓"食不厌精，脍不厌细"，正体现了国人对日常膳食和烹调的追求。色、香、味俱佳的食物，在征服味蕾的同时，也给食客带来美的享受和精神上的愉悦。然而，在追求食物色、香、味俱佳的同时，也造成肠道微生物群落结构的偏向性改变，偏离了人体各生命阶段肠道微生态系统的功能特征，导致微生态系统维护机体健康的功能缺失。同时，舍弃食物色、香、味而追求食物维护机体健康的功能，又会让食物失去赋予人类的享受和精神愉悦的作用，这是很多人尤其是国人难以接受的难题。因此，服食微生态食品补充剂，既不影响人们享受美食，同时又可完善食品调节肠道微生物群落结构和功能，发挥其维护机体健康的作用。

中药康养微生态食品补充剂的设计和研发过程中，必须从中医药食疗养生的饮食禁忌、五味调和的饮食配伍，以及顺时服食的养生观等出发，利用微生态理论和方法技术发现它们与肠道微生态群落和功能的关系。从各类食材中发现调节肠道有益菌群和抑制有害菌群的各类物质，从易得的原料中将这些物质开发成方便服食的微生态食品补充剂，回归饮食多样化和不偏食的本质，从而开展全生命周期人体微生态健康管理，实现人类追求无疾而终的健康目标。从现有研究结果来看，膳食纤维、抗性淀粉、非淀粉多糖，以及特殊单糖（如水苏糖）、氨基酸、植物次生代谢产物（如黄酮、茶多酚等）等都可以作为微生态食品补充剂的资源。

从以上可见，在人类追求无疾而终的超级健康时代，从饮食入手开展全生命周期人体微生态健康管理，应该是实现这一目标的"简、便、廉、验"等有效的策略和手段。而中医药的饮食配伍和服食经验又给人类维护微生态平衡，有效进行管理提供了有益的思路和策略。在食材品种类型多样化，而食材内涵单一化发展趋势下，食品微生态补充剂可能成为解决人们享受美食和维护机体健康之间矛盾的重要手段。

【进一步阅读文献】

[1] SONG M, CHAN A T, SUN J . Influence of the Gut Microbiome, Diet, and Environment on Risk of Colorectal Cancer[J]. Gastroenterology, 2019, 158（2）: 322-340.

[2] NAGATA N, NISHIJIMA S, KOJIMA Y, et al. Population-level metagenomics uncovers distinct effects of multiple medications on the human gut microbiome[J]. Gastroenterology, 2022,163(4):1038-1052.

[3] DE VOS W M, TILG H, VAN HUL M, et al. Gut microbiome and health: mechanistic insights[J]. Gut, 2022, 71（5）: 1020-1032.

[4] ZIMMERMANN M, ZIMMERMANN-KOGADEEVA M, WEGMANN R, et al. Separating host and microbiome contributions to drug pharmacokinetics and toxicity[J].Science, 2019, 363（6427）.

[5] JAVDAN B, LOPEZ J G, CHANKHAMJON P, et al. Personalized Mapping of Drug Metabolism by the Human Gut Microbiome[J]. Cell, 2020, 181（7）: 1661-1679.

[6] SAVAGE N.The complex relationship between drugs and the microbiome[J]. Nature, 2020, 577（7792）: S10-S11.

[7] VILA A V, COLLIJ V, SANNA S, et al. Impact of commonly used drugs on the composition and metabolic function of the gut microbiota[J]. Nature Communications, 2020, 11（1）: 362.

【思考与探索】

1. 中药微生态工程对人类健康长寿有何特殊的意义？

2. 药用动物微生态工程对动物药生产有何重要意义？

3. 药用植物微生态工程对植物药生产有何重要意义？

4. 中药临床微生态工程的发展对中医临床有何重要意义？

5. 中药康养微生态工程的发展对您自己的饮食选择有何意义？

第八章　中药微生态的研究方法

　　中药微生态研究是以药用生物、中药材、中药饮片或人肠道为对象，其目标是建立微观尺度中微生物群落结构与宏生物功能之间的联系，最终目的是利用生态关系提高宿主健康水平、健康状态以及抗性和生产力。要实现这些目标，首先要解析宏生物中的微生物组成，以及决定宏生物各种生物功能（如营养吸收、代谢、抗性等）的核心微生物构成元件；其次是宏生物功能构件的核心微生物是以何种方式与宿主联系并整合在一起的，宿主及其构件微生物间是如何协调并使宏生物达到最佳功能的。研究工作需从分子、细胞、组织、器官、系统等不同层次上，揭示中药微生态系统的组成、演化、功能以及与外环境之间的相互关系，以及中药品质和微环境系统结构和功能的相互关系。研究工作始终围绕微生态系统内部及其与系统外环境之间的物质流、能量流和信息传递开展，从而必须以实地调查、实验研究等实证数据来认识和回答各种各样的微观生态过程及其内在机制，也必然涉及空间位置、时间测定以及环境物质的变化。

　　按研究目的不同，中药微生态研究可分为原位观测研究、受控实验和微生态学综合研究三大类型（图 8-1）。原位观测研究是指在自然生长环境中考察宿主与环境的关系，并通过取样分析，阐释全生物的组成、演化、功能以及与外环境之间的相互关系，包括野外考察、定位观测和原地实验等不同方法。受控实验研究是模拟自然生态系统，严格控制实验条件，考察单因子相互作用及其对全生物影响的技术方法。微生态学综合研究指将原位观测和受控实验获得的大量数据进行综合归纳分析，表达各组变量间的相互关系，阐释全生物的微种群或微群落动态变化的动态数学模型，反应微生态客观规律的方法技术。

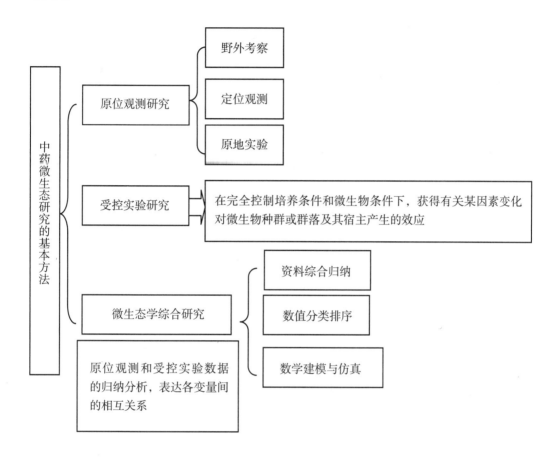

图 8-1　中药微生态研究基本方法的类型

　　中药微生态学主要研究微生态系统的形成、演替和崩溃过程，通过干预这些过程服务于社会生产，从而生态系统中微生物组成、微群落演替和功能就是微生态研究的核心。随着现代科学技术发展和不断融入微生态研究中，并用于测定和获得微生物生境、微群落以及微生物影响环境等各种参数。微生态学研究至少包括非生命参数测定、微生物数量测定、微生物形态与环境相互作用检测、微生物纯培养、微生物鉴定与多样性分析、微生物群体代谢途径、微生物分泌到生境中代谢产物测定等内容，在研究层次方面有微生物群落结构、微生物功能、微生物相互作用等。因此，中药微生态研究方法可概括成图 8-2 所示的内容。

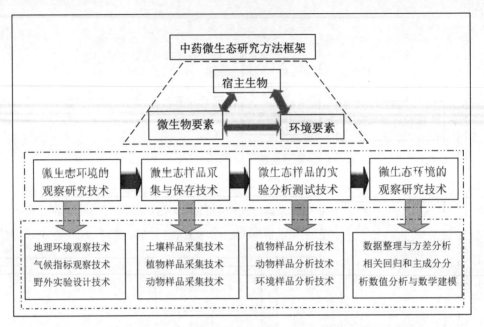

图 8-2　中药微生态学研究方法框架图

第一节　样本采集和保存方法

样本（specimen）是指从研究对象总体中抽取的部分个体，样本容量则指样本所含的个体数。研究者收集的样本只有能真正代表取样点微生态系统的特征时，后续的显微观察、生物标记、生理生化或培养等分析过程才能获得可靠的结果。因而，科学、合理的取样方法决定能否获得微生态系统的有效数据，有效的样本保存方法才能保证获得数据的真实性。中药微生态学研究中，取样过程应按无菌技术要求进行，排除可能带入的非研究对象的环境微生物。取样后样品的微生物特性容易发生改变，从而应小心仔细地处理和固定样品，以保证取样后的微生物群落改变最小，这样才能提供研究者探寻的信息。固定程序包括：用甲醛或戊二醛处理，涂片，在液氮、干冰或乙醇中快速冷冻等。操作要求尽可能快，并且尽量模拟原位状态。保存条件和保存过程尽可能维持其原有状态，避免固定特征改变。总体而言，分析微生态系统中微生物群落特征的程序包括：染色和显微镜观察，生物标记提取和测定（磷脂、蛋白、代谢物、核酸），微生物培养等，具体方法要根据研究目的进行选择。

一、植物样本的采集与保存

植物样本根据分析方法常可分成代谢物分析样品、微生物培养样品、原位观测样品和 DNA 或 RNA 分析样品等。正常样本需选取生长状况良好、无明显病害和虫害的植株，若是病害和虫害样本应选择具有典型病害和虫害特征的植株。在收集样本时，应注意避免样品交叉污染。用于分离培养或直接观察微生物的样本，采集后应将样本管放入自封袋中并置于冰上，约 2 小时内转移至实验室进行处理；用于核酸分析的样本，采集后将样本管投入液氮中，转移至实验室后在 −80℃冰箱中保存。以下主要介绍常见样本的采集方法。

1. 采样工具的准备

采样工作实施前，准备标签、15 mL 螺口管（外螺旋）、铁铲、刀片、枝剪、镊子、一次性手套、自封袋、采样拭子、干净吸水纸，将标签贴在冻存管（螺口管）及自封袋上，在所有标签上注明取样对象信息（物种、样本编号、取样时间、地点、部位等），在冻存管标签上用透明胶带至少缠绕 1 圈，并在管盖上标识名称，上述物品使用前均需灭菌。此外，还需 75% 乙醇、2% 次氯酸钠溶液、无菌 SCF-1 溶液［50 mMTris buffer（pH 值 7.6），1 mMEDTA（pH 值 8.0），0.5% Tween-20］、无菌水；口罩、工作服（及帽子）、垃圾袋、废弃物收集箱等；便携式冰盒（含冰袋）或液氮罐。

2. 取样前的准备

取样前要根据研究对象选取健康植株或病变植株，一般采用对角线采样法收集不少于 20 株植物。通常采用铁铲轻轻刨出整株植物（非采根者不需要），采集木本植物根时刨到采样部位。铁铲在使用前用 75% 乙醇擦拭 3 次，风干后使用。

3. 样品的前处理和保存

（1）微生物培养分析的样品：根据研究对象不同，分为体内和体表微生物培养。体内微生物培养分析样品，通常采集植物健康的叶片、茎段或根段。体表微生物培养分析样品，常选取表面生长正常的位置，戴上手套，一手扶持材料，另一手保持润湿拭子（用无菌 SCF–1 溶液润湿）沿轴平行表面（5 cm 长度内），逆向擦拭约 50 次，并施加稳定的压力（大约 30 秒完成 50 次擦拭）。采集完成后迅速将拭子头部插入到收集管中，棉签的头部从手柄处无菌切割，并且将管帽拧回到适当位置。向阳面和背面左右分别采样，并分别标记和保存，每株至少采 3 份。采集的样品收于自封袋并置冰盒内，2 小时内带回实验室，在无菌条件下，采用不同培养基进行微生物的分离培养。

（2）微生物非培养分析样品：采集方式方法同（1），采集体内微生物分析的样品后，常用灭菌后的刀片或枝剪截取较实际取样长 5 cm（或大小）的鲜植物组织 3 份，放入 75% 乙醇浸泡 1 分钟，再用 2% 次氯酸钠溶液处理 3 分钟，再转入 75% 乙醇浸泡 30 秒，接着用无菌水漂洗 3 次，根或茎（或树皮）样品用无菌刀片轻轻刮去表面粗皮，用无菌水冲洗干净，再用灭菌后吸水纸吸干表面水分；在切去两端，取中段约 2 cm 长部位分割成约 5 mm 组织块，置入样本管内，将管帽拧回到适当位置，重复取 3 管。体表微生物分析样品在采集完成后迅速将拭子头部插入到收集管中，放入相应编号的自封袋中，先迅速投入液氮中，运回实验室后立即转移放入 –80℃冰箱中保存。

（3）原位观测样品：需要尽量保持微生物在植物体表的空间原貌，常观察根尖和叶部位，叶部位直接取样，根部位需刨出根。采集根时用铁铲刨到地面下 5~12 cm，用镊子轻柔取出根尖，轻柔抖去泥沙，取 1.5 cm 左右具根尖的根样，放入 2.5 mL 或 5 mL 样品管，每管放 10 根左右，共 3 管；分装好后，迅速投入液氮中，运回实验室，立即置入 –80℃冰箱储存备用。或取 1.5 cm 左右具根尖的根样，平放于软塑瓶盖或特制小盒内（直径约 2 cm）；再用 OCT 包埋剂浸没组织，然后将特制小盒缓缓平放入盛有液氮的小杯内。当盒底部接触液氮时即开始气化沸腾，此时小盒保持原位，切勿浸入液氮中，待 10~20 秒组织迅速冰结成块后，即可置入恒冷箱切片机中冰冻切片。若需要保存，应快速以铝箔或塑料薄膜封包，立即置入 –80℃冰箱储存备用。

（4）根际分泌物分析样品：根际分泌物收集有根尖洗涤法和根际土收集法。

根尖洗涤法：样品采集类似观察原位样品采集，取出 1.5 cm 左右具根尖的根样，每份 50 根以上，放入 10 mL 冰无菌磷酸盐缓冲液（PBS 缓冲液），轻柔振摇 5 分钟，将液体倾倒入 15 mL 冻存管，每株至少重复 3 管。标记后放入相应编号的自封袋中。迅速投入液氮中，运回实验室内，立即冻干后置入 –20℃冰箱中储存备用，或立即置入 –80℃冰箱储存备用。

根际土收集法：除去根周松散的土，取出根系，去掉大块土壤，将附着在根系表面的细土视作根际土。抖下根系表面细土，用无菌镊子挑除根及杂质，装满 15 mL 冻存管，放入冰盒运回实验室。或每份样品取 10 g，加入 2 倍浸提液（50% 甲醇和 0.5% Tween–20）中，震荡 2 小时或超声洗涤 30 分钟，洗涤液离心（12 000 g，离心 10 分钟），取上清液，冰冻干燥。干燥后置入 –20℃冰箱储存备用。

（5）代谢物分析样品：根据研究对象选取新鲜植物组织，用灭菌后的刀片或枝剪截取较实际取样长 5 cm（或大小）的鲜植物组织 3 份，用无菌水快速清净表面的杂质，再用吸水纸吸干表面水分，分割取约 10 g 组织块，置入样品管内，将管帽拧回到适当位置，重复取 5 管。放入相应编号的自封袋中，迅速投入液氮中，运回实验后，立即转移放入 –80℃冰箱保存，或冰冻干燥，干燥后置入 –20℃冰箱中储存备用。

二、土壤微生物样本采集保存

土壤微生物样品常包括根间土壤和根际土壤。根据研究目的不同，采样方式、采样时间和频度以及具体采集方法也存在差异，但样品处理和保存方法相同。

1.制订采样计划

按照研究计划制订采样计划，包括地点、样点数、采样方法和步骤、后续处理和分析项目等。采样前准备 1 份采样报告表格，记录采样日期及时间，当时或临近取样前天气状况（包括气温、降雨、湿度等），以及所有可能影响后续测试结果的其他因素。同时进行采样设计，确定采用单点采样还是混合采样，以及确定采样时间和频度。

（1）单点采样：每个样品只采一个点，根据物理性状测定要求可分为原状土采样和扰动土采样，原状土采样常用环刀取样。

（2）混合样品采样：每个样品是由若干个相邻样点的样品混合而成，样点数目需要根据实际研究情况确定，仅适用于采集扰动土样品。采用多点混合采样，可保证所采样品的代表性。常用S形法、五点法、对角线法和网格法等采样方法进行多点取样，等量均匀混合作为一个样本。

（3）采样时间和频度：按照观测类型（研究目标）制订，通量类观测至少保证一个生长季，最好完整的一年。而土壤pH值、可溶性盐、总盐量、可溶性阳离子和阴离子，以及土壤生物库（微生物群落、土壤动物）会随着植被、物候、季节、气象和样点状况而变化，应考虑数年中的通常状态，在比较稳定的时间采集。同时，在合适的土壤水分状况时采集样品，以方便筛分。避免长期干旱、冻害、洪水后立即采样。

2. 采样器具准备

根据采样目的准备相应的器具，主要包括标签、15 mL 螺口管（外螺旋）、一次性手套、自封袋、干净草纸，将标签贴在冻存管（螺口管）及自封袋上，在标签上注明取样对象信息（样本编号、土壤类型、植被物种、取样时间、地点、深度等），用透明胶带至少在冻存管标签上缠绕1圈，在管盖上标识名称，以上物品使用前均需灭菌。此外，还需铁锹、铁铲、土钻、环刀、全球定位系统（GPS）、照相机、卷尺、比色卡、烧杯、量筒等；工作服、工作鞋、安全帽、药品箱、垃圾袋、废弃物收集箱等；便携式冰盒（含冰块）或液氮罐。

3. 普通土壤采集与保存

根据研究目的确定采样范围，通常用五点取样法采集土壤样品，先确定对角线的中点，将此作为中心抽样点，再在对角线上选择与中心点距离相等的点进行采样；或运用交叉取样法在两条对角线上等距取样，由抽样频度决定距离或间隔。采样前应对采样工具进行灭菌处理，或用待采土壤样品擦拭。

采样时去除表面浮土、凋落物等，使用灭菌铁铲和小铲挖取 5~20 cm 土层；除去可见杂质后，根据土壤情况选择是否过 2 mm 筛网，每个样品由 5 个或以上取样点的样品混合而成，取 15 ～ 20 g 置入采集管内，将管帽拧回到适当位置，重复取 3~5 管。放入相应编号的自封袋中，提取 DNA 样品应迅速投入液氮中，运回实验室后立即转移至 –80℃冰箱中保存；分离培养微生物的样品迅速放入冰盒，运回实验室后进行微生物分离培养。若兼顾土壤理化性质分析，还需收集 3 份每个 200 g 的样品，运回实验室后风干保存。注意：每个取样点的取土深度和土壤量应均匀一致，土样上层与下层的比例要相同，常用土钻采样，同时，一个处理组应取 8~10 样本。

4. 根际土壤采集与保存

根际土壤采样方法类似根际分泌物样品采集中"根际土收集法"，即将附着有土壤的植物根系，放入已标记好的自封袋，迅速放入冰盒，运回实验室后进行处理。或将植物根系部分取出放入已灭菌的摇瓶中，加入适量 PBS 缓冲液，80~120 次 / 分钟，震荡 30~60 分钟，洗下根际土；将洗涤液进行高速离心（12 000 g，离心 10 分钟），收集土壤沉淀，若沉淀较少，也可过 0.22 μm 滤膜，同一处理组可采用多株（或多点）等量混合，每份样品 10~15 g 保存至少 3 份，每个处理组要保存 8~10 个样本。将样本分装至离心管中，密封，标记样本信息后，核酸分析的样本用液氮速冻，置于 –80℃冰箱中保存；分离培养的样本，可按土壤微生物分离培养方法进行；根际土壤理化分析可采用抖根法。

三、人或动物样本采集与保存

动物样品采集方法据动物、采集部位和研究目的不同而有所差异，样品应使用无菌技术采集所有样本，同时拟定出合理的纳入标准和排除标准，并需按照当地安全委员会和 / 或机构政策的安全准则处理生物样本。收集动物样本时，应注意预防措施，穿戴好手套、安全眼镜或面罩、口罩和实验外套，使用无菌一次性手套，以免造成收集管内外交叉污染。分离培养或直接观察的样本，采集后将样本采集管放入拉链自封袋中并置于冰上，2 小时内转移至实验室进行处理。核酸分析的样本，采集后将样本采集管投入液氮中，转移至实验室保存在 –80℃冰箱中。

1. 人粪便微生物样本的采集和处理

根据不同的研究目的，选择适宜的观察群体和采集样本。例如，疾病组/健康组：研究健康人群和疾病人群之间的差异，寻找与疾病相关的标志物。药物或饮食干预群体：结合药物疗程或饮食干预周期进行群体选取，比较个体在不同干预阶段的微生物群差异。生长发育时期群体：选取出生后 0 个月、4 个月、12 个月的婴儿粪便样本进行婴幼儿肠道菌群研究。不同疾病发生发展进程的群体：如分别选择健康人、结直肠腺瘤患者（大部分的结直肠癌由腺瘤演变而来）、结直肠癌患者群体，研究与结直肠癌疾病进程相关的标志物。同一群体多个身体部位微生物研究：如类风湿性关节炎研究中可分别选取粪便、唾液、牙菌斑样本进行关联分析等。而皮肤、粪便、唾液、牙菌斑、咽部、黏膜、阴道等是常见的取样部位。牙菌斑、咽部和黏膜等与皮肤取样方法类似，取样前处理同唾液；阴道取样类似直肠拭子法。中药微生态研究中常常需要观察粪便微生物标本，这里主要介绍人粪便微生物标本采集和处理方法。

人粪便微生物标本的采集方法有很多，不同的研究目的有所差异。这里主要介绍人体微生物组推荐的正常人粪便微生物标本采集和处理方法。其他采样目的也可参照制订的相应受试对象排除和纳入标准。

（1）健康情况调研：① 志愿者在 1 月内没有使用过任何抑菌药物的健康人群。同时若受试者属于以下人群，则需要排除：5 年内有过重大胃肠手术（胆囊切除、阑尾切除）；有过主要肠道切除手术；IBD，包括溃疡性结肠炎、克罗恩病或不确定性结肠炎；肠易激综合征（IBS）；持续性、感染性胃肠炎、结肠炎、胃炎；持续性或慢性腹泻，病因不明，梭状芽孢菌感染（复发）或幽门螺杆菌感染（未治疗）；慢性便秘；历史性的胃肠道溃疡及出血、腹痛、消化不良、里急后重（下坠）或排便困难，胃肠道息肉、包块、发育不良、癌症，以及腹泻或传染性胃肠炎。②药物治疗记录，使用过含碱式水杨酸铋药物和其他类似的碱式水杨酸铋成分的药物的受试者则需要排除。③临床检查：存在历史性胃肠道疾病受试者应执行简单临床检查，如腹部压痛、疼痛及肛门疾病等受试者。

（2）材料准备：粪便收集盒（贴有编号），带勺的粪便采集管（也可用 2 mL 螺口管和棉签代替），标签，自封袋，将标签贴在冻存管（若粪便采集管自带标签可不用再贴）及自封袋上，一次性手套，上述物品使用前均需灭菌。在所有标签上注明取样对象信息（姓名、样本编号、样本类型、取样时间等），在采集管标签上用透明胶带至少缠绕 1 圈，并在管盖上标识名称。另外，还需要口罩、工作服（及帽子）、垃圾袋、干净草纸、消毒液、废弃物收集箱等；便携式冰盒（含冰块）或液氮罐。

（3）采集和处理方法：分为自然排便法和直肠拭子。

自然排便法：①志愿者排便前先排净小便，用水将马桶内冲洗干净，再将准备好的粪便收集盒（套好塑料袋）放入马桶出水口上，将大便排入收集盒内。勿将尿液排入盒内，以免污染大便样品。②排便结束后，即刻取出该志愿者的粪便收集盒，用一次性无菌牙签或粪便取样器挑取没有接触空气的粪便 2~5 g，置入采集管内，将管帽拧回到适当位置，重复取 3 管。放入相应编号的自封袋中，先迅速置冰盒内或放入液氮中，若用于分离培养或当天提取 DNA，则暂存放 0℃环境下，迅速处理样品；长期存放需先迅速放入液氮中，之后立即放入 –80℃冰箱中保存。③取完样后，将粪便收集盒中剩余粪便连同草纸一同倾入马桶，冲入下水道。采样器、手套、塑料袋等杂物放入垃圾桶内。

直肠拭子法：当不易获得粪便时，可采用直肠拭子法采集。采集前先用肥皂、水和 70% 乙醇清洁肛门周围，再将无菌拭子用生理盐水湿润后插入肛门 4~5 cm（幼儿 2~3 cm），在肛门括约肌处轻柔地旋转，在肛门隐窝处取样时在拭子上可明显见到粪便。将拭子头部插入到收集管中，棉签的头部从手柄处无菌切割，并且将管帽拧回到适当位置。其余步骤参考自然排便法。

2. 动物微生物样本的采集和处理

动物微生物标本通常有粪便、肠内容物和肠黏膜等，也有唾液、黏膜、皮肤、阴道、子宫、胎盘等部位。可参考人微生物样本相关的采样方法，肠内容物和肠黏膜等也可参考小鼠的方法，阴道、子宫、胎盘等部位也可参考肠黏膜采样方法。大、小鼠粪便、肠内容物和肠黏膜样品的采集方法类同。

（1）鼠粪便微生物标本采集和处理。鼠粪便常采用代谢笼、自然排便和应激排便等方法收集。

代谢笼法：① 材料准备，代谢笼、冻存管（螺口管或用 EP 管代替）、粪便采集器（或牙签、棉签代替）、标签、自封袋、一次性手套，将标签贴在冻存管及自封袋上，在所有标签上注明取样对象信息（样本编号、处理组别、样本类型、取样时间等），使用前均需灭菌；另外，还需口罩、工作服及帽子、垃圾袋、干净草纸、消毒液、废弃物收集箱等，便携式冰盒（含冰块）或液氮罐。

② 样本采集，将小鼠置于代谢笼中，收集回收装置中的粪便样本，挑取没有接触空气的粪便 0.5~2 g 置入采集管内，将管帽拧回到适当位置，重复取 3 管。其余处理步骤参考人粪便微生物采集和处理方法。

自然排便法：将待取样鼠放进干净并铺有消毒滤纸的鼠笼内，让动物自然排便，排便后立即收集粪便样本，不同动物需更换牙签，其余处理步骤同代谢笼法。

应激排便法（拎尾法）：戴上一次性手套，先用右手将鼠尾提起，置鼠笼或粗糙的平面上，将鼠固定住；轻柔按压下腹部刺激其排便；其余处理步骤同代谢笼法。

（2）鼠肠内容物样品采集和处理：按照实验动物伦理要求，分别处死实验动物后，立即用无菌手术刀剖开动物腹部，在无菌状态下取出整个肠道，切取所需肠段的内容物；用无菌手术刀挖取内容物，立即放置在干冰上进行分装并标记；单个样本取样量为每管 0.2~2 g，至少取 3 管（采样允许的情况下，尽量多采集样品）。其余处理步骤同代谢笼法。

（3）小鼠肠道组织样本采集和处理：肠道组织样本采集同肠内容物样品采集，切取所需肠段用冰 PBS 缓冲液轻柔清洗，直到没有内容物流出。

核酸分析的样品：置干冰上用无菌载玻片刮取附着在表面的组织和微生物，进行分装并标记；分装好后，若当天提取 DNA，可先放 –20℃冰箱中保存，长期存放需迅速放入液氮之后，立即放入 –80℃冰箱中保存。

微生物培养的样品：如前刮取附着在表面的组织和微生物，进行分装并标记。分装好后，放入干冰盒，迅速进行微生物的培养分离分析。

原位观测的样品：置干冰上用无菌刀片分割成 10 × 10 × 5 mm 的大小，内面向上平放于软塑瓶盖或特制小盒内（直径约 2 cm）；再用 OCT 包埋剂浸没组织，然后将特制小盒缓缓平放入盛有液氮的小杯内。当盒底部接触液氮时即开始气化沸腾，此时小盒保持原位并勿浸入液氮中，10~20秒组织即迅速冰结成块。在制成冻块后，即可置入恒冷箱切片机中冰冻切片。若需要保存，应快速以铝箔或塑料薄膜封包，立即置入 −80℃冰箱中储存备用。

第二节 原位观测法

微生物群落的自主空间结构决定了它们与宿主间的基本关系。原位观测法主要是了解微生物群落和宿主的空间关系，以及组合空间式样和环境情况。常采用显微镜、荧光显微镜、激光共聚焦显微镜和电子显微镜等技术，生态环境主要采用能量 X 射线谱（EDS）和质谱成像（imaging mass spectrometry，IMS）等技术。

一、显微镜技术

显微镜技术常用于观察微生物群落和种群结构的空间式样，计算微生物的数量，确定一定环境条件下微生物的形态和代谢活性，以及微生物与环境表面的相互作用。

1. 染色观察法

（1）结晶紫染色法：观察细菌生态空间、生态位和群落结构时，革兰染色是最基本染色方法之一。革兰阳性菌被染成紫色，而革兰阴性菌会被染成红色。操作流程包括：①制片，取培养物均匀涂布在载玻片上（涂片不能过厚），或组织置载玻片上，用酒精灯外焰去掉水分，以玻片不烫手为度。②初染，滴加草酸铵结晶紫试液（刚好覆盖菌膜为宜）染色1~2分钟，蒸馏水洗。③媒染，用碘液冲去残水，并用碘液覆盖约1分钟，用蒸馏水洗。④脱色，用滤纸吸去玻片上残水，在白色背景下，将玻片倾斜再滴加95%乙醇脱色，直至流出的乙醇无紫色时，立即用蒸馏水洗。乙醇脱色不足则阴性菌被误染成阳性菌，脱色过度则阳性菌被误染成阴性菌。20~30秒。⑤复染，用滤纸吸去玻片上残水，滴加番红染色液覆盖，1~2分钟，蒸馏水洗。⑥镜检，干燥后，油镜下观察。阳性菌的菌体被染成蓝紫色，阴性菌被染成红色。

（2）真菌染色观察：观察真菌在植物组织的空间分布时，通过真菌菌丝着色而实现与植物组织分色。常用台酚蓝、酸性品红、黑墨水、苏丹红Ⅳ和苯胺蓝等染色剂染色观察真菌，以台酚蓝染色法和酸性品红染色法应用最广，以 5% 乙酸墨水和台酚蓝染色液的染色效果较好。①染色：取出保存于 50% 乙醇或标准固定液中的植物根系，用自来水冲洗干净并将水分控干。将根系剪成长约 1.0 cm 的根段，分装入离心管中，加入适量 8%~20% 氢氧化钾（KOH）溶液（淹没根段），置 90℃水浴加热 4~15 分钟，除去根表皮细胞的细胞质以便染料渗透，用水轻轻冲洗 3~5 次并将水分控干。加入 2% 氯化氢（HCl）溶液浸泡 5 分钟中和碱液，再加入过氧化氢室温脱色 2 小时，除去表层的颜色后，用水轻轻冲洗 3~5 次并将水分控干，再加入 5 % 冰乙酸室温约 5 分钟。除去酸液后加入相应染色液，在 66℃水浴 30 分钟（或室温下过夜）染色，用自来水轻轻冲洗 3~5 次后，在清水中脱色 12 小时以上。②制片观察：将脱色后的根段平展于载玻片上，挑取根中坚硬组织，用尖嘴镊子将根段的内皮与外皮轻轻分开。每玻片放 3~4 个根段，盖上盖玻片，用镊子轻轻敲压使其平展均匀，每个处理制片 3 张，重复 3 次。置显微镜下观察，拍照。③染色剂：台酚蓝（0.15 g 台酚蓝 +100 mL 乳酸 +100 mL 甘油 +100 mL 蒸馏水），酸性品红（0.15 g 酸性品红 +100 mL 乳酸 +100 mL 甘油 +100 mL 蒸馏水），苏丹红Ⅳ（0.1 g 苏丹红Ⅳ +10 mL 95% 乙醇 +10 mL 甘油），苯胺蓝（0.1g 苯胺蓝 +100 mL 95% 乙醇），黑墨水（95 mL 5% 冰醋酸 + 5 mL 黑墨水）。④侵染率计算：用镊子挑选约 20 条粗细一致的根段整齐排列在载玻片上，盖上盖玻片观察测定。每份样品测定 200 条根段，观察每条根段的侵染情况。根据每段根系菌根结构的多少，按 0 %、10%、20%、30%……100% 的侵染数量给出每条根段的侵染率，并记录；根侵染率为 200 条根段侵染率的平均值。

（3）荧光染色观察：以 FITC–Con A 和 SYT09/PI 荧光探针最常用，FITC–ConA 为 FITC 标记的刀豆蛋白，能选择性结合糖蛋白、糖脂和糖类分子上的 α–甘露糖基和 α–葡萄糖残基，钙离子和锰离子存在时在蓝光激发下为绿光，用细胞膜和细胞分型研究。SYT09 是对核酸染色的荧光染料，通过被动扩散实现细胞膜和菌体（包括活细胞和死亡细胞）的 DNA 结合。而碘化丙啶（PI）只能穿过不完整细胞膜进入，只能染色死亡细胞。荧光染色后可在荧光显微镜、激光共聚焦显微镜或扫描电子显微镜（scanning electron microscope，SEM）下观察细胞形态学，以及活细胞和死亡细胞的计数等。

2 计数法

描述特定环境中的微生物群落，常需计算微生物数量，测定它们的生物量和活性。基于显微镜的微生物计数，能够获得整体的细胞数量。至少需要测定20个区域的数量，若某个区域微生物数量很少，需另外增加一个区域，以获得用于统计分析的足够数据。常用各种染色法和荧光染料，以提高微生物细胞辨识度，但在真菌和原生生物中使用少。例如，4，6-二脒基-2-苯基吲哚二盐酸盐（DAPI）或吖啶橙能够与核酸或细胞其他部分结合，SYBR Green I 染料能结合在所有 dsDNA 双螺旋小沟区域，可用于病毒计数；2-（4，6-二氯三嗪基）氨基荧光素（DTAF）类是应用较广泛的荧光染料，可以染色背景，但将土壤和其他背景粒子染色后，使土壤细菌形态观察和计数变得困难。同时，染色法无法区分活细胞和死细胞，从而全细胞计数无法区分活细胞和死细胞，常用平板计数作补充。即将定量的接种物涂布在适宜培养基上，计算形成的菌落数量，即菌落形成单位（colony forming unit，CFU）。由于有些微生物在一种甚至多种培养基上无法生长，且生长速度快的种类会覆盖生长速度慢的种类，导致计数不准确。而很多寡营养环境中的微生物处于一种存活而不可培养状态，或极其微小（< 0.5 μm），该方法计数也很困难。

二、荧光原位杂交

荧光原位杂交（FISH）是通过荧光标记的探针在细胞内与互补核酸序列特异杂交。在合适波长激发光下，杂交探针的荧光染料发射特定波长的荧光。目前荧光染料基本覆盖从紫外到可见光及红外的整个光谱范围，通过滤光镜选择不同激发光波长，即可显示某一特定的荧光染料。荧光素标记的核酸探针与待测样本中核酸序列杂交后，经洗涤可直接在荧光显微镜下观察。FISH 荧光寡核苷酸探针可设计成仅与特殊种类杂交或与所有类群杂交。例如 16sRNA、免疫 RNA（iRNA）或肽核酸（PNA）探针的 FISH 能提供微生物的形态学、种类、数量、空间分布和原位生理学等信息。FISH 的操作包括：①甲醛或乙醇固定样品；②增加细胞膜对探针的通透性；③荧光标记的寡核苷酸探针与靶细胞中核糖体杂交；④洗掉未结合探针；⑤载有细胞的玻片或滤膜完成以上步骤后，置荧光显微镜或流式细胞仪成像和定量。

FISH 的探针大致可分为三类：①染色体特异重复序列探针，其杂交靶位常大于 1 Mb，不含散在重复序列，与靶位结合紧密，杂交信号强，易于检测；例如 α–卫星、卫星Ⅲ类 DNA 探针。②全染色体或染色体区域特异性探针，由一条染色体或染色体上某一区段上极端不同的核苷酸片段所组成，由克隆到噬菌体和质粒中的染色体特异大片段获得。③特异性位置探针，由一个或几个克隆序列组成。在 probe Base 在线数据库中，提供有很多靶向核糖体 RNA（rRNA）的寡核苷酸探针，以便选择合适的探针。Amann R 和 Fuchs B M（2008）在文献中列出主要类别的探针序列，以及多种特异探针怎样很好地发挥作用。域水平的探针用于获得存在生物的广泛了解，而特征明确的环境则适合选用基于属或种水平的探针。至于选择哪种探针最合适，则取决于课题的研究目标。

酶联荧光原位杂交（CARD-FISH）是一种改进的 FISH 技术。FISH 的核酸探针被荧光分子直接标记，而 CARD-FISH 中探针与辣根过氧化物酶（HRP）相连，与样品细胞的 rRNA 或 DNA 完成杂交后，洗去游离的探针，加入荧光标记的酪胺和过氧化氢，在 HRP 的催化作用下，有荧光基团标记的酪胺将大量沉淀在有探针结合细胞的蛋白质上，这样一个探针分子可让很多荧光分子沉积在细胞内，起到放大信号的作用，从而比普通的 FISH 更为敏感，同时减少了背景干扰，有效地增强了荧光信号的稳定性。CARD-FISH 的操作如下：①菌体细胞固定及制备；②细胞通透性处理；③内源过氧化氢酶失活处理；④寡核苷酸探针杂交；⑤酪胺荧光信号扩增；⑥载有细胞的玻片或滤膜在完成以上步骤后，置荧光显微镜或流式细胞仪成像和定量。

FISH 和 CARD-FISH 结合了分子快速检测鉴定和显微形态分析的优势，利用核苷酸探针直接在染色体、细胞或组织水平定位目标序列，可监测和鉴定自然生境中的微生物（包括未能培养的微生物），能够提供复杂样品中微生物的形态学、种类、数量、空间分布和原位生理学等信息。但也有一些局限，如细胞膜通透性不好、目标细胞的核糖体数量较少，与标签结合就存在问题，不同外围结构的细胞，通透性会相差很大并影响信号强弱。因此，实验中必须对细胞做好通透性处理，避免通透性不好影响荧光信号。随着 FISH、CARD–FISH 与纳米二次离子质谱技术（Nano SIMS）、SEM、流式细胞仪等技术的联合使用，不仅可获得二者单独使用能得到的信息，还可获得微生物在单细胞水平的生理代谢信息及其活性。

三、电子显微镜

电子显微镜借助电子成像，常用的有 SEM、透射电子显微镜（transmission electron microscope，TEM）和扫描透射电子显微镜（scanning transmission electron microscopy，STEM）等。SEM 的样品用金、钯等重金属包被，增强图像以可视化，有助于更好地理解微生物之间以及它们与环境之间的相互作用，获得微生物表面特征及其与生境相互作用的信息。例如，生物或土壤表面在 SEM 的放大作用下变换成微生物细胞组成丛林。

电子显微镜成像采用的电子束不能进入样品很深的部位，从而 TEM 需要将样品切成薄片，才能将内部结构呈现出来。同时样品常需高锰酸或锇酸等染色，以增强对比度。TEM 可以检测矿质元素在细胞的沉积点。STEM 采用场发射电子枪，综合了扫描和普通透射电子分析的原理和特点。而场发射扫描电子显微镜（field emission scanning electron microscope，FESEM）利用二次电子成像原理，在镀膜或不镀膜的基础上，低电压下通过在纳米尺度上观察生物样品如组织、细胞、微生物以及生物大分子等，获得立体感极强的真实样品原貌的表面超微形貌结构信息，能完成各种固态样品表面形貌的二次电子像、反射电子像观察及图像处理，具有高性能 EDS 仪，还能同时进行样品表层的微区点线面元素的定性、半定量及定量分析，具有形貌、化学组分综合分析能力。TEM 和 FESEM 是研究矿质元素在微生态系统中的作用非常有用工具。

四、质谱成像技术

IMS 是利用质谱直接扫描环境生物样品，获得生态系统中分子结构、空间与时间分布信息，属于半定量或相对定量的原位分析技术。IMS 方法检测小分子化合物、脂质和蛋白，能相对快速的利用许多分子通道，完全无须特殊抗体，也无须提取、分离和纯化。目前主要有以下几种方法。

（1）MALDI-IMS技术，全称为基质辅助激光解吸电离质谱成像技术。在IMS软件控制下，通过一台质谱仪测定质荷比来分析生物分子的标准分子量。样品首先经过冰冻切片获得极薄的组织片，再用基质封闭组织切片并将切片置入质谱仪的靶上。激光束照射样品后激发释放出的分子被质谱仪捕获，从而获得样品上每个点的质荷比信息，然后将各点的分子量信息转化为照片像素点。每个点上的所有质谱数据经平均化处理获得一幅代表该区域内化合物分布情况的完整质谱图，逐步采集组织切片的质谱数据，最后得到具空间信息的整套组织切片质谱数据。

（2）DESI-IMS技术，全称为电喷雾电离质谱成像技术。DESI-IMS方法利用快速带电可溶微粒（如水或乙腈）进行离子化，然后冲击样品，获得分析物DESI。即带电液滴蒸发，液滴变小，液滴表面相斥的静电荷密度增大，当液滴蒸发到某一程度，液滴表面的库仑斥力使液滴爆炸，随着液滴的水分子逐渐蒸发，从而获得自由徘徊的质子化和去质子化的蛋白分子DESI与另外一种离子源。样品无须提前处理，将固体样品直接送入质谱，溶液被喷射到检测表面，促使样品离子均匀分布，质谱分离过程仅需3分钟左右即可完成。在常压条件下具有从各种载物表面直接分析固相或凝固相样品等优势。

（3）APIR MALDI/LAESI活体成像技术，是利用大气压红外线（APIR）MALDI激光直接激活组织中的水分，使样品气化，在组织表面发生细胞大小的核爆炸，从而获得了离子化微粒，进入质谱中进行分析。但并不是所有气化微粒都带电，其实大部分不带电，就会被APIR MALDI遗漏。利用激光烧蚀电喷雾电离（LAESI）能捕捉大量带电微滴的微粒，然后重新电离化。这两种方法复合处理整个样品，就能覆盖更多的分子，分析质量更高。在成像中增加了高度，实现代谢物3D成像，分辨率达直径10 mm，高度30 mm，就能获得样品生物的天然构象。

（4）SIMS-3D成像技术：二次离子质谱技术（SIMS）能检测出表面微小区域内的微量成分，能进行杂质深度剖析和各种元素在微区范围内同位素丰度比的测量能力。SIMS速度快（-10 000 spectra per second），亚细胞构造分辨率为-100 nm，也不需要基质；仅能对小分子成像，常需进行粉碎。Winograd教授用一种比传统 SIMS 光束对物体化学损伤更小的新型 SIMS 光束（carbon-60 磁性球），carbon-60 光束重复撞击样品表面，使其能深入样品进行三维分子成像。carbon-60 光束的能量与其他离子束相当，却不到达样品表面以下，样品被逐层连续地剥离，从而就可得到纵面图形，最终获得三维的分子影像。SIMS 和 APIR MALDI/LAESI 技术都可实现三维成像，而 SIMS 采用高能离子轰击样品，逐出分析物离子（二级离子），离子再进入质量分析器，APIR MALDI/LAESI 则是激光辐射样品使之离子化。SIMS 可探测到 100 nm 深度，提供纳米级分辨率，而 MALDI 探测更深但空间分辨率较低。

（5）纳米结构启动质谱技术（NIMS），是利用一种表面聚集了一种含氟聚合物的特制多孔硅表面，在受到激光或离子束照射时会猛烈爆发释放出离子化的分析物分子，并被吸收到表面上从而被检测到。NIMS 采用激光或离子束从纳米尺度小囊中气化材料，克服了一般质谱方法灵敏度偏低和需要基质分子促使分析对象发生离子化的缺陷。从而该方法可分析脂质、糖类、类固醇等多种类型的小分子，虽然每种分析材料需要的含氟聚合物有少许差别，但比 MALDI 简单。但 NIMS 产生的生物分子是整块离子化，而不是片段离子化，NIMS 技术对完整蛋白的检测灵敏度没有 MALDI 高。

五、呼吸活性测定法

呼吸活性是表征环境中微生物活性的常用方法，确定环境中有呼吸活性的微生物有多种方法，但适用于原位检测的方法不多。目前，多种四唑盐类染料、阿尔玛蓝和二乙酸荧光素（FDA）等均能用于检测活细胞和死亡细胞。例如，5-氰基 -2，3- 二（4- 甲基苯基）四唑氯化物（CTC）、3-（4，5- 二甲基 -2- 噻唑）-2，5- 二苯基溴化四氮唑噻唑蓝（噻唑蓝，MTF）、2-（2- 甲氧基 -4- 硝基苯基）-3-（4- 硝基苯基）-5-（2，4- 二磺酸苯）-2H- 四唑单钠盐（CCK-8）和 3，3'-[1-（苯胺酰基）-3，4- 四氮唑]- 二（4- 甲氧基 -6- 硝基）苯磺酸钠（XTT）、氯化 -2-（4- 磺苯）-3-（4- 硝苯）-5- 苯基 -2H- 四氮唑（碘硝基四唑紫，INT）等四唑盐类染料，活细胞线粒体中琥珀酸脱氢酶能将这些代谢染料还原成甲臜并沉积在细胞中，再用吖啶橙等 DNA 染料复染，即可在相差显微镜下观察到甲臜；或用酶标仪在 570 nm 处测定细胞上清液的吸光度来反映活细胞的代谢能力，根据光密度（OD）值推测出活细胞的数目。然而，微生生物种间和种内变异较大，该方法只能检测细胞相对数和相对活力，不能测定细胞绝对数。这些染料水溶液不稳定，需低温保存或现配现用。

阿尔玛蓝又称刃天青，是一种氧化还原指示剂，根据细胞代谢还原情况发生颜色变化。氧化态的阿尔玛蓝呈紫蓝色且基本无荧光，而还原态产物试卤灵呈粉红或红色且高度荧光。活细胞摄入染料被还原后释放到细胞外并溶于培养基中，吸收峰为 530~560 nm，而散射峰为 590 nm，用分光光度计或荧光光度计进行检测，荧光强度与呼吸活细胞数量成正比。同时，微生物细胞产生的非特定内源性和外源性酯酶，能将无色的、非荧光特性的 FDA 转化成黄色的、强荧光特性的荧光物质。FDA 进入细胞后在非特异性酯酶作用下，FDA 生成荧光素，荧光素在 480 nm 激发光下，发出 530 nm 的绿色荧光。而细胞膜不完整的死细胞，生成的荧光素很快扩散出细胞，不能检测到带绿色荧光的细胞。在荧光显微镜或激光共聚焦显微镜下，也可以进行活细胞观察和计数。

第三节　微生物培养分离法

培养是微生物研究中最经典和最常用的方法之一。尽管，微生态中常常使用免培养法，但 DNA 提取和聚合酶链式反应（PCR）存在的偏倚性，以及部分微生物细胞壁无法裂解，从而导致免培养技术或核酸分析技术无法检测出培养获得的生物。同时，培养微生物是研究和利用目标微生物的基础，而将养料与生境中的非生物因子相结合，才能增加培养的成功率。如何提供目标微生物生长所需的非生物环境（营养和生境），以及如何阻止相同非生物环境中快生种类对慢生种类的压制？这是培养环境微生物中常遇到两个主要的问题。目前核酸分析技术能确定微生物的代谢途径，结合对微生态环境理化参数的全面了解，能为确定微生物的非生物环境提供重要的线索。

一、平板菌落计数法

平板菌落计数法是描述特定微生态系统中活微生物数量的常用方法，通常采用标准平板菌落计数法（SPC）进行生态系统中活微生物 CFU 的检测。即将部分样品取出混合均匀，用适当的稀释液进行梯度稀释，取一定量的稀释液涂布或倾注入琼脂平板，在合适的温度下培养一定的时间，然后通过肉眼观察或电子计数器对所有可见菌落进行计数。菌落计数计算常根据 ISO 7218：2007（E）菌落计数的方法：若有两个连续稀释度的平板菌落数（N）在 100~300 范围时，按式 $N=\Sigma C/V \times 1.1 \times d$ 计算 [N 为平板菌落数，ΣC 为平板（含适宜范围菌落数的平板）菌落数之和，V 为接种菌液的体积，d 为稀释因子（第一稀释度）]，结果保留两位有效数字。平板上 $4 \leqslant CFU \leqslant 10$ 时，仍按上式计算，但以估计数报告。菌落数结果按以下原则：菌落数小于 100 CFU 时，按"四舍五入"原则修约，以整数报告；菌落数大于或等于 100 CFU 时，第 3 位数字采用"四舍五入"原则修约后，取前 2 位数字，后面用 0 代替位数。若空白对照上有菌落生长，则此次检测结果无效。取样以 CFU/g 单位报告，体积取样以 CFU/mL 单位报告。

二、最大可能数法

最大可能数法（MPN）是一种应用概率理论来估算细菌浓度的方法。由于细菌在样本内呈随机分布，从而检测细菌时，可按概率理论计算菌数。若每份接种样的细菌数平均值为 Vl，每个接种管中进入 k（$k=0$、1、2……）个菌的概率（Pn）接近于泊松分布。以 3 个连续稀释度，每组 3 个管，不同阳性管数组合查对 MPN 表对应的 MPN 值，求得最大概率值的 95% 可信区间。

MPN 是利用待测微生物的特殊生理功能，选择不同培养条件（非生物因子）可摆脱其他微生物类群的干扰，并通过该生理功能的表现来判断该类群微生物的存在和丰度。MPN 适合于测定土壤微生物中的特定生理群（如氨化、硝化、纤维素分解、固氮、硫化和反硫化细菌等）的数量和检测污水、牛奶及其他食品中特殊微生物类群（如大肠杆菌）的数量。但 MPN 是用置信区间描述菌落浓度的一种间接计数法，实验结果以 MPN 值表示，但 MPN 值并不能表示实际菌落数，实际菌落数落在置信区间内任何一点。因此，MPN 的结果较粗放，适于特殊生理类群的测定，常在不能用平板计数时才采用。

三、微生物活性测定法

微生态系统中仅生活微生物才能发挥功能，从而微生物总活性是微生态研究更值得关注的重要指标。微生物总活性（或微生物代谢活力）是指在某一时段内微生态系统中所有微生物生命活动的总和或在特定环境介质中微生物介导的所有代谢过程的总和，它直接决定着系统中微生物行使生理生态功能的能力，也是微生态研究的热点和难点。大部分研究中用特定代谢过程的速率来反映微生物的特定活性，如与氮素转化相关的固氮活性、硝化和反硝化活性，以及碳转化相关的纤维素分解活性等。尽管，这些研究提供了理解微生态系统中微生物的特定功能的重要基础，但仍然不能反映系统中微生物整体的代谢状态和综合生态系统功能。通常用一些相关指标间接反映系统中微生物总活性，目前主要有微生物的呼吸速率、生长速率、各种酶（如脱氢酶、水解酶等）活性、ATP 含量、胞内物质量、基质消耗量、二氧化碳的产量或氧气的消耗量，以及耗氧速率（OUR）等。好氧微生物活性可测量 OUR，厌氧微生物活性则测量气体生成量。无论是好氧或厌氧微生物的活性测定，都可通过兼容好氧／厌氧反应性能的气泡式呼吸仪直观测量。消耗氧量或气体生成量的测量，均能反映好氧或厌氧微生物的活性。呼吸指数（respiratory index，RI）是表征微生物活性的一个基本参数，通过测定二氧化碳产量或氧气消耗量计算，在空气中二氧化碳浓度比氧低，从而氧气测定更准确。在土壤，温度、营养、土壤结构、pH 值、湿度等参数对土壤呼吸有很大影响，可用静态或动态呼吸计量法测定氧气消耗量。

（1）ATP 浓度测定法：ATP 含量会随着细胞生理状态的改变而快速变化，并在死亡细胞中迅速分解。该方法的假设条件是细胞物质中 ATP 量差不多与生物量相当。在测定生态系统中微生物的生物量时，ATP 法会受以下问题而受限。①需要从各种微生态系统中有效提取 ATP，即在检测 ATP 前，如何处理样品。如土壤中的 ATP 会吸附在带正电的土壤胶体上，干燥土壤单位重量含 ATP 较潮湿土壤少，土壤风干后比潮湿时提取的 ATP 量显著下降，但土壤干燥后提取的 ATP 浓度保持稳定；通过在液氮中冻干土壤能改善干燥过程导致的 ATP 的降低。②如何将获得的 ATP 与特定环境中实际的生物量联系，ATP 浓度常与生物生长阶段相关，若添加营养、捕食或细胞生理状态改变，ATP 浓度就会变化。同时 ATP 法非常灵敏，如用粗酶检测的 ATP 值比用纯化酶高。ATP 法不仅比平板计数或直接计数法更省时，还能够提供关于微生物生化过程强度的很有价值的信息。该方法在短时过程（如分钟）或样品太少不能孵育时尤其实用，若联合呼吸法、熏蒸法或直接计数法等其他方法测定微生物的活性会得到更合理的结果。

（2）呼吸运动计量法：微生物的生长繁殖和在复杂系统中的代谢都可通过测定 O_2 的摄取量或 CO_2 的产生量来评价。例如，在土壤电解呼吸计量法中，测定 O_2 摄取量是基于在含有微生物和呼吸底物的密闭系统中，O_2 取代同时发生的 CO_2 吸收。若葡萄糖作为底物被加到密封瓶的土样中，在给定温度下可利用色谱测定 CO_2 呼吸。呼吸率直接与电解率相关，能够检测，或通过氢氧化钠（NaOH）捕获 CO_2 的释放量再通过滴定法测定。

四、微生物量测定法

微生物量与很多重要的生态系统参数有关，如土壤肥力、结构、稳定性、分解率、有机物含量等。目前有很多间接或直接测定微生物量的方法。最常用的氯仿烟熏法是间接测定方法，即先用氯仿杀死土壤中的微生物，接着对土壤进行提取，测定碳；或孵育一段时间后，测定微生物孢子萌发释放的二氧化碳，孢子利用的碳来源于死亡的微生物。土壤和生境中增加一些容易被一些微生物利用的底物，如葡萄糖就提供了一种测定微生物量的间接方法，也称底物诱导呼吸。底物增加后，测定土壤中呼吸率的变化，确定土壤微生物量代谢活性比例。尽管有些微生物需要特殊技术，如丝状菌需要考虑菌丝的长度，但直接测定程序也可通过转换因子计算出生物量。

五、碳源利用测定法

微生态研究中分析微生物能够利用哪些种类碳源，Biolog 微生物鉴定系统常用于检测微生物能够利用哪些碳源。Biolog 平板有 96 孔，每孔包含电子受体和碳水化合物。微孔中包含的碳源被微生物利用后，会还原电子受体染料，产生紫色孔模式，组成代谢指纹。尽管 Biolog 板可测试 95 种不同的碳源，但该系统是否有用，取决于在液体培养基中能否培养出所研究的微生物。Biolog 板的应用，从时间或空间尺度获得微生物群落水平生理分析谱（CLPP）。一个群落中的不同微生物以不同的效率使用不同的碳源，从而能获得微生物群落结构和功能多样性。该技术用于获得不同处理（如增加氮素、磷素等）的效果。CLPP 包括环境样品在微板小孔中的孵育过程，小孔中预先加入所有必需的营养物质和生化试剂，如四唑紫是一种氧化还原染料，指示碳源的利用情况。鉴定步骤简单，纯化分离到的菌株经扩大培养，再制成接种液加到鉴定板中。鉴定板在相应的培养条件下培养 4~6 小时或 16~24 小时即可形成代谢模式。尽管，Biolog 技术是基于微生物培养的方法，但微生物的响应就存在偏差，接种量会影响结果。Biolog 技术是一种经济实用的方法，若与变性梯度凝胶电泳（DGGE）、宏基因组分析等方法联用，也能够提供很有价值的结果。

第四节　微生物免培养的方法

原位观测和纯培养技术获得的信息远远不够，无论是分子生态学、化学生态学、营养生态学等均不能独立解决或回答中药品质和微生态系统之间的关系。随着分子生物学、宏基因组学（metagenomics）、宏转录组学、代谢组学、离子组学和化学分离分析等技术和方法的迅速发展，提供了能获得微生态系统信息越来越丰富的研究工具。以微生态学的观点进行多学科的整合，可能揭示中药品质相关的功能微生物构件单元及其宿主相互依赖、相互制约的本质和规律，开发提高或维持宿主健康水平、健康状态以及抗性和生产力的微生态制剂。目前，微生物分析的免培养方法主要有以下几种。

一、核酸测序的方法

核酸水平的研究方法有限制性片段长度多态法（RFLP）、随机扩增多态DNA法（RAPD）、PCR法、DNA指纹图谱法、DNA和RNA测序分析法等。这些方法各有其特点和适用范围，最常用的有分子系统发育学、宏基因组、宏转录组的方法等。

1. 分子系统发育学方法

微生态系统的整体是了解它们在生境和群落中发挥作用的基础。从 Carl Woese 采用核糖体基因的进化信息构建了系统树以来，基于基因进化信息差异和相似性研究物种之间关系的分子系统发育学方法得到广泛的应用。随着从复杂样品中提取 DNA 技术的完善和 PCR 应用，促进了应用 16S 和 ITS 序列开展微生态系统中微生物群落结构的研究。高通量测序技术结合分子系统发育学方法能够提供微生态系统中微生物群落结构信息，促进了对微生物多样性的认识，也成为微生态研究中的重要工具。

微生物系统发育树的构建常需要获得 16S 或 ITS 序列全长才能够准确地体现生物之间的关系。目前，454 焦磷酸、Solexa、Hiseq 和 Solid 等测序技术大幅地降低了测序成本，提高了测序速度，并能保持高准确性。通过序列分析能将测序结果分成不同的 OTUs，以分析群落研究中获得的大量序列。DOTUR 软件按照序列相似度将 OTUs 分组，产生稀疏曲线，稀疏曲线使研究者获知在给定群落中到哪种程度才能呈现样品多样性。将序列分类放置 OTUs，能够快速选择系统发育树中的代表序列。而 UniFrac 软件能够在系统发育树的框架中比较多种样品的 16S 或 ITS 序列。确定每个分枝长度在系统发育树中所占的份额，然后进行主成分分析（PCA）确定体现观察差异的环境参数。这些工具使微生态学者能够从群落多样性的描述性研究中进一步探索是什么产生了这些多样性以及其他相关的问题。

2. 宏基因组学方法

宏基因组也称元基因组或微生物环境基因组，即微环境中全部微生物遗传物质的总和。宏基因组学是以微环境样品中微生物群体基因组为研究对象，以功能基因筛选和/或测序分析为手段，研究微环境样品中微生物多样性、种群结构、进化关系、功能活性、相互协作关系及与环境之间的关系。该方法获得微生物群体的全部基因组，摆脱了物种界限，实现了人们对微观生态系统认识单元从一个物种到生命集合体，以及从单一基因到基因集合的转变。

宏基因组研究包括从微环境样品中提取基因组 DNA，进行高通量测序分析，或克隆 DNA 到合适的载体，导入宿主菌体（如大肠杆菌），采用系统发育学或功能等分析方法，筛选目的转化子等工作。例如，选用 16S rRNA、ITS 等的高保守基因作为系统发育的引物，用于筛选克隆；或选用一些特异酶、代谢关键酶等的基因作为功能活性的引物，用于筛选克隆。另外一种策略是进行一些宏基因组文库随机测序，当所研究的基因被定位，侧翼序列可用于测序确定系统发育的引物，由此确定所研究基因的来源物种，将系统发育与功能结合，有助于获得功能基因在自然界的丰度信息。

宏基因组文库质量决定了获得的信息状况，已报道的文库很少能够覆盖微生态系统整个宏基因组，DNA 的提取及克隆方法需要进一步优化。目前宏基因组学研究主要集中在原核生物，而真核生物研究较少，构建的 DNA 文库多，而互补 DNAC（cDNA）文库较少。由于微生物多样性高、宏基因组复杂以及外源基因在宿主菌中的表达障碍等，从而导致目前从几万或几十万个克隆中只能筛选到有活性的基因数量较少。同时，选择高通量的有效筛选平台也是宏基因组研究成败的关键。

3. 宏转录组学方法

宏转录组是指从整体水平上研究某一特定微生态系统中生命群体在特定时期全部基因组转录情况以及转录调控规律。宏转录组测序是从整体水平上研究某一特定环境中特定时期群体生命全部基因组转录情况以及转录调控规律的研究手段，以微生态系统中全部 RNA 为研究对象，避开了微生物分离培养的困难和干扰问题，能有效地扩展微生物资源的利用空间。宏转录组中不仅包含有微生物的物种信息，还有微生物的基因表达信息。宏转录组技术相较宏基因组能从转录水平研究微生态系统中复杂的微生物群落变化，更好地挖掘微生物功能基因和潜在的新基因，以及探索微生态系统中微生物—宿主—环境—疾病间的关系和机制。宏转录组技术能够直接分析实验设计条件下基因表达的变化情况，尤其对功能不清楚的生物群落转录组学数据，能够获得一些未知微生物的生态学信息。例如，核糖体蛋白、DNA 复制相关酶的生态信号的鉴定，或通过基因线性表达情况解析复杂微生物群落的基因调节活动。也可研究地球化学循环中那些仍然未知但可能起着关键作用的基因，如通过观察总 mRNA 的变化情况，从中获取微生物群体的转录情况以及功能蛋白的转录序列，开展相应酶的结构改造，能够获得具有强人能力的生物酶。

宏转录组的数据包括 rRNA 和 mRNA，从而可对样品中微生物群落结构和原位功能进行解释。并将微生物复杂的群落分类与它们的功能相关联，有效地监控由环境引起的群落结构和功能的变化。宏转录组分析的一般策略是：采集环境样品，提取总 RNA，去除残余的 DNA，扩增 mRNA，将 RNA 反转录为 cDNA，然后对 cDNA 进行测序。真核微生物基因转录产生的 mRNA 携带有多聚（A）尾［poly（A）尾］，依此可将原核生物与真核生物的表达区别开来。宏转录组分析从以 G 为单位的高通量测序数据中获取微生态系统中的微生物种类、基因、通路等信息。目前网络上分析组学数据的工具较多，较常用的有 Leimena-2013、HUMAnN2、SAMSA 和 MetaTrans 等多款 pipline，但无论哪款 pipline 都包括核心算法/工具、数据库和核心步骤，能否从众多组学工具中选择出适合分析宏转录组数据的软件，能否搭建一套完整、快速、高效、灵敏、高精确的宏转录组分析 pipline，直接关系到数据分析的进行以及能否实现预定的研究目标。发表在 *Briefings in Bioinformatics* 杂志上有四款常见的宏转录组分析 pipline 介绍，以及其核心算法/工具、数据库和核心步骤等。

二、蛋白质组的研究方法

蛋白质研究主要包括蛋白质免疫法、蛋白质电泳法和宏蛋白质组学（metaproteomics）等，采用蛋白质电泳所获得的多位点等位酶资料是分子生态学研究中最有价值的资料，常依此分析基因的变异情况。液相色谱和高分辨率质谱结合形成的宏蛋白质组学分析技术，能实现数万个肽段的鉴定和定量，单个样本甚至可在 1 万以上的蛋白质。宏蛋白质组学分析能进行微生物群落中蛋白质的大规模定性和定量分析，从分子水平上揭示微生态系统中微生物群落表型信息，评估微生物群落组成的时空结构、代谢和生理等，从而揭示微生物群落的发展、种内相互关系、营养竞争关系等。

宏蛋白质组学分析包括蛋白质富集、肽段分析和蛋白鉴定三项内容，以及MetaProteomAnalyzer、Unipept 和 Calis-p 等专门处理这类数据的生物信息学工具。宏蛋白质组学研究常常依赖于其他方法，首先需要宏基因组测序建立参考数据库，这是宏蛋白质组学研究的先决条件；其次，需要一个精确的蛋白质序列数据库，用于确定这些蛋白质属于哪个物种（或更高级的分类群，如属、科等），进一步理解群落中不同成员的功能角色和相互作用。蛋白质是维持细胞功能的直接效应因子，检测它们的丰度有助于在分子水平上解析细胞的表型信息。例如，有一种海洋蠕虫所需全部营养来自 5 种共生菌，但这些共生菌利用哪些环境能源固定碳不清楚；宏蛋白质组学研究发现，某些共生菌会大量表达一氧化碳脱氢酶，提示它们可能利用一氧化碳作能量来源，在生理培养实验和 Nano SIMS 的测量结果进一步证实了该假设。

宏蛋白质组学分析数据不仅用于识别不同环境下单个基因表达的变化，还可通过计算每个成员的生物量进行群落结构分析。高分辨率质谱数据还可用于分析某个蛋白质和物种的同位素含量。例如，Manuel Kleiner 采用一种高灵敏度的蛋白质稳定同位素指纹图谱法进行碳稳定同位素的天然比率分析，以确定微生态系统中每种微生物的碳源，以及自养微生物的碳同化途径，比 Nano SIMS 和稳定同位素核酸探针（DNA-SIPS）等方法的分辨率和通量更高。宏蛋白质组学分析方法的发展包括：①使用高灵敏度的、基于蛋白质的稳定同位素探针（Protein-SIP）追踪微生态系统中碳、氮、氧和氢的流动；②利用蛋白质周转率估计群落成员的生长率；③使用活性蛋白谱以及探针表征具有特定酶功能的未知蛋白；④利用更高灵敏度检测微生态系统中的病毒；⑤区分环境样品中细胞结合的蛋白质和细胞外蛋白质（分泌蛋白质和残余蛋白质）。目前对不同问题或样本类型所使用的方法缺乏统一标准。因此，宏蛋白质组学需要开发新技术方法解决目前不能解决的问题。

三、磷脂脂肪酸生物标记分析法

微生物细胞膜或细胞壁的组成相对恒定，磷脂脂肪酸、胞壁酸等多种非核酸的生物标记分子能提供关于微生物特殊群体的丰度信息。特别是磷脂，其是细胞膜的重要组成部分，正常的生理条件下细胞中磷脂的含量恒定，各种微生物能够合成不同结构磷脂脂肪酸（phospholipid fatty acid，PLFAs），它们存在碳原子总数、双键数、双键位置、是否存在顺反式异构等结构差异。从而 PLFAs 生物标记谱能对微生物群落进行定量分析，提供各种真核或原核生物的相对丰度信息。同时，磷脂不是细胞的储存物质，在细胞死亡后会很快降解（厌氧条件下约 2 天，好养条件下 12~16 天），从而 PLFAs 生物标记谱只能表征微生物群落中生活的那部分菌群。由于古菌的极性脂质以醚而非酯键的形式存在，从而 PLFAs 谱图不能进行古菌分析，但 PLFAs 生物标记谱仍然是一种快捷、可靠的方法，用于检测和定量描述微生态系统中微生物群落。

PLFAs 分析工作主要包括：① PLFAs 提取和纯化，采用适量甲醇—氯仿—磷酸缓冲液（1∶2∶0.8 V/V）浸提样品，浸提液用 1/2 体积甲醇—氯仿—磷酸缓冲液（1∶1∶0.9 V/V）萃取，收集有机相、真空干燥；再用甲醇溶解后过硅胶柱，收集甲醇液，氮气吹干；再加入 2 mL 的 6 mol/L 盐酸—甲醇（1∶0.8 V/V），80℃水浴保温 2 小时，用 2 mL 正己烷萃取出 PLFAs。② PLFAs 鉴定，用微生物鉴定系统（MTDI）、气相色谱质谱法（GC-MS）或液相色谱质谱法（PLC-MS）等鉴定 PLFAs。③ PLFAs 谱图分析：常采用多元统计方法，包括 PCA、部分最小二乘法识别（D-PLS）和标准判别式分析（RDA）等，构造人工神经元网络解释 PLFAs 谱图也具有很高的准确率。值得注意的是，PLFAs 分析中的玻璃器皿需用 10% HCl 浸泡后，450℃烘 4 小时以上除去磷脂污染。

四、代谢组学分析法

代谢组是指生物体内源性代谢物质的动态整体，包括核酸、蛋白质、脂类生物大分子以及其他小分子代谢物质。代谢组学不同于基因组、转录组和蛋白质组的是其分析的对象主要是 1 000 Da 以下的小分子化合物，包括不同代谢过程中的小分子产物，如糖、脂类、氨基酸、激素、次生代谢产物等。代谢组学常用于微生态系统中物质分析和信息流分析，以及疾病生物标志物筛选、药物靶点发现、疾病发生发展机制等。代谢组学的技术平台主要有：核磁共振（NMR）、GC-MS、LC-MS。NMR 检测后得到核磁共振谱图，需通过复杂的运算过程才能实现样本的定量分析；GC-MS 适用于分析易挥发及半挥发性的代谢物；LC-MS 分析代谢物的分子量范围和精度受限于液相色谱分离能力和质谱高分辨率。研究中通常依据研究目的和分析对象选择相应的技术平台。

代谢组研究按照研究目的的不同可分为两种方法：①非靶向代谢组学（untargeted metabolomics），又称代谢物指纹分析（metabolomic fingerprinting）。目前通常采用 LC-MS 或 GC-MS 技术平台，进行样本全面的、无侧重的检测，通过比较各组样本，找出差异代谢产物，结合生物信息分析，找出富集差异通路，整合代谢网络。常用于标志物的筛选、分子机制研究及多组学整合分析，必要时进行靶向验证。②靶向代谢组学（targeted metabolomics），又称代谢轮廓分析（metabolomic profiling）。研究者设定一条特定代谢途径（如糖代谢、脂质代谢、酚酸代谢等）或特定代谢物，进行检测样本中目标代谢产物的定量分析。靶向代谢组学较非靶向代谢组学具有特异性强，检测灵敏度高和定量准确等特点。分析的结果给后续代谢分子标志物的深入研究和开发利用提供有力支持，通过某类代谢物的准确定量分析结合其他实验数据可揭示相关的分子生物学作用机制。

代谢组学分析主要包括，样本收集、代谢物提取、上机检测分析、下机数据预处理、数据搜库、数据质控、生信分析挖掘数据等内容。①样本采集和预处理均需尽量保持代谢物的"原位状态"。细胞、菌体样本收集时需迅速进行淬灭（淬灭缓冲液、液氮淬灭）以终止代谢活动；尿液、粪便和肠内容物等样本采集时需加入质量体积比为 1∶1 000 的叠氮化钠防腐；动植物组织类样本收集时需将组织尽快冲洗干净，样本分装后在液氮中速冻至少 15 分钟，再转移至 -80℃冰箱中保存；样本运输时需配备足量干冰以便寄送。②生物学重复样本：代谢组处于生命活动下游，干扰因素较多，个体差异也较明显。通常细胞、微生物、植物样本每组至少 6 个生物学重复，动物样本每组至少 10 个生物学重复，临床样本每组至少 30 个生物学重复。③ 数据库：公用数据库很少，多数是平台自建数据库。GC–MS 常用的数据库有 Fiehn、NIST 及部分自建数据库；LC–MS 大多数是平台自建的数据库，如 Thermo 公司提供的 mzCloud 数据库，包含 8 148 种化合物，2 775 000 张二级谱图，其中内源性代谢物 2 000 种。

代谢组分析的数据库包括存储原始检测数据的原始数据库和存储代谢物及代谢通路相关信息的代谢物库。①原始数据库：目前具有代表性的原始数据库有美国国立卫生研究院（NIH）的 Metabolomics Workbench、欧洲生物信息研究所的 MetaboLights、Metabolic Phenotype Database 和 Metabolomic Repository Bordeaux（MeRy–B）等，前两库接受多种仪器平台和物种数据，应用较广泛。Metabolomics Workbench 还允许对公开可用数据进行探索性的统计分析，Metabolights 则更侧重于数据管理，数据递交的标准更严格。MetaPhen 和 MeRy–B 的规模小，专注于植物代谢组学；MeRy–B 以一维核磁共振氢谱（1H–NMR）数据为主，MetaPhen 则侧重于 GCMS 数据。②代谢物库：存储各种代谢物的基本信息，包括代谢产物简介、化学式、分子量、化学分类、化学性质、所属代谢通路和质谱图等。能将待鉴定物质信息与库中代谢物信息进行比对，对目标物质进行定性及代谢通路搜索。目前，应用广泛、相对成熟的代谢物库有 Human Metabolome Database、Kyoto Encyclopedia of Genes and Genomes、Metabolite Link、The Golm Metabolome Database 和 The Small Molecule Pathway Database 等。

五、稳定同位素分析法

生物经过长期选择确定自身的构成元素，它们都是自然界丰度高的易得元素，这些生物的重要元素存在多种形式的稳定同位素，这些同位素组成不会因放射衰减而改变。每种元素的同位素组成和分布因不同测定物而有所变化，这些变化反应在元素质量上有差异。氮、硒和硫等有氧化还原活性的元素，其稳定同位素可用于评价化能自养菌的营养活性。由于生物的酶通常会选择质量更轻的稳定同位素，从而可从地球化学过程分辨生物活性，稳定同位素比率分析就成为追踪群落或者生态系统中能量流的重要方法。

离子组学是指研究生物体或组织元素组成、分布与累积以及它们随机体发育阶段、生理状况、生物与非生物刺激、环境和遗传等因素的变化及其机制。检测和研究对象包括金属、类金属和非金属元素。目前电感耦合等离子体—质谱（ICP-MS）、电感耦合等离子体—发射光谱（ICP-OES）等高通量元素分析技术，常可完成70多种金属元素和部分非金属元素的定性、定量分析。生物体的离子广泛参与各项重要的生命活动过程，体内离子的动态平衡过程受到多基因的调控，各养分离子存在复杂的遗传控制网络，生物体的外部或内部环境的变化都可能导致其离子组的改变。因此，在离子组分析的基础上，结合生物信息学和功能基因组学等手段，在基因组规模上进行生物体内离子谱的绘制、对比，从而揭示机体内控制离子平衡的遗传网络与分子生物学机制。

第五节　悉生生物的方法

悉生生物是指一切生命形态都明确的生物，包括没有任何其他生物栖居或仅有已知少数生物栖居的生物体，前者称无菌生物。普通生物是一个包括多种微生物群落和种群组成的复杂生态系统，从而要阐释这些微生物与宿主之间以及微生物之间的生态学关系，就必须分别研究这些微生物的存在与否，这种或那种单独或联合的作用。而悉生生物就成为完成这些相关研究任务最适宜的实验宿主模型。

一、悉生生物的分类

悉生生物实验宿主模型在中药微生态研究中具有不可替代的作用，主要包括悉生动物和悉生植物两类宿主模型。悉生动物包括无菌动物和有少数已知生物栖居的动物。无菌动物常采用无菌技术剖腹取出胎儿后，利用无菌隔离器的饲养方法或由无菌动物培育育成。饲养过程中所有进入无菌隔离器内的空气、饲料、垫料和饮水必须经过严格的灭菌处理。悉生动物的实验宿主模型常根据实验目的和要求选用无菌动物、单联悉生动物、双联悉生动物、三联悉生动物、多联悉生动物等，无菌动物是指不携带任何微生物的动物，单联悉生动物定植有 1 种已知微生物，常用于研究该微生物和其他特定微生物的关系；双联悉生动物定植有 2 种已知微生物，常用于研究这 2 种微生物和其他特定微生物的关系；三联悉生动物定植有 3 种已知微生物，常用于研究这 3 种微生物和其他特定微生物的关系；多联悉生动物则定植有 3 种以上已知微生物，常用于研究这些微生物和其他特定微生物，特别是益生菌和病原菌的关系。

悉生植物通常是外植体脱毒后，采用植物组织培养技术获得的试管苗。在脱毒、无菌的试管苗上，通过接种特定的已知微生物就可构建不同的悉生植物实验宿主模型，或者通过对中药材或饮片灭菌后，再接种特定的已知微生物构建不同的实验模型。常用以研究微生物与宿主的关系，微生物之间及其与宿主的关系。在试管苗培养难以获得的植物材料，也可用种子加入抑菌剂在无菌条件培养无菌植物。值得注意的是，无菌动植物只是满足实验需求而言一个相对无菌的概念，从而利用免培养检测技术明确它们携带的固有菌群，在研究宿主与微生物的关系中是非常必要的过程。

无菌动物或试管苗都脱了自然生长环境，从而在组织结构、生理生化特征等，特别是与微生物密切接触的解剖部位，都与普通动植物存在明显的差异性。无菌动物在无菌隔离罩系统内饲养不仅能成活，有的还可传代，如无菌大鼠、小鼠和豚鼠等无菌动物可传多代。无菌动物的小肠肠壁变薄，主要是结缔组织减少，特别是基底层明显变薄，以及肠内网状内皮系统的组分也明显减少。无菌动物缺乏微生物的刺激，其淋巴结与脾脏的发育都不如普通动物。试管苗表现不同于实生苗的特征，组培苗较幼嫩，根系不发达，常没有侧根和根毛，表皮的通透性高；茎和叶的表面角质层薄或缺乏，保水、保湿性能差；代谢活动主要以初生生理代谢为主，很少或几乎不出现典型的次生代谢产物，从而试管苗几乎没有抵御微生物侵染的能力。

二、悉生生物的微生态研究

中药微生态研究关注微生物与微生物之间、微生物与宿主体内环境之间，以及宿主代谢物与人体微生态之间的相互关系。一般以正常微生物群为研究对象，包括许多微生物群落，这些群落又由一定的种群组成。同时，动植物的微生态学规律受生理条件、营养条件（或饲料）、菌际关系以及外环境等因素支配。因此，要阐明这些微生物间及其与宿主间的复杂生态学关系，就要求在分解这些复杂关系的相关实验模型上进行研究，而悉生生物正是构建各种微生态关系最适合的基础模型材料。

1 动物微生态的研究

动物微生态研究关注的是正常微生物群在体内的演替、定植、定位、组成及其相互关系，以及饲料或药物引起的微生物群变化，并由此引起宿主机体生理和病理的变化。动物正常微生物群的演替、定植、定位、组成及其相互关系因动物属种不同而异，正常微生物群变化也受到动物年龄、饲料、生理变化（怀孕、分娩、出牙等）等的影响。常通过悉生动物与普通动物的对比研究阐明这些因素的作用机制。

（1）动物因素：动物正常微生物群具有宿主种属特异性，如鸟类的乳杆菌与哺乳动物的乳杆菌不能交叉定植，即使在悉生动物体内也如此。动物的体液，如胆汁、胃酸、溶菌酶及脂肪酸等也影响正常微生物群；而动物的免疫作用通常可控制外袭菌，而不影响正常微生物群，甚至还起到保护作用。

（2）饲料的影响：饲料中的有些来源会抑制某些微生物的定植，如含苜蓿草的饲料能够抑制从人口腔分离的产黑色素拟杆菌（*Bacteroides melaninogenicus*）在无菌小鼠肠道定植；如企鹅等极地动物以富含丙烯酸的浮游生物为食，而丙烯酸又能抑制微生物定植，从而极地动物肠道微生物量较少。无特定病原菌（SPF）小鼠喂饲含有乳酪和麦精的半合成饲料后肠内乳杆菌含量较喂饲自然饲料的 SPF 小鼠低，而无菌小鼠关联 14 个菌株后，饮含乳糖的水饲则粪便中活菌数增加 10 倍，但未改变微生物的种群结构；但优杆菌单联大鼠喂饲乳糖后，优杆菌数量减少，盲肠 pH 值降低，粪固醇的含量减少。

（3）正常微生物群的菌际关系：悉生动物能将各种菌群分离开，是研究正常微生物菌际关系的有益模型，但只能发挥有限的作用。在动物微生态中，个体、种群、群落和生态系都是不同层次的、有质差别的微生态组织，上一个层次绝对不等于下一层次的简单的相加，而是质的飞跃。因此，从悉生动物模型取得的结果，都需慎重看待。例如，在普通动物上证明大肠杆菌能抑制福氏痢疾杆菌（*Shigella flexneri*），而在悉生动物上则发现福氏痢疾杆菌反而能抑制大肠杆菌。可见，必须综合分析悉生动物和普通动物的实验结果，才能得出可靠的结论。利用悉生动物研究菌际关系的方法常见有三种：①单联，将 1 种已知菌接种到无菌动物体内，用于观察该菌在动物体内的定位、定植、繁殖情况和毒性，以及考察该菌在动物种属间的分布特征。②双联，将 2 种已知菌接种到无菌动物体内，两种菌同时（或先后）与无菌动物联系用于观察两种菌的共生、拮抗或中立关系。③多联，将多种已知细菌或不同种类细菌，如需氧菌、厌氧菌或兼性厌氧菌接种到无菌动物体内，用于观察不同种菌在相同动物体内的定位、定植、繁殖、生理作用、病理作用或毒性，以及各菌彼此间的菌际关系；同时也可用于调查这些菌在动物体内的分布情况和宿主转移规律。多联悉生动物还可用于研究某一种群或个体的微生态系统演替规律，如通过在双联、多联悉生动物上进行研究和观察，阐明了双歧杆菌的菌际关系、生理作用、营养作用。

2 植物微生态的研究

药用植物微生态研究主要关注微生物群在植物体定植、定位、演替及其相互关系，并由此引起宿主植物肥料利用、抗病性、产量和药材质量的变化。植物物种或品种不同，正常微生物群的演替、定植、定位、组成及其相互关系也存在差异。植物不同生长发育阶段（幼苗、生长、花期、果期）、水肥条件和环境条件（土壤 pH 值、温度、海拔、光照、风速等）等都会引起正常微生物群结构的变化。在自然界中，植物体和土壤环境都是种类和数量众多的微生物种群组成的复杂生态系统，从而要阐明植物与微生物的关系以及菌际关系，组培苗正是能构建各种微生态关系的最适合的基础模型材料。也可在菌种或功能菌层次构建不同关联水平的组培苗模型，研究菌际关系、菌与宿主的关系、菌与水肥条件的关系等。可见，组培苗是揭示药材质量形成微生态机制的基础模型。

【进一步阅读文献】

[1] AMANN R, FUCHS D M. Single-cell identification in microbial communities by improved fluorescence in situ hybridization techniques[J]. Nature Rev Microbiol,2008,6（5）：339-348.

[2] BOLTER M, BLOEM J, MEINERS K, et al. Enumeration and biovolume determination of microbial cells-a methodological review and recommendations for applications in ecological research[J].Biology and Fertility of Soils,2002,36（4）：249-259.

[3] BOSCHKER H T S, MIDDELBURG J J.Stable isotopes and biomarkers in microbial ecology[J].FEMS Microbial Ecol,2002,40（2）：85-95.

[4] DONACHIE S P, FOSTER J S, BROWN MV.Culture clash: Challenging the dogma of microbial diversity[J].ISME J,2007, 1（2）：97-99.

[5] GIOVANNONI S, STINGL U.The importance of culturing bacterioplankton in the 'omics' age[J].Nature Rev Microbiol,2007,5（10）：820-826.

[6] KELLER M, HETTICH R.Environmental proteomics: A paradigm shift in characterizing microbial activities at the molecular level[J].Microbiology and molecular biology reviews,2009,73（1）：62-70.

[7] LEADBETTER J R.Cultivation of recalcitrant microbes: Cells are alive, well and revealing their secrets in the 21st century laboratory[J].Curr Opin Microbiol,2003, 6（3）：274-281.

[8] PASCAUD A, AMELLAL S, SOULAS M L, et al.A fluorescence-based assay for measuring the viable cell concentration of mixed microbial communities in soil[J].J Microbiol Methods,2009,76（1）：81-87.

[9] RIESENFELD C S, SCHLOSS P D, HANDELSMAN J.Metagenomics: Genomic analysis of microbial communities[J].Annu Rev Genet,2004,38：525-552.

[10] SARBU S M, KANE T C, KINKLE B K.A chemoautotrophically based cave ecosystem[J].Science,1996,272（5270）：1953-1955.

［11］SCHLOSS P D, HANDELSMAN J.Introducing DOTUR, a computer program for defining operational taxonomic units and estimating species richness[J].Appl Environ Microbiol,2005, 71（3）:1501-1506.

［12］TRINGE S G, HUNGENHOLTZ P .A renaissance for the pioneering 16S rRNA gene[J].Curr Opin Microbiol,2002,11（5）:442-446.

［13］WINDING A, HUND-RINKE K, RUTGERS M.The use of microorganisms in ecological soil classification and assessment concepts[J].Ecotoxicol Environ Safety ,2005,62（2）:230-248.

【思考与探索】

1. 中药微生态研究的采样方法对实验结果有哪些影响？

2. 悉生生物模型在微生态系统研究中有何功能和作用？

3. 免培养的微生态研究方法有哪些？各有哪些优缺点？

4. 微生物培养在中药微生态研究的地位和作用有哪些？

5. 无菌技术在中药微生态研究样品采集中有何意义？